Effiziente Kommunikation

Marc Ant · Maria-Christina Nimmerfroh ·
Christina Reinhard

Effiziente Kommunikation

Theorie und Praxis am Beispiel „Die 12 Geschworenen“

Springer Gabler

Professor Dr. Marc Ant
Hochschule Bonn-Rhein-Sieg
Rheinbach, Deutschland

Maria-Christina Nimmerfroh
Frankfurt, Deutschland

Christina Reinhard
Hochschule Bonn-Rhein-Sieg
Rheinbach, Deutschland

ISBN 978-3-658-01317-2 ISBN 978-3-658-01318-9 (eBook)
DOI 10.1007/978-3-658-01318-9

Die Deutsche Nationalbibliothek verzeichnet diese Publikation in der Deutschen Nationalbibliografie; detaillierte bibliografische Daten sind im Internet über http://dnb.d-nb.de abrufbar.

Springer Gabler

Lektorat: Irene Buttkus

Gedruckt auf säurefreiem und chlorfrei gebleichtem Papier

Springer Gabler ist eine Marke von Springer DE. Springer DE ist Teil der Fachverlagsgruppe Springer Science+Business Media
www.springer-gabler.de

Vorwort

Die Beschäftigung mit dem Thema der Kommunikation sowohl in der Hochschullehre als auch in der beruflichen Aus- und Weiterbildung stellt die Dozenten und Seminarleiter konstant vor die Frage, wie mit dem Thema umzugehen ist. Sollte das Thema ausschließlich in seiner theoretischen Bedeutung als Vortrag dargestellt werden oder macht es eher Sinn, den Seminarteilnehmern die Grundformen der Kommunikation in Form von leicht verdaulichen Küchenrezepten näher zu bringen? Und welche didaktischen Maßnahmen sollten zur Erläuterung von übergeordneten Zusammenhängen und zur Vermittlung von praktischen Kompetenzen verwendet werden, um das Ziel einer verbesserten Kenntnis der Kommunikation und somit einer erfolgreicheren Kommunikationspraxis zu erreichen: Vorlesung, Vorträge, Entdeckungsreise, medienunterstützter seminaristischer Unterricht, Übungen oder Spielchen?

Aber, genau wie beim Schwimmen lernen, das kaum ohne einen Sprung ins Wasser zu schaffen ist, sollte auch das Erlernen von Kommunikation nicht ohne direkten sprachlichen Austausch in Übungsform erfolgen. Andererseits verbleiben die Erfolgschancen beim Schwimmen lernen relativ gering, wenn es sich um reines Lernen durch Versuch und Irrtum handelt. Auch hier sind die Erklärungen vom Beckenrand genauso hilfreich wie einige weiterführende Kenntnisse zu den Funktionsmechanismen der menschlichen Kommunikation. Und noch besser funktioniert der Erwerb einer gezielten Fortbewegungsmethode im Wasser, wenn der/die Novize/in einige Unterwasseraufnahmen eines guten Schwimmers beobachten und diese mit ihrem/r Trainer/in durchdiskutieren kann.

Aus diesen Überlegungen heraus haben die Autoren dieser Zeilen in ihrer beruflichen Praxis als Hochschullehrer/innen und Seminarleiter/innen in Unternehmen immer wieder versucht, diese Komponenten des theoretischen Wissens, der weiterführenden Erläuterung und der praktischen Umsetzung zusammenzuführen. Darüber hinaus war es auch immer ihr Anliegen, im Unterricht einen übergeordneten Bedeutungszusammenhang herzustellen, der sich als eine Art roter Faden durch alle Formen der Auseinandersetzung mit einem

Thema hindurchzieht. Schlussendlich besteht für uns das erfolgreiche Lernen gleichermaßen in einer persönlichen und individuellen Durcharbeitung und Aneignung von neuen Kenntnissen und Kompetenzen, das am besten erfolgt, wenn nicht *alles schläft und einer spricht*[1], sondern wenn die Studierenden und Seminarteilnehmer unter Anleitung eines/r erfahrenen und didaktisch geschulten Dozenten oder Dozentin die Materie selbst erarbeiten.

Mit diesem Buch zum Thema Kommunikation haben die Autoren versucht, diesen Zielen allesamt gerecht zu werden.

Das Mittel zum Zweck stellt eine Geschichte dar – die Geschichte von 12 Geschworenen in einem amerikanischen Gerichtssaal, die über die Schuld oder Unschuld eines jugendlichen Angeklagten zu befinden haben. Der Vorteil einer Geschichte (oder eines Märchens) besteht darin, dass sie für die Teilnehmer/innen einfach zu verstehen und nachvollziehbar ist, dass sie durch einen Plot und eine Visualisierung leicht behalten werden kann und dass durch das gemeinsame Lesen oder Schauen ein gemeinsamer Sinnzusammenhang entsteht. Darüber hinaus liegt der Vorteil genau dieser Geschichte darin, dass sie in einem einzigen Raum stattfindet und dort die Kommunikation (wie in einem U-Boot, einer Raumkapsel oder einem Fahrstuhl) viel intensiver ist als auf einem offenen Platz. Auch sollte nicht unterschätzt werden, dass diese Geschichte allgemein verfügbar ist – als Buch in vielen Sprachen, als Film in mehreren Versionen oder als Theaterstück *live* auf der Bühne.

Alle diese Elemente haben die Autoren dazu bewegt, das Buch und die Filme „Die 12 Geschworenen“ als großes Vorbild und als Quelle der Inspiration zu nutzen, um das Thema der Kommunikation aus dieser Perspektive zu durchleuchten.

Dieses Buch ist auf Basis einer intensiven Zusammenarbeit der Autoren/Dozenten mit Studierenden im Rahmen des Schwerpunktfaches Wirtschaftspsychologie der Hochschule Bonn-Rhein-Sieg entstanden, wobei versucht wurde, alle genannten fachlichen und didaktischen Vorgehensweisen zu durchdringen.

---

[1] *Wenn alles schläft und einer spricht, den Zustand nennt man Unterricht.* Wilhelm Busch.

Als Resultat liegt hiermit ein Handbuch über effiziente Kommunikation vor, das sich sowohl an Studierende aller Fachrichtungen und Teilnehmer/innen von Seminaren als auch an Dozentinnen und Dozenten des Faches Kommunikation richtet. Es soll durch seinen Aufbau und seine thematischen Ausführungen Leser und Leserin, Student und Studentin, Seminarteilnehmer und Seminarteilnehmerin dazu anzuleiten, das Thema Kommunikation sowohl in theoretischer als auch in reflexiver und praktischer Hinsicht in einem etwas anderen Licht zu entdecken.

Marc Ant, Maria-Christina
Nimmerfroh, Christina Reinhard,
Luxemburg und Frankfurt/M. im Juni 2013

Inhaltsverzeichnis

ABBILDUNGEN, EXKURSE, TABELLEN 14

EINLEITUNG 15

Thema 15

Zielsetzung 16

Aufbau 18

Danksagung 19

AUFBAU NACH LEHREINHEITEN 20

Lehreinheit 1: Theoretische Aspekte von Kommunikation 20

Lehreinheit 2: Darstellung „Die 12 Geschworenen" 20

Lehreinheit 3: Effiziente vs. ineffiziente Kommunikation 21

Lehreinheit 4: Sozialpsychologische Verhaltenserklärungen 23

Lehreinheit 5: Praktische Kommunikationsübungen 25

LEHREINHEIT 1:
THEORETISCHE ASPEKTE VON KOMMUNIKATION 26

Allgemeines Kommunikationsmodell 26

Merkmale von Kommunikation 28

Effizienz von Kommunikation 37

Formen der Kommunikation 37

Allgemeine Formen 38

Verbale Kommunikation 38

Nonverbale Kommunikation 39

Objektkommunikation 43

Kulturelle Unterschiede 43

Mediengestützte Kommunikation 44

Kommunikationstheorien 49

Das allgemeine Sender-Empfänger-Modell 49

Die Struktur von Sprache: Ferdinand de Saussure 51

Die triadische Sichtweise des Zeichens: Charles Sanders Peirce 52

Organon-Modell: Karl Bühler 53

Sechs Funktionen von Sprache: Roman Jakobson 55

Sprache als Handlung: John Austin und John Searle 57

Sprachliche Relativität: Edward Sapir und Benjamin Whorf 57

Kommunikative Kompetenz:
Jürgen Habermas & Pierre Bourdieu 58

Konstruktivistische Kommunikationstheorien 59

Konstruktivismus 59

George Herbert Mead ... 62
Niklas Luhmann ... 65
Paul Watzlawick ... 70
Allgemeine sozialkonstruktivistische Kommunikationstheorie ... 74

LEHREINHEIT 2:
DARSTELLUNG „DIE ZWÖLF GESCHWORENEN“ ... 84
BIBLIOGRAPHIE UND FILMOGRAPHIE ... 84
INHALT ... 84
DIE GESCHWORENEN ... 85
BESCHREIBUNG DER SZENEN ... 90
Szene 1: Ein komplizierter Fall ... *90*
Szene 2: Der heißeste Tag ... *90*
Szene 3: Eine erste Abstimmung ... *91*
Szene 4: Unbestrittene Tatsachen ... *93*
Szene 5: Scharfer Zufall ... *96*
Szene 6: Geheime Abstimmung ... *97*
Szene 7: Der Krach der Straßenbahn ... *98*
Szene 8: Was bedeutet ein Schrei? ... *99*
Szene 9: Die Entfernung zur Tür ... *101*
Szene 10: Sechs gegen sechs ... *103*
Szene 11: Gedächtnislücken ... *103*
Szene 12: Der Stich nach unten ... *103*
Szene 13: „Das sind alles Nichtsnutze“ ... *104*
Szene 14: Perfekte Sehkraft ... *105*
Szene 15: Ein wütender Mann ... *106*
Szene 16: Abspann ... *107*

LEHREINHEIT 3:
EFFIZIENTE VS. INEFFIZIENTE KOMMUNIKATION ... 108
EINLEITUNG ... 108
EFFIZIENTE KOMMUNIKATION ... 109
Charakterisierung ... *109*
Merkmale ... *110*
Funktional-pragmatischer Ansatz ... *129*
Kommunikationsprinzipien ... *132*
INEFFIZIENTE KOMMUNIKATION ... 135
Charakterisierung ... *135*
Merkmale ... *136*

LEHREINHEIT 4:
SOZIALPSYCHOLOGISCHE VERHALTENSERKLÄRUNGEN ... 144
THEMA SZENE 2: SMALL TALK ... 144

Erläuterung der Szene ... *144*
Sozialpsychologische Erklärung ... *145*
Diskussion ... *149*
THEMA SZENE 2: GRUPPENDYNAMIK ... 149
Erläuterung der Szene ... *149*
Sozialpsychologische Erklärung ... *150*
Bezug zu „Die 12 Geschworenen“ ... *156*
Diskussion ... *157*
THEMA SZENE 3: KONFORMITÄT ... 158
Erläuterung der Szene ... *158*
Sozialpsychologische Erklärung ... *158*
Diskussion ... *161*
THEMA SZENE 3: GRUPPENDENKEN – GROUP THINK ... 162
Erläuterung der Szene ... *162*
Sozialpsychologische Erklärung ... *162*
Diskussion ... *165*
THEMA SZENE 4: FÜHRUNGSVERHALTEN ... 166
Erläuterung der Szene ... *166*
Sozialpsychologische Erklärung ... *166*
Bezug zu „Die 12 Geschworenen“ ... *182*
Diskussion ... *183*
THEMA SZENE 5: RISIKOSCHUB – RISKY SHIFT ... 183
Erläuterung der Szene ... *183*
Sozialpsychologische Erklärung ... *184*
Diskussion ... *184*
THEMA SZENE 6: PROSOZIALES VERHALTEN ... 185
Erläuterung der Szene ... *185*
Sozialpsychologische Erklärung ... *185*
Diskussion ... *187*
THEMA SZENE 7: SOZIALES FAULENZEN – SOCIAL LOAFING ... 188
Erläuterung der Szene ... *188*
Sozialpsychologische Erklärung ... *188*
Diskussion ... *189*
THEMA SZENE 8: REGULATION VON EMOTIONEN ... 189
Erläuterung der Szene ... *189*
Sozialpsychologische Erklärung ... *190*
Diskussion ... *191*
THEMA SZENE 9: EINFLUSS VON MINDERHEITEN ... 192
Erläuterung der Szene ... *192*
Sozialpsychologische Erklärung ... *193*
Bezug zu „Die 12 Geschworenen“ ... *198*

Diskussion ... *200*
Thema Szene 10: Abstimmungsregeln ... 201
Erläuterung der Szene ... *201*
Sozialpsychologische Erklärung ... *201*
Diskussion ... *204*
Thema Szene 11: Stress ... 204
Erläuterung der Szene ... *204*
Sozialpsychologische Erklärung ... *205*
Diskussion ... *207*
Thema Szene 12: Gruppenleistung ... 208
Erläuterung der Szene ... *208*
Sozialpsychologische Erklärung ... *208*
Diskussion ... *211*
Thema Szene 13: Vorurteile ... 211
Erläuterung der Szene ... *211*
Sozialpsychologische Erklärung ... *212*
Diskussion ... *213*
Thema Szene 14: Soziale Wahrnehmung ... 213
Erläuterung der Szene ... *213*
Sozialpsychologische Erklärung ... *214*
Bezug zu „Die 12 Geschworenen“ ... *222*
Diskussion ... *223*
Thema Szene 15: Autoritäres Verhalten ... 223
Erläuterung der Szene ... *223*
Sozialpsychologische Erklärung ... *224*
Bezug zu „Die 12 Geschworenen“ ... *226*
Diskussion ... *226*

LEHREINHEIT 5:
PRAKTISCHE KOMMUNIKATIONSÜBUNGEN ... 227
Übung Szene 2: Small Talk ... 227
Übung Szene 2: Gruppendynamik ... 227
Übung Szene 3: Konformität ... 228
Übung Szene 3: Gruppendenken – Group Think ... 229
Übung Szene 4: Führungsverhalten ... 229
Übung Szene 5: Risikoschub – Risky Shift ... 230
Übung Szene 6: Prosoziales Verhalten ... 232
Übung Szene 7: Soziales Faulenzen – Social Loafing ... 232
Übung Szene 8: Regulation von Emotionen ... 233
Übung Szene 9: Einfluss von Minderheiten ... 234
Übung Szene 10: Abstimmungsregeln ... 235

ÜBUNG SZENE 11: STRESS 235
ÜBUNG SZENE 12: GRUPPENLEISTUNG 236
ÜBUNG SZENE 13: VORURTEILE 237
ÜBUNG SZENE 14: SOZIALE WAHRNEHMUNG 238
ÜBUNG SZENE 15: AUTORITÄRES VERHALTEN 239

LITERATURANGABEN 241

Abbildungen, Exkurse, Tabellen

ABBILDUNG 1: NOTIZZETTEL MIT SITZVERTEILUNG DER 12 GESCHWORENEN....... 21
ABBILDUNG 2: SITZVERTEILUNG DER 12 GESCHWORENEN 22
ABBILDUNG 3: ALLGEMEINES SENDER-EMPFÄNGER-MODELL 50
ABBILDUNG 4: FUNKTIONEN VON SPRACHZEICHEN NACH BÜHLER 54
ABBILDUNG 5: FUNKTIONEN VON SPRACHE NACH JAKOBSON 56
ABBILDUNG 6: SPIRALISCHE KOMMUNIKATION 123
ABBILDUNG 7: VERSUCHSANORDNUNG DES ASCH-EXPERIMENTS 159
ABBILDUNG 8: NORMALVERTEILUNG DER LEISTUNGSFÄHIGKEIT 210

EXKURS 1: ALLGEMEINES KOMMUNIKATIONSMODELL 27
EXKURS 2: JONATHAN SWIFT *GULLIVERS REISEN* 30
EXKURS 3: PETER BICHSEL UND ANGELA V. ROEHL *EIN TISCH IST EIN TISCH* 31
EXKURS 4: LORIOT *DAS FRÜHSTÜCKSEI* 33
EXKURS 5: GESPRÄCH IM SCHNEE VON MOSKAU 42
EXKURS 6: SYMBOLE IN DER ELEKTRONISCHEN KOMMUNIKATION 47
EXKURS 7: DER FILM *NELL* VON UND MIT JODIE FOSTER 64
EXKURS 8: ENCOUNTERING ARCHITECTURE 83
EXKURS 9: BEISPIEL EINES SZENARIOSPIELS 121
EXKURS 10: GUY DE MAUPASSANT *PROPOS DES RUES* 147
EXKURS 11: DAS FIASKO IN DER SCHWEINEBUCHT 163
EXKURS 12: DER FILM *THIRTEEN DAYS* VON UND MIT KEVIN COSTNER 164
EXKURS 13: STRESSIMPFUNGSTRAINING BEI SCHMERZ 207
EXKURS 14: FARBEXPERIMENT ZUR SOZIALEN KATEGORISIERUNG 212
EXKURS 15: PSYCHOLOGISCHE FEHLER AN DER BÖRSE 216

TABELLE 1: EFFIZIENTE UND INEFFIZIENTE KOMMUNIKATION 23
TABELLE 2: DARSTELLUNG DES KOMMUNIKATIONSVORGANGS 36
TABELLE 3: FUNKTIONAL-PRAGMATISCHER ANSATZ
IN DER KOMMUNIKATION 132
TABELLE 4: SCHLÜSSEL ZUR NASA-ÜBUNG 231

Einleitung

Thema

Der Begriff der Kommunikation ist allgegenwärtig und in aller Munde: Wir leben in einer Informations- und Kommunikationsgesellschaft, wir sind umgeben von den neuesten Informations- und Kommunikationstechnologien, wir kommunizieren unentwegt anhand der verschiedensten Instrumente und Apparate, wir chatten, twittern und bloggen rund um die Uhr, wir sind in allen möglichen Kommunikationsnetzwerken andauernd online, wir zeigen unsere intimsten Bilder auf YouTube oder Facebook und wir verändern konstant unsere Raum-Zeit-Koordinaten mit der Hilfe von Skype. *Summa summarum* führen wir ein neues Dasein – das *iLife* –, das aus dem gleichzeitigen und permanenten Bedienen von Handy, Laptop, Tablett-PC und anderen Gadgets besteht.

Wir kaufen keine Bücher mehr, sondern wir laden sie auf ein spezielles Gerät, unsere Musik erhalten wir in einem virtuellen Geschäft, unser Gehirn kopieren wir in eine Wolke und fragen uns nicht, was zu tun wäre, wenn es denn mal regnen würde.

Briefe schreiben wir schon längst nicht mehr mit Hilfe einer Füllfeder und die Ästhetik der Tintenkleckse haben wir durch Emoticons ersetzt. Anstelle von Gesprächen formulieren wir E-Mails oder SMS nach neuen grammatikalischen und orthografischen Regeln und sind überrascht – manche würden sagen „irritiert“ –, wenn sich jemand erdreisten sollte, nicht sofort auf unsere Kommunikationsansinnen adäquat zu reagieren.

Die Herstellung von sozialen Kontakten erfolgt nicht mehr durch direktes Ansprechen, sondern indem wir Datenbanken und Matchingsysteme durchlaufen, um uns den geeigneten Partner oder die geeignete Partnerin durch eine Software finden zu lassen.

Wir haben unser Leben und unsere Kommunikation entmaterialisiert, informatisiert, digitalisiert, parallelisiert sowie räumlich und zeitlich entkoppelt. Unser kommunikatives Leben findet gleichzeitig in mehreren Welten statt – und das Ganze bequem von der häuslichen Couch aus.

Dies alles wird möglich, weil ganze Legionen von Computern und Computerzentren, die weltweit in irgendeiner Form miteinander verbunden sind, nur darauf warten, dass wir uns auf die Informationsautobahnen begeben, um erstens zu kommunizieren, um zweitens zu kommunizieren und um drittens zu kommunizieren (und viertens zu bezahlen).

Bei all dieser Kommunikationspromiskuität vergessen wir allerdings immer mehr, uns Gedanken darüber zu machen, was wir da eigentlich tun: Wir tun es einfach, und zwar schnell und viel. Aber Kommunikation ist nicht nur eine Frage der Menge, der Schnelligkeit oder der technischen Möglichkeiten. Kommunikation ist auch eine Frage der Qualität, der Inhalte, der Botschaften, der Bedeutung, des Sinns, der Zielgerichtetheit und der Effizienz.

Uns scheint aber, dass durch den *Hype* der Kommunikationsinstrumente und -mittel die Reflexion über die qualitativen Aspekte von Kommunikation etwas zu kurz gekommen ist.

Zielsetzung

Ein Buch über Kommunikation kann aber eigentlich nur alle Erwartungen enttäuschen: Es kann nie die Lösung aller Probleme bieten, es kann nicht alle Missverständnisse auflösen oder herbeizaubern, dass jedes Gespräch zum Erfolg führt – schon gar nicht für beide Seiten. Der erste Schritt zum besseren und effektiveren Kommunizieren ist das Verstehen, und zwar nicht das Verstehen der Botschaften, sondern das Verstehen der Mechanismen der Kommunikation.

Kommunikation, so beiläufig sie auch sein mag, folgt Regeln. Diese Regeln besagen, dass auf eine bestimmte Äußerung wahrscheinlich eine bestimmte andere folgt. So reagieren viele Menschen auf Kritik abwehrend, versuchen sich herauszuwinden oder die Schuld bei anderen zu suchen. Beharrt der Kritisierende aber auf seiner Haltung, so entsteht nach dem Gefühl der Unsicherheit vielleicht Wut oder Ärger beim Gesprächspartner. Und so passiert das, was wir aus einer Redewendung kennen: Ein Wort ergibt das andere.

Wozu sollte man also diese Mechanismen der Kommunikation kennen? Zum einen um sich selbst besser kennenzulernen. Denn wer sich und sein Kommunikationsverhalten durchschaut, kann in bestimmten Situationen angemessener und vor allem zielgerichteter reagieren. Wer seine Gesprächspartner besser versteht – ihre Motive, ihre Persönlichkeit, die Ursachen für ihr Handeln –, der kann Kommunikationssituationen besser planen, Probleme vorhersehen, umschiffen und auch spontan intervenieren. Das bessere Verständnis von Kommunikationssituationen führt auch zu mehr Verständnis für die Schwächen anderer. Auch das ist ein guter Weg zur Konfliktvermeidung und -lösung.

Muss man dafür ein Buch lesen oder können wir nicht einfach so kommunizieren? Offensichtlich handeln viele Menschen intuitiv richtig: Sie sagen das Richtige zur richtigen Zeit und erreichen ihre Ziele. Aber vielleicht stimmt das gar nicht und sie reden nur den ganzen Tag und die Ergebnisse sind das, was sich ergibt, wenn man nur oft genug probiert. Das Richtige richtig sagen ist heute kein erstrebenswertes Ziel mehr, da ununterbrochen auf vielen Kanälen Ähnliches kommuniziert wird. Hier einen Schritt zurückzugehen und sich die Elementarvorgänge anzugucken, versucht dieses Buch.

Es ist daher die Zielsetzung dieses Buches, dem Leser und der Leserin ein Konzept vorzustellen, das es ermöglichen sollte, seine und ihre Kommunikation zu verbessern und effizienter zu gestalten.

Um dieses Ziel zu erreichen, möchten wir in den folgenden Kapiteln zuerst einige allgemeine Überlegungen zum Thema der Kommunikation anstellen und verschiedene klassische Kommunikationstheorien vorstellen. Anschließend erläutern wir die Prinzipien einer effizienten Kommunikation anhand des Films (oder wahlweise des Buches) „Die 12 Geschworenen" und setzen sie in Bezug zu relevanten sozialpsychologischen Untersuchungen und Theorien. Zum Schluss werden einige Übungen zur Steigerung der Effizienz von Kommunikation vorgestellt.

Dieses Buch ist als sowohl theoretische als auch praktische Einführung in das Thema Kommunikation gedacht.

In didaktischer Hinsicht schlagen wir vor, entweder das Buch oder den Film „Die 12 Geschworenen" als Grundlage für die Diskussionen der verschiedenen Aspekte von Kommunikation zu benutzen.

Das Lernen findet demnach in einer gemeinsamen Situation mit geteilten Bezugspunkten statt und der Lerneffekt wird daher nachhaltiger sein als bei einer rein verbalen Darstellung in Form einer Vorlesung (Comer & Holbruck, 2012).

Wir empfehlen, die Teilnehmer/innen durch Diskussionen und eigene Beiträge aktiv in den Lernprozess einzubinden und sie dazu anzuleiten, die vorgestellten Konzepte explorativ zu erarbeiten und kognitiv zu verarbeiten, unter Berücksichtigung ihres Vorwissens zu reflektieren sowie durch Übungen zu festigen – und nicht das Wissen anhand von trockenen Vorträgen lediglich passiv aufzunehmen (Colby, Ehrlich, Sullivan & Dolle, 2011; Hattie, 2012; Reich, 2012).

Dieses Buch wendet sich vor allem an Studierende aller Fachrichtungen, die an dem Thema Kommunikation interessiert sind, bzw. an Dozentinnen und Dozenten des Faches Kommunikation, die dieses Buch als Grundlage für ihre Lehrveranstaltungen benutzen wollen.

Eine weitere Zielgruppe sind Teilnehmer/innen von Seminaren der beruflichen Aus- und Weiterbildung, d.h. Personen, die aus beruflichen Gründen und im Kontext von Unternehmen ihre Kommunikationsfähigkeit sowohl in theoretischer als auch in reflexiver und praktischer Hinsicht erweitern wollen.

In diesem Sinne soll dieses Buch nicht nur das Phänomen der Kommunikation anhand von verschiedenen Theorien, Beispielen, Ausprägungen und Sichtweisen erklären, sondern auch zu einer erweiterten Reflexion über das Thema anregen sowie durch Empfehlungen und Übungen dazu beitragen, die individuelle Kommunikationspraxis zu verbessern.

Aber auch wenn dieses Buch sich auf eine ganze Reihe von klassischen Experimenten und Untersuchungen der Sozialpsychologie bezieht, so ist es dennoch nicht als Einführung in die theoretischen Grundlagen und neuesten Erkenntnisse der Sozialpsychologie gedacht. Siehe dazu: Gergen & Gergen (1986); Aronson, Wilson & Akert (2008); Gerrig & Zimbardo (2008); Moscovici (2011).

Aufbau

Dieses Buch ist als Anordnung von Lehreinheiten konzipiert, die das Hintergrundwissen für die Teilnehmer/innen liefern und die von den Dozenten/innen anhand der zur Verfügung gestellten Bildschirmpräsentationen vermittelt werden können.

In der Hochschullehre können sich diese Lehreinheiten (15 Wochen à 2 Semesterwochenstunden) über ein ganzes Semester erstrecken, so dass sich dieses Buch als Grundlage für eine einsemestrige Vorlesung zum Thema Kommunikation im Grundstudium verschiedener Studienfächer eignet.

In der betrieblichen Aus- und Weiterbildung können diese Lehreinheiten als 3-4-tägige Blockveranstaltung durchgeführt werden.

Danksagung

Dieses Buch ist entstanden aus der Zusammenarbeit der Autoren mit den Studierenden des Schwerpunktfaches Wirtschaftspsychologie an der Hochschule Bonn-Rhein-Sieg, Fachbereich Wirtschaftswissenschaften, Campus Rheinbach, im Wintersemester 2011/12, denen die Autoren recht herzlich danken möchten:

Markus Euler, Christoph Fritzen, Daniel Gilbart, Claudia Hartmann, Deniz-Nur Kasapoglu, Philipp Klein, Michaela Köhler, Heidrun Kruck, Judith Kramer, Svenja Liersch, Marco Mansfeld, Fabian Reinwarth, Sarah Rupperath, Markus Schlimper, Stefan Weber und Marius Wevers.

Aufbau nach Lehreinheiten

Lehreinheit 1: Theoretische Aspekte von Kommunikation

- Vorlesung
- 8 Lehrstunden

Das Ziel der ersten Lehreinheit ist, den Studierenden bzw. den Seminarteilnehmern/innen einen Einblick in die Formenvielfalt, die Ausprägungen und die theoretischen Grundlagen von Kommunikation zu vermitteln.

Lehreinheit 2: Darstellung „Die 12 Geschworenen“

- Präsentation des Films / Lektüre des Buchs
- 2 Lehrstunden

Im Anschluss an diese theoretischen Erläuterungen sollen sich die Studierenden bzw. Seminarteilnehmer/innen den Film „Die 12 Geschworenen“ ansehen (oder alternativ das Buch lesen).

Als Einleitung stellt der/die Seminarleiter/in die Rahmenhandlung kurz vor und bittet die Teilnehmer/innen auf folgende Aspekte zu achten:

- Wie verhalten sich – verbal und nonverbal – die einzelnen Mitglieder der Geschworenengruppe?
- Wie könnte dieses Verhalten erklärt werden? Wodurch wird es ausgelöst? Warum verhält sich die Person genau so?
- Wie effizient und zielgerichtet ist das Verhalten der einzelnen Geschworenen? Inwiefern sind sie in der Lage, ihre Ziele zu erreichen und die Meinung der Gruppe in ihre gewünschte Richtung zu beeinflussen?

Zur Unterstützung sollen die Teilnehmer/innen das nachfolgende Schema benutzen und ihre Eindrücke beim Schauen des Films oder beim Lesen des Buches notieren.

Abbildung 1: Notizzettel mit Sitzverteilung der 12 Geschworenen

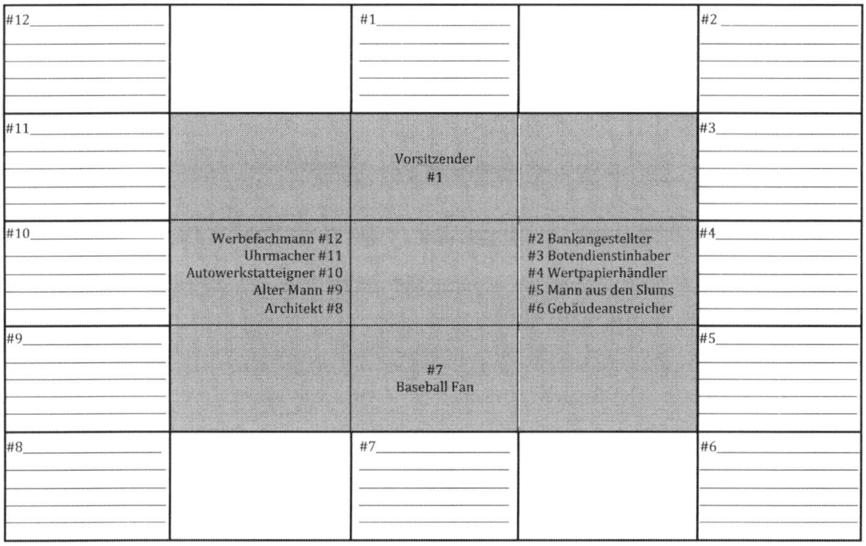

Lehreinheit 3: Effiziente vs. ineffiziente Kommunikation

- Seminaristischer Unterricht
- 4 Lehrstunden

Nachdem die Teilnehmer/innen sich den Film in seiner ganzen Länge angeschaut (bzw. das Buch gelesen haben), geht es nun darum, in einer Gruppendiskussion die aufgeworfenen Fragen eingehend zu diskutieren.

Das Ziel dieser Einheit besteht darin, die beobachteten Verhaltensweisen der einzelnen Protagonisten zu beschreiben, zu analysieren und dabei basierend auf dem eigenen Eindruck, Erklärungen für das Verhalten zu finden. Im Ergebnis sollen Begriffe und Merkmale gefunden werden, die typisch sind für eine effiziente, bzw. ineffiziente Kommunikation.

Zur visuellen Unterstützung wird die Struktur der Gruppe an die Tafel projiziert:

Abbildung 2: Sitzverteilung der 12 Geschworenen

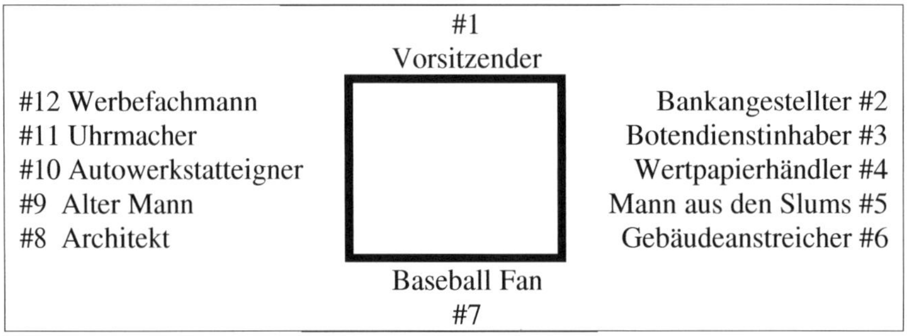

Der Seminarleiter bittet die Teilnehmer/innen, für jeden Protagonisten (von #1-#12) folgende Aspekte zu besprechen:

- Beschreiben Sie den Geschworenen, seine Persönlichkeit und seine Verhaltensweisen!
- Wie verhält sich der Geschworene in den einzelnen Szenen?
- Begründen Sie das Verhalten des einzelnen Geschworenen! Warum verhält sich der Geschworene so und nicht anders?
- Evaluieren sie die beobachteten Verhaltensweisen hinsichtlich ihrer Effizienz! Inwiefern ist der Geschworene in der Lage, die Meinung der Gruppe in eine gewisse Richtung zu beeinflussen oder auch nicht? Warum ist das Verhalten dieses Geschworenen effizienter als das anderer oder auch nicht?
- Charakterisieren Sie eine effiziente und erfolgreiche Kommunikation! Wann kann eine Kommunikation als ineffizient bezeichnet werden?

Zur Beantwortung der Fragen sollen die Teilnehmer/innen ihre Beiträge für jeden Protagonisten in Form einer Gruppendiskussion einbringen. Die Beiträge werden vom Seminarleiter/in festgehalten (Tafel, Flipchart).

Alternativ dazu können die Teilnehmer ihre Antworten auf Moderationskarten schreiben, die dann mittels einer Pinnwandmoderation visualisiert und geordnet werden.

Als letzten Schritt dieser Einheit wird empfohlen, die folgende Tabelle im Gruppengespräch auszufüllen und als Ergebnis festzuhalten, um somit anhand von einzelnen Stichwörtern das Konzept einer effizienten, bzw. ineffizienten Kommunikation zu charakterisieren:

Tabelle 1: Effiziente und ineffiziente Kommunikation

Effiziente Kommunikation	Ineffiziente Kommunikation
...	...
...	...
...	...
...	...
...	...

Diese Tabelle sollte den Teilnehmern/innen daraufhin zur Verfügung gestellt werden (z.B. als Fotografie oder Abschrift).

Zum Abschluss dieser Lehreinheit präsentiert der Seminarleiter die wichtigsten Merkmale einer effizienten, bzw. einer ineffizienten Kommunikation, so wie sie in dem entsprechenden Kapitel (*Lehreinheit 3: Effiziente vs. ineffiziente Kommunikation*) aufgeführt sind.

Lehreinheit 4: Sozialpsychologische Verhaltenserklärungen

– Seminaristischer Unterricht
– 8 Lehrstunden

Nachdem die Teilnehmer/innen die einzelnen Aspekte des kommunikativen Verhaltens der 12 Geschworenen herausgearbeitet und diskutiert haben, erläutert der/die Seminarleiter/in in Form einer angeleiteten Diskussion die aus diesem Film oder diesem Buch ableitbaren kommunikationstheoretischen und sozialpsychologischen Hintergründe zum Verhalten und Handeln der einzelnen Figuren.

Ein erstes Ziel dieser Einheit besteht darin, die jeweiligen Verhaltensweisen durch Erkenntnisse der Kommunikationsforschung und der Sozialpsychologie zu erklären.

Ein zweites Ziel bezieht sich auf die Formulierung von Vorschlägen zur Verbesserung oder Änderung des jeweiligen Verhaltens, ebenfalls in Form von Gruppendiskussionen.

Hier geht der/die Seminarleiter/in die einzelnen Szenen nochmals anhand der Unterlagen durch und erläutert dazu die Ergebnisse und Befunde der jeweils relevanten kommunikationstheoretischen und sozialpsychologischen Untersuchungen.

Exemplarisches Vorgehen: Szene 3

Die Gruppe schaut sich noch einmal Szene 3 an oder liest die Beschreibung dieser Szene im Buch.

Die Gruppe wird auf die relevante Stelle hingewiesen: In dieser Szene wird zum ersten Mal abgestimmt. Während dieses Votums fällt auf, dass ein Geschworener (der alte Mann, #9) seine Hand erst hebt, nachdem er in die Runde geschaut und die Entscheidung der anderen Geschworenen beobachtet hat. Er scheint sich unschlüssig oder unsicher zu sein und stimmt erst dann für „schuldig", als er feststellt, dass die (meisten) anderen Geschworenen ebenfalls für „schuldig" stimmen.

Der Seminarleiter erläutert daraufhin das Experiment von Salomon Asch zum Konformismus anhand der Unterlagen und bespricht mit den Seminarteilnehmern/innen die einzelnen Aspekte des Experiments:

- Welche Theorie liegt dem Experiment zugrunde?
- Welche weiteren Bespiele lassen sich in der Handlung finden?
- Wozu führt diese Art von Verhalten? Welche positiven und welche negativen Aspekte beinhaltet es?
- Wann ist konformes Verhalten sinnvoll oder hilfreich und wann nicht?
- Wie kann dieses Verhalten überwunden werden, wenn man die negativen Aspekte ausschalten möchte?
- Welche Auswirkungen hat dieses Verhalten auf Entscheidungssituationen in Gruppen?
- Welche praktischen Schlussfolgerungen können aus diesem Experiment abgeleitet werden?
- Was können die Seminarteilnehmer/innen daraus für ihr eigenes Kommunikationsverhalten lernen?

Lehreinheit 5: Praktische Kommunikationsübungen

- Übungen
- 8 Lehrstunden

Nachdem sowohl die Grundlagen einer effizienten Kommunikation als auch die entsprechenden kommunikationstheoretischen und sozialpsychologischen Hintergrundinformationen vermittelt worden sind, geht es in der letzten Einheit um die Anwendung der erworbenen Konzepte und Ideen in konkreten Situationen.

Das besprochene Kommunikationsverhalten soll hier eingeübt und vertieft werden.

Dazu schlägt der/die Seminarleiter/in den Teilnehmern/innen eine Reihe von Übungssituationen vor, die diese z.B. in Form von Rollenspielen durchführen können.

Die Teilnehmer/innen sind ausdrücklich dazu aufgefordert, eigene Erfahrungen oder Vorstellungen in die Übungen einzubringen.

Wichtig ist es dabei darauf zu achten, die besprochenen Prinzipien in die Übungen einzubringen.

Sinnvoll sind dabei auch Videoaufnahmen der Übungen. Das Ansehen und Besprechen ermöglicht eine tiefergehende Selbstreflexion, fördert das soziale Lernen und führt zu einem besseren Lernerfolg.

Über dieses Kapitel hinausgehende Übungen sind dargestellt in Antons (2011), Gudjons (2003), Röschmann & Weber (1996), Vopel (2006, 2010).

Lehreinheit 1: Theoretische Aspekte von Kommunikation

Allgemeines Kommunikationsmodell

Stellen wir es von vorne herein fest: Es existiert keine Definition von Kommunikation, die allgemein akzeptiert ist und die alle Aspekte berücksichtigt. Das Gebiet der Kommunikation ist zu vielfältig und zu vielschichtig, als dass der Begriff der Kommunikation auf eine singuläre Definition reduziert werden könnte, die diesem komplexen Phänomen in seiner Gesamtheit gerecht werden würde.

Als Ausgangspunkt für eine Näherung an das Phänomen Kommunikation möchten wir die Definition von Augustinus (2000, S. 97) über die Zeit heranziehen. Augustinus antwortete auf die Frage „Was ist Zeit?“ mit dem Satz:

> Wenn du mich nicht fragst, was ist Zeit, so weiß ich es; wenn du mich aber fragst, so weiß ich es nicht.

So könnte die Frage „Was ist Kommunikation?“ mit einer ähnlich lautenden Feststellung beantwortet werden:

> Wenn du mich nicht fragst, was ist Kommunikation, so weiß ich es; wenn du mich aber fragst, so weiß ich es nicht.

Kommunikation ist also so umfassend im menschlichen Dasein verankert, dass es kaum in seiner Komplexität erfassbar ist.

Kommunikation ist in jedem Fall eine intentionale Aktivität, sie setzt einen Willen, ein Ziel oder einen Zweck voraus. Konsens besteht darin, unter dem Begriff der Kommunikation einen Prozess des Austauschs von Informationen, Botschaften oder Nachrichten zu verstehen, die von einem Sender ausgehen und von einem Empfänger angenommen werden. Dieser Austausch von Informationen kann intrapersonal erfolgen, also innerhalb eines Individuums durch Denken oder Selbstgespräche, oder interpersonal, also zwischen zwei oder mehreren Individuen als Gespräch mit dialogischem Charakter, als Mitteilungen mit monologischem Charakter oder mittels Medien, bei dem Sender und Empfänger keinen direkten Kontakt miteinander haben und das Senden und Empfangen von Mitteilungen auch zeitversetzt stattfinden kann.

Die Mittel einer Kommunikation sind überwiegend die gesprochene oder geschriebene Sprache (verbale Kommunikation) und der eigene Körper (nonverbale Kommunikation).

Nach dem allgemeinen Sender-Empfänger-Modell besteht die Kommunikation aus einem Prozess, bei dem ein Sender einem Empfänger über einen speziellen Kanal (gesprochene oder geschriebene Sprache, Gestik, Mimik, ...) eine codierte Botschaft (Wunsch, Meinung, Bedürfnis, ...) übermittelt. Im Anschluss daran kommt es normalerweise zu einer Rückkopplung (Feedback), da der Kommunikationsempfänger eine neue Botschaft als Reaktion auf die zuvor erhaltene Nachricht an den Sender zurückschickt. Der Empfänger wird zum Sender, indem er auf die Botschaft reagiert: Es kommt zu einem Austausch von Botschaften, zu einer Interaktion. Dies kann nur erfolgen, wenn ein minimal gleichmäßiges Verständnis einer Nachricht sowohl seitens des Senders als auch seitens des Empfängers besteht (Overlapping) – indem beide z.B. die gleiche Sprache sprechen oder unter Handbewegungen die gleiche Mitteilung verstehen.

Exkurs 1: Allgemeines Kommunikationsmodell

Eine Kommunikationsquelle, ein Sender, möchte eine Botschaft an einen Empfänger übermitteln. Dazu entwirft (enkodiert) der Sender eine Botschaft in seinen Gedanken, die durch Wissen, Erfahrungen, Einstellungen, soziokulturellen Hintergrund etc. beeinflusst wird.

Der Sender schickt seine Botschaft an den Empfänger mit einer bestimmten Intention. Der Sender will beim Empfänger etwas erreichen, wie beispielsweise eine Verhaltens- oder Einstellungsveränderung.

Um dieses Ziel zu erreichen, schöpft der Sender aus seinem Reservoir an Symbolen und formuliert entsprechende Botschaften mit einer bestimmten Bedeutung, in der Hoffnung, dass sie von seinem Gegenüber zumindest teilweise verstanden werden.

Die Botschaft wird anschließend zu einem physikalisch messbaren Produkt umgewandelt: Es entstehen aus gesprochener Sprache Schallwellen, aus Gesten werden beobachtbare Bewegungen und schriftliche Texte werden gedruckt und gelesen. Die Botschaft, die in einem bestimmten Symbolsystem (Sprache, Zeichensatz, ...) enkodiert wurde, wird über ein entsprechendes Medium oder Kanal (Luft, Papier, elektronische Impulse, ...) transportiert.

Der Empfänger/in dekodiert die Botschaft, er/sie nimmt sie mit seinen/ihren Sinnesorganen auf und übersetzt die wahrgenommenen Symbole auf kognitiver Ebene in eine für ihn/sie verständliche Form, er/sie versteht die Botschaft in seinem/ihrem Sinne.

Das Dekodieren ist notwendig, weil der Zeichenvorrat des Empfängers/in nicht mit demjenigen des Senders/in komplett übereinstimmt und zudem eine ganze Reihe von Bedeutungsebenen in der Botschaft vorhanden sind, die erst einmal entschlüsselt werden müssen, um die eigentliche Bedeutung der Botschaft zu verstehen.

Dieser Kommunikationsprozess kann nach der Laswell-Formel (Laswell, 1948, S. 117) folgendermaßen beschrieben werden:

Who says What in Which Channel to Whom with What Effect?

Aus diesem einfachen Satz lassen sich folgende Merkmale von Kommunikation ableiten.

Merkmale von Kommunikation

- Kommunikation ist situativ

Kommunikation wird sowohl durch die beteiligten Personen als auch durch die Situation bedingt. Die Art und Weise, wie eine Person kommuniziert, hängt nicht nur von ihrer Persönlichkeit ab, sondern auch von der jeweiligen Situation. Da Situationen sich nie exakt gleichen, gibt es praktisch nie genau gleiche Gespräche. Kommunikation ist somit nicht wiederholbar.

Natürlich gibt es Kommunikationsmuster, die jeder Mensch entwickelt hat und die er zum Ausdruck bringt. Aber auch die unterliegen einer ständigen Veränderung, Entwicklung und Beeinflussung durch Erfahrungen.

- Kommunikation ist interaktiv

An Kommunikation sind in der Regel mindestens zwei Personen beteiligt, die Botschaften austauschen. Die Rollen der Teilnehmenden wechseln ständig, der Sender wechselt in die Rolle des Empfängers und umgekehrt. So passen sich die Kommunikationsteilnehmer in einem fortlaufenden Prozess einander an.

Das Merkmal der Interaktion muss aber nicht immer erfüllt sein. Auch ein Selbstgespräch ist Kommunikation, genauso wie die via

Medien übermittelten Botschaften, bei denen der Sender (z.B. der Nachrichtensprecher im Fernsehen) nicht sieht, wie die Zuschauer reagieren.

- Zu Kommunikation gehört Feedback

Kommunikation ist – bis auf wenige Ausnahmen – keine Einbahnstraße. Der Sender einer Botschaft bekommt eine Botschaft zurück, die Rollen wechseln. Auch eine nicht gezeigte Reaktion kann eine Rückmeldung sein. Wird beispielsweise eine E-Mail nicht beantwortet, könnte der Sender von Desinteresse seitens des Empfängers ausgehen und diese Nicht-Reaktion als Botschaft auffassen.

Das Feedback kann aber auch aus einem nonverbalen Zeichen bestehen, so wie ein Kopfnicken als Botschaft des Einverständnisses.

- Kommunikation ist sozial

Die Herstellung und die Aufrechterhaltung des sozialen Kontakts sind in menschlichen Gemeinschaften existentiell. Kommunikation ermöglicht die Kontrolle über die persönliche Umwelt, da eine Person durch die entsprechenden Interaktionen in die Lage versetzt wird, ihre Umwelt zu beeinflussen oder entsprechend auf Umweltfaktoren zu reagieren. Durch Kommunikation wird das menschliche Handeln koordiniert. Nur so ist erst Zusammenarbeit und Arbeitsteilung möglich.

- Kommunikation ist symbolisch

Um zu kommunizieren, müssen alle Kommunikationsteilnehmer/innen möglichst die gleichen Zeichen und Symbole benutzen.[2] Stimmen die Zeichen- und Symbolsysteme zu wenig überein, wie beispielsweise bei der Kommunikation in einer Fremdsprache, die eine Person nur unzureichend beherrscht, kommt es zu Problemen beim Austausch der Botschaften.

Die Lehre der Zeichen im Allgemeinen wird als Semiotik (Eco, 2002) bezeichnet, zu der die Sprachwissenschaft oder Linguistik als Wissenschaft der sprachlichen Zeichen gehört (Pelz, 1996). Zeichen

[2] Der Unterschied zwischen Symbolen und Zeichen besteht darin, dass zwischen dem Symbol und dem Bezugsobjekt noch eine wie auch immer geartete Ähnlichkeit besteht. Der Zusammenhang zwischen einem Zeichen und dem entsprechenden Bezugsobjekt ist dagegen völlig willkürlich.

ermöglichen es, Dingen eine Bedeutung zuzuschreiben und erlauben es den kommunizierenden Lebewesen, Informationen über diese Dinge auszutauschen, ohne die Dinge vorzeigen zu müssen. Die Wissenschaft der Bedeutung von Zeichen wird als Semantik bezeichnet (Busse, 2009). Wie wichtig Zeichen in der Kommunikation sind, zeigt das Gedankenexperiment der Bürger von Lagado.

Exkurs 2: Jonathan Swift *Gullivers Reisen*

Aufgrund von Forschungen an der Akademie von Lagado wurde ein Plan zur völligen Abschaffung aller Wörter entwickelt, weil das außerordentlich gesundheitsfördernd und zeitsparend wäre. Da Wörter nur Bezeichnungen für Dinge sind, sei es zweckdienlicher, wenn alle Menschen die Dinge bei sich führten, die zur Beschreibung der besonderen Angelegenheit, über die sie sich unterhalten wollen, notwendig seien. Viele der Gelehrtesten und Weisesten wurden zu Anhängern des neuen Projekts, sich mittels Dingen zu äußern, obwohl es die eine Unbequemlichkeit mit sich brachte, dass jemand, dessen Angelegenheiten sehr umfangreich und von verschiedener Art waren, ein entsprechend größeres Bündel von Dingen auf dem Rücken tragen musste, falls er es sich nicht leisten konnte, dass ein oder zwei starke Diener ihn begleiten. Dabei konnte man oft beobachten, wie Männer unter der Last ihrer Bündel fast zusammenbrachen. Aber wenn sie sich auf der Straße begegneten, legten sie ihre Lasten nieder, öffneten ihre Säcke und unterhielten sich eine Stunde lang; dann packten sie ihre Utensilien wieder ein, halfen einander, ihre Bürden wie der auf den Rücken zu nehmen, und verabschiedeten sich. (Swift, J. (1974). *Gullivers Reisen*. Frankfurt/M.: Insel.)

Kommentar: Dieses Prinzip mag funktionieren, so lange man über Dinge spricht, die man auch heranschleppen kann. Abstrakte Themen wie Moral, Verantwortung oder Liebe lassen sich aber nach diesem Vorgehen nicht mehr so leicht besprechen.

Ein Zeichen ist etwas, das für etwas anderes steht. Es steht für einen dinglichen Gegenstand, einen Laut, aber auch für einen Gedanken, ein Gefühl oder eine Aufforderung.

Die Verwendung von Zeichen kann z.B. nach dem System der generativen Transformationsgrammatik erklärt werden (Chomsky, 1992). Aus einem begrenzten Zeichenvorrat (z.B. Buchstaben) können anhand von verschiedenen Regeln (Grammatik) unendlich viele sprachliche Kombinationen (Wörter, Sätze, Texte) erzeugt werden. Es entsteht Sprache aufgrund der grundlegenden menschlichen Fähigkeit oder Kompetenz, entsprechende Regeln und ein entsprechendes Vokabular zu erlernen und daraus eine unbegrenzte Anzahl von immer wieder neuen Wortfolgen oder Sätzen zu produzieren (Performanz).

Ist das Beziehungsgeflecht zwischen einem Ding und einem Zeichen aber einmal festgelegt, wie beispielsweise:

Schriftzeichen („Tisch“) – Lautsprache ([tI ʃ]) – Objekt: viereckige Platte, vier Holzstempel

dann muss diese eindeutige Beziehung zwischen dem Zeichen und dem Ding generell bestehen bleiben und für alle Kommunikationsteilnehmer gültig werden, da sonst keine Botschaften mit diesem Zeichen erfolgreich ausgetauscht werden könnten. Die entstandene Beziehung wird zur Konvention, weil nur dann die Kommunikationsteilnehmer/innen das Zeichen als Zeichen wahrnehmen. Zwischen dem Zeichen und dem Ding, das es bezeichnen soll, sollte eine möglichst eindeutige Bedeutungsrelation bestehen. Ist diese Bedeutungsrelation nicht eindeutig oder können sogar mehrere Bedeutungen einem Zeichen zugeordnet werden, ist der Kommunikationsprozess beeinträchtigt oder er wird schwierig. Besonders gut lässt sich dieses Problem bei der nonverbalen Kommunikation mittels Gesten sehen, wenn über die Bedeutung der Gesten, beispielsweise beim Einweisen eines Autos in eine Parklücke, Uneinigkeit herrscht. Dann resultieren daraus möglicherweise Handlungen, die vom Sender (hier: der Parkplatzeinweiser) nicht beabsichtigt waren.

So führt auch das bewusste Nichteinhalten der Konvention zur Nichtkommunikation, wie das Beispiel von Peter Bichsel und Angela v. Roehl zeigt:

Exkurs 3: Peter Bichsel und Angela v. Roehl *Ein Tisch ist ein Tisch*

Es ist die Geschichte von einem alten Mann, der seinen Alltagstrott satt hatte und beschloss, etwas in seinem Leben zu ändern. Dazu kam ihm die Idee, die Dinge seines Lebens anders zu nennen. Er begann seinen Stuhl nicht mehr Stuhl zu nennen, sondern Wecker. Diese Idee gefiel ihm so gut, dass er anfing, eine völlig neue Sprache zu erfinden:

Dem Bett sagte er Bild.
Dem Tisch sagte er Teppich.
Dem Stuhl sagte er Wecker.
Der Zeitung sagte er Bett.

...

Und dadurch, dass er die Idee so gut und so lustig fand, fing er an, nur noch in seiner eigenen Sprache zu denken und die Sprache der anderen langsam nicht mehr zu verstehen.

„Aber eine lustige Geschichte ist das nicht. Sie hat traurig angefangen und hört traurig auf. Der alte Mann im grauen Mantel konnte die Leute nicht mehr verstehen, das war nicht so schlimm. Viel schlimmer war, sie konnten ihn nicht mehr verstehen. Und deshalb sagte er nichts mehr.

Er schwieg, sprach nur noch mit sich selbst, grüßte nicht einmal mehr."

(Bichsel, P. & Roehl, A.v. (1995). *Ein Tisch ist ein Tisch. Eine Geschichte*. Frankfurt/M.: Suhrkamp.)

Kommentar: So extrem ist das Nichtverstehen in der Alltagskommunikation normalerweise nicht, aber trotzdem hat jeder Mensch seinen eigenen Wortschatz, seinen individuellen Gebrauch von bestimmten Wörtern – was eine potentielle Quelle für Probleme bei der Decodierung von Botschaften durch den Empfänger darstellt.

- Kommunikation ist kontextualisiert

Eine Kommunikation findet in einem gegebenen Raum-Zeit-Kontext statt, der die Kommunikation sowohl hinsichtlich der Form als auch hinsichtlich der Inhalte beeinflusst. Kommunikation ist nicht losgelöst von der spezifischen Situation, in der sie stattfindet und die wiederum oft Anlass für die Kommunikation ist. Auch handeln und kommunizieren Personen je nach Kontext unterschiedlich. Die Berücksichtigung der kontextuellen Bedingungen führt zu einer verbesserten Kommunikation.

Kommunikation ist jeweils in einem oder mehreren von fünf verschiedenen Kommunikationskontexten eingebettet:

- Psychologischer Kontext: Persönlichkeit, Werte, Einstellungen oder emotionale Verfassung der Kommunikationsteilnehmer/innen.
- Relationaler Kontext: Bestehendes oder beabsichtigtes Beziehungsgeflecht zwischen den Kommunikationsteilnehmern/innen.
- Situationaler Kontext: Starker Bezug zur Außenwelt.
- Ökologischer Kontext: Berücksichtigung der allgemeinen äußeren Faktoren oder Umweltbedingungen bei der Kommunikation.

– Kultureller Kontext: Berücksichtigung des kulturellen Zusammenhangs, in dem Kommunikation stattfindet.

- Kommunikation ist zielgerichtet

Kommunikation dient dazu, Ziele zu erreichen. Diese Ziele können dem Sender bewusst sein wie beispielsweise das Äußern eines Wunsches. Sie können aber auch nicht-bewusst sein wie Verletzungsabsichten in einem Ehestreit.

- Kommunikation ist interpretativ

In einer Kommunikationssituation teilen sich die Teilnehmenden nicht nur etwas über die Dinge mit, über die sie sich austauschen, sondern es wird auch übermittelt, wie die Informationen bewertet werden sollen oder in welcher Beziehung die Personen zueinander stehen. Es geht nicht nur um den bloßen Informationsaustausch. Viele weitere Aspekte werden vermittelt, oft über nonverbale Kommunikationsmittel. In der verbalen Kommunikation gibt es den Begriff „Unterton", der diese zusätzlichen Aspekte gut beschreibt.

Das zeigt ausführlich der Dialog von Loriot über ein Ei.

Exkurs 4: Loriot *Das Frühstücksei*

Das Ehepaar sitzt am Frühstückstisch und er hat sein Ei geöffnet. Nach längerer Denkpause beginnt folgender Dialog:

Er: „Berta!"
Sie: „Ja..."
Er: „Das Ei ist hart!"
Sie: „(schweigt)"
Er: „Das Ei ist hart!"
Sie: „Ich habe es gehört..."
Er: „Wie lange hat das Ei denn gekocht..."
Sie: „Zu viel Eier sind gar nicht gesund..."
Er: „Ich meine, wie lange dieses Ei gekocht hat..."
Sie: „Du willst es doch immer viereinhalb Minuten haben..."
Er: „Das weiß ich..."
Sie: „Was fragst du denn dann?"
Er: „Weil dieses Ei nicht viereinhalb Minuten gekocht haben kann!"
Sic: „Ich koche es aber jeden Morgen viereinhalb Minuten!"
Er: „Wieso ist es dann mal zu hart und mal zu weich?"
(...)
Sie: „Ich nehme es nach viereinhalb Minuten heraus, mein Gott"

Er: „Nach der Uhr oder wie?"
Sie: „Nach Gefühl... eine Hausfrau hat das im Gefühl..."
(...)
Sie: „Mit meinem Gefühl stimmt was nicht? Ich stehe den ganzen Tag in der Küche, mache die Wäsche (...), und du sagst, mit meinem Gefühl stimmt was nicht?"

So geht der Dialog hin und her und dreht sich eigentlich nur um ein zu hart gekochtes Ei. Am Ende fallen dann nur noch folgende Worte und das Gespräch ist zu Ende:

Er: „Ich hätte nur gern ein weiches Ei..."
Sie: „Gott, was sind Männer primitiv!"
Er: „(düster vor sich hin) Ich bringe sie um... morgen bringe ich sie um...!"

(Loriot (2011). *Das Frühstücksei*. Zürich: Diogenes.)

Kommentar: Loriot zeigt hier in humorvoller Weise, wie Kommunikation durch Überinterpretation des Gesagten und durch einen andauernden Wechsel der Sprachregister in einer schwierigen Situation münden kann.

- Kommunikation ist redundant, abstrahierend und ergänzend

In vielen Fällen werden Kommunikationsinhalte wiederholt, um sicherzustellen, dass der Gegenüber alles richtig verstanden hat. Nach Karl Bühler (1934/1999) muss der Empfänger dann die doppelten Informationen filtern (Reduzierung der Redundanz). Andererseits werden in einer Kommunikation auch oft Informationen mitgeteilt, die für das Verständnis der Botschaft nicht von Bedeutung sind. Diese irrelevanten Informationen werden ignoriert oder es wird davon abstrahiert (abstraktive Relevanz). Darüber hinaus werden oft nicht alle notwendigen Information zum Verständnis einer Botschaft mitgeliefert, so dass der Gesprächspartner diese ergänzen muss (apperzeptive Ergänzung).

- Kommunikation ist verbal und nonverbal

Es gibt verbale und nonverbale Kommunikationsformen, die in vielen Situationen gemeinsam genutzt werden. Dabei unterstützt die nonverbale Kommunikation oft das, was gesagt wird, indem z.B. durch Gesten und Mimik einzelne Äußerungen betont werden. Einerseits akzentuieren und regulieren Gesten und Mimik das gesprochene Wort, andererseits können Widersprüche zwischen verbaler und nonverbaler Kommunikation zu Irritationen führen.

Die nonverbale Kommunikation hilft im Allgemeinen dabei, die verbale Kommunikation besser zu verstehen: wie das Gesagte gemeint ist, welche Beziehung der Sender zu seinem Empfänger hat und in welchem emotionalen Zustand sich der Sender befindet.

- Kommunikation ist kulturspezifisch

In allen Kommunikationssituationen spielt der kulturelle Kontext eine wichtige Rolle. So sind die nonverbale Kommunikation und die Bedeutung der Kommunikationssituation für Angehörige von *High-Context*-Kulturen (wie z.B. in Asien) von entscheidender Bedeutung. Bei der verbalen Kommunikation ist das, was nicht gesagt wird, wohl wichtiger als das, was wirklich gesagt wird.

In *Low-Context*-Kulturen (wie in Westeuropa) sind Worte die wesentlichen Bedeutungsträger und die Körpersprache dient weniger zur Übermittlung entscheidender Informationen als die sprachlichen oder schriftlichen Äußerungen.

- Kommunikation ist prozessual

Ein Prozess kann als eine chronologische Abfolge von Zuständen definiert werden, die sich weiterentwickeln, wobei der vorhergehende Zustand den nachfolgenden Zustand beeinflusst. Kommunikation besteht in der Regel aus einer chronologischen Abfolge von Äußerungen, wobei die vorherige Äußerung immer die nachfolgende bedingt.

Bei der Kommunikation handelt es sich um einen interaktiven Prozess, der so lange anhält, wie Botschaften gebildet und übermittelt und somit die Rollen des Senders und Empfängers wechseln. Dieses Wechselspiel endet, wenn die Kommunikation beendet ist.

Im folgenden Beispiel soll der theoretisch beschriebene Kommunikationsvorgang verdeutlicht werden:

Tabelle 2: Darstellung des Kommunikationsvorgangs

Aspekte des Kommunikationsvorgangs	Beispiel
Vorhandensein eines gewissen Kontextes.	Eine Person möchte sich um einen bestimmten Arbeitsplatz bewerben, auf den sie durch eine Zeitungsannonce aufmerksam geworden ist.
Ein Sender/in entnimmt Zeichen aus dem persönlichen Zeichenvorrat.	Die Person überlegt sich ein entsprechendes Bewerbungsschreiben.
Der Sender/in bezieht sich auf einen gewissen Gesprächsgegenstand und formuliert, bzw. kodiert eine Nachricht in einem spezifischen Zeichensystem.	Sie verfasst ein Bewerbungsschreiben.
Die Botschaft wird mittels eines Kommunikations- oder Informationskanals übermittelt.	Sie verschickt das Bewerbungsschreiben per E-Mail an die angegebene Adresse.
Der Empfänger/in verfügt über einen ähnlich ausgeprägten Zeichenvorrat.	Der Personalleiter spricht die gleiche Sprache wie der Absender und ist in der Lage, die Intention des Schreibens zu verstehen.
Der Empfänger/in entschlüsselt diese Nachricht, interpretiert sie und versteht ihre Bedeutung (mehr oder weniger).	Der Empfänger/in liest das Schreiben und zeigt eine Reaktion, indem er die Bewerbung als interessant einstuft und ein Interview vorsieht.
Die Kommunikation findet unter der Bedingung statt, dass keine ausgeprägten Störungen auftreten.	Die E-Mail erreicht den Empfänger/in tatsächlich.
Die Kommunikationsrichtung wird umgedreht: der Empfänger wird zum Sender, der ursprüngliche Sender zum Empfänger.	Der Personalleiter antwortet dem Bewerber und schlägt ihm/ihr einen Termin für ein Gespräch vor.

An diesem prozessualen Modell kann kritisiert werden (Frindte, 2001, S. 31), dass nicht jede Kommunikation so stringent aufgebaut ist wie in diesem Beispiel, dass der gesamte Prozess in der Regel intuitiv abläuft und der bewussten Kontrolle entzogen ist. Kommunikation ist oft unvorhersehbar und unterliegt permanent einer ganzen Reihe von Störfaktoren.

Zum Kommunikationsprozess gehören auch Anlass und Ziel der Kommunikation. Jeder Kommunikation – egal, wie banal sie erscheinen mag – geht ein Kommunikationsbedürfnis des Senders voraus, verbunden mit einer Intention. Dieses Mitteilungsbedürfnis entsteht aus einem gemeinsamen Kontext und setzt ein gemeinsames Medium voraus. Da Menschen sich üblicherweise den ganzen Tag in Kontexten befinden, die in der Regel auch mit anderen Menschen zu tun haben, entsteht der Eindruck schier unendlicher Kommunikation, die in ihrer Fülle kaum zu analysieren ist.

Effizienz von Kommunikation

Was bedeutet es aber, eine Kommunikation effizienter zu gestalten? Kommunikation kann effizienter gestaltet werden, indem insgesamt die Übermittlungsqualität zwischen Sender und Empfänger in allen Phasen des Prozesses verbessert wird. Das betrifft insbesondere das Encodieren und Decodieren der Botschaft sowie die störungsfreie Übermittlung.

Für eine effiziente und zielgerichtete Kommunikation können folgende Bedingungen formuliert werden:

1. Sender und Empfänger verfügen über profunde Kenntnisse der Prozesse und Mechanismen, die der Kommunikation zugrunde liegen.
2. Sender und Empfänger zeigen situationsadäquate Verhaltensweisen, die für das Ziel der Kommunikation förderlich sind.
3. Sender und Empfänger sind in der Lage, ihr Kommunikationsverhalten zu reflektieren, anzupassen und zu verändern.

Formen der Kommunikation

Es gibt zahlreiche Formen von Kommunikation, in denen Menschen mehr oder weniger geübt sind, weil sie in ihrem Alltagserleben entweder einen festen Platz haben – oder eben selten angewandt werden. In vielen Fällen werden diese Formen miteinander kombiniert.

Allgemeine Formen

- Intrapersonelle Kommunikation
  Kommunikation mit der eigenen Person, durch Gedanken, Tagträume, Selbstgespräche oder das Führen eines Tagebuchs.
- Interpersonelle oder zwischenmenschliche Kommunikation
  Kommunikation mit einer anderen Person, in einem persönlichen Gespräch, am Telefon, per Brief, E-Mail oder SMS.
- Gruppenkommunikation
  Kommunikationssituationen mit mehreren Personen, in einer Besprechung, während einer Veranstaltung.
- Organisationale Kommunikation
  Kommunikation mit allen Teilen einer Organisation, in der Regel Top-Down-Kommunikation in E-Mails an alle Mitarbeiter/innen, einer Mitarbeiterbesprechung, einer Betriebsversammlung.
- Massenkommunikation
  Kommunikation mit sehr vielen Menschen, in der Regel durch einen Sender in Form von Botschaften ohne Rückkanal, durch Werbung, Print- oder elektronische Medien, Internet-Seiten.
- Interkulturelle Kommunikation
  Kommunikation mit Menschen aus anderen Kulturen, bei Sitzungen internationaler Organisationen, Auslandsaufenthalten.

Verbale Kommunikation

Man unterscheidet zwischen zwei Kommunikationsmodalitäten, die in vielen Fällen gleichzeitig genutzt werden: die verbale und die nonverbale Kommunikation.

Die verbale Kommunikation, die hauptsächlich über die gesprochene und die geschriebene Sprache erfolgt, bezieht sich in der Regel auf die inhaltlichen Aspekte der Kommunikation, also auf das, was wir sagen wollen.

Die verbale Kommunikation ist innerhalb einer Sprachgemeinschaft eindeutig strukturiert, d.h. sie verfügt über identifizierbare Laute und Lautfolgen (Wortschatz), die regelbasiert genutzt werden

(Syntax, Grammatik). Die Gefahr von Missverständnissen besteht zwar trotzdem noch, aber man kann von einem *Overlapping* der sprachlichen Kompetenzen ausgehen. *Overlapping* meint ein gemeinsames Grundvokabular und ein minimal gleiches Grundverständnis der grammatikalischen oder kulturellen Regeln.

Durch diese Strukturdetermination der verbalen Kommunikation wird der Sender aufgrund seiner Erfahrungen in sprachlichen Kontexten und seiner kognitiven Möglichkeiten in die Lage versetzt, sich in Worten auszudrücken.

Nonverbale Kommunikation

Neben der verbalen Kommunikation kommunizieren wir auch nonverbal. Der eigene Körper ist mit seinen vielfältigen Ausdrucksmöglichkeiten ein wichtiges Kommunikationsinstrument. Dieses Instrument können wir in der persönlichen Kommunikation nicht abstellen oder unterdrücken. Es ist schwieriger zu steuern als das gesprochene Wort und hat einen großen Einfluss darauf, wie der Empfänger/in die Botschaft versteht.

Die Formen der nonverbalen Kommunikation bzw. der Körpersprache, die sich in der Evolutionsgeschichte des Menschen viel früher entwickelt haben als die gesprochene Sprache, sind sehr vielfältig:

- Blick- und Körperkontakt
  - Eine Person anschauen oder anlächeln.
- Gesichtsausdruck und Mimik
  - Lachen, Weinen, Freude, Trauer, Empörung, Überraschung, Zustimmung durch Kopfnicken, Nachdenken durch Faltenlegen im Gesicht und Kratzen am Kopf.
- Körperhaltung und Gestik
  - Wildes Herumfuchteln mit der Hand oder nervöses Hin- und Herwippen mit dem ganzen Körper bei aufgeregtem Zustand, vorgebeugter Oberkörper bei interessiertem Zuhören.

- räumliche Distanz
  - Weniger als 50cm bei Freund oder Freundin, größere Distanz bei fremden Personen.
- paralinguistische Aspekte
  - Höhe, Lautstärke und Klangfarbe der Stimme, Artikulation, Betonung, Sprechgeschwindigkeit.

Die besondere Bedeutung des Körpers in der Kommunikation kann man an einer ganzen Anzahl von Redewendungen erkennen, die darauf verweisen. Beispiele:

„Die Nase hoch tragen."
„Jemanden mit offenen Armen aufnehmen."
„Jemandem die kalte Schulter zeigen."
„Kopf hoch."
„Jemandem etwas auf die Nase binden."
„In die Knie gehen."

Durch die nonverbale Komponente der Kommunikation wird die Redundanz von Kommunikation erhöht. Durch die visuelle Unterstützung des Gesagten anhand von passenden Gesichtsausdrücken und adäquaten Körperbewegungen wird die Wahrscheinlichkeit erhöht, dass die Botschaft im Sinne des Senders verstanden wird. Außerdem werden Zusatzinformationen vermittelt wie Wertungen des Gesagten, die in der Wortwahl nicht zum Ausdruck kommen (sollen). So kann ein abschätzender Blick beim Gespräch über eine Person die positiven Äußerungen komplett überlagern. Gerade im beruflichen Kontext, wo sich viele bei sprachlichen Äußerungen sehr stark kontrollieren, bekommt die nonverbale Kommunikation eine besondere Bedeutung.

Darüber hinaus vermitteln wir über die Art und Weise, wie wir etwas sagen, Informationen über unsere Gefühlslage. Im Fall von Trauer wird der Blick eher nach unten gerichtet sein und die Körperhaltung sich eher durch herunterhängende Schultern kennzeichnen.

Die nonverbale Kommunikation ist ein Instrument zur Steuerung einer Kommunikation. Ein kurzer Fingerzeig kann einen Redeschwall unterbrechen, ein aufforderndes Kopfnicken die Bitte um weitere Informationen sein.

Die nonverbale Kommunikation dient dazu auszudrücken, in welcher Beziehung der Sprecher zu seinem Empfänger steht. Ein Abhängigkeitsverhältnis kann sich dort zeigen genauso wie eine persönlich enge Beziehung. Im gleichen kulturellen Kontext können Personen diese körpersprachlichen Signale „lesen" und die Beziehung von Personen an ihrem Verhalten erkennen, ohne dass sie an dem Gespräch teilnehmen.

Nonverbale Kommunikation ist eine sehr leistungsfähige Form der Kommunikation, nicht umsonst werden Politiker in diesem Bereich gezielt geschult. Sie ist aber auch weniger eindeutig als die verbale Kommunikation. Sie verfügt nicht über viele allgemeine anerkannte grammatikalische Regeln, sondern das nonverbale Verhalten ist sehr individuell, spontan sowie emotional und kulturell bedingt, so dass eine eindeutige Interpretation von einer nonverbalen Kommunikation extrem schwierig ist.

Wir können unsere Körpersprache weit weniger kontrollieren als unsere gesprochene Sprache – das Lügen ist hier schwieriger. Diese Unbestimmtheit oder Mehrdeutigkeit gilt es, im kommunikativen Austausch zu reduzieren. Eine einfache Möglichkeit ist die Reduzierung der nonverbalen Kommunikation durch Verschriftlichung. Nur ist das nicht in allen Bereichen praktikabel. Eine weitere Möglichkeit besteht darin, durch Rückmeldungen Informationen darüber zu bekommen, wie man auf andere wirkt und so an der Eindeutigkeit der eigenen körpersprachlichen Signale zu arbeiten.

Die Form der nonverbalen Kommunikation hängt außerdem sowohl vom kulturellen Hintergrund und der psychischen Disposition der Gesprächsteilnehmer als auch von der Situation ab.

Wie wichtig die nonverbale Kommunikation für das Verständnis ist, merkt man oft erst, wenn sie fehlt. So sind Telefongespräche (oder wenn beide Gesprächsteilnehmer sich den Rücken drehen) anfälliger für Missverständnisse als persönliche Gespräche, da die nonverbale Dimension auf sprachliche Elemente reduziert ist. Die Hilfestellung der Gestik und Mimik zur Interpretation des Gesagten ist nicht auseichend gegeben, es muss öfters nachgefragt werden, wie das Gesagte gemeint ist, und die beiden Gesprächspartner haben die Tendenz, sich öfters ins Wort zu fallen, weil die koordinierende Wirkung der nonverbalen Kommunikation nicht möglich ist.

Allerdings kann Kommunikation auch ausschließlich nonverbal verlaufen, wie dieses Beispiel zeigt:

Exkurs 5: Gespräch im Schnee von Moskau

Ein älterer Mann mit vielen Medaillen, die an seinem schäbigen und nicht wintertauglichen Anzug hingen, nähert sich im tiefsten Winter von Moskau einem Fremden (einer der Autoren dieser Zeilen), der auch durch seine Kleidung wie ein Fremder aussah, und fängt ein Gespräch an. Der Fremde, der der russischen Sprache aber keineswegs mächtig war, konnte sich allerdings die Zielsetzung der beginnenden Kommunikation vorstellen.

Der alte Mann zeigte mit seinem Zeigefinger auf den Fremden und fragte „*Russki*?" Das Kopfschütteln des Fremden, als kulturübergreifende nonverbale Kommunikation, veranlasste den alten Mann eine erneute Frage zu stellen, die der Fremde beim besten Willen nicht mehr verstehen konnte. Der Mann zeigte auf seine Medaillen und fing an, dazu deutsche Städtenamen zu benennen. Vielleicht ging der Mann davon aus, dass es sich bei dem Fremden um einen Deutschen handelte (was nicht der Fall ist).

Wie aber diesem Mann erklären, wenn man der russischen Sprache nicht mächtig ist, dass man aus einem kleinen Land, an der Mosel westlich neben Deutschland gelegen, kommt?

Da der russische Mann mit der Aufzählung deutsche Städtenamen angefangen hatte, schien es sinnvoll, im gleichen Sprachregister zu antworten. Dazu zeichnete der Fremde eine Landkarte Westeuropas mit dem Fuß in den Schnee, um damit anzuzeigen, aus welchem Land er kam. Der alte russische Mann nahm das Spiel auf und drückte seinerseits Punkte mit dem Fuß in den Schnee und sprach dabei Städtenamen aus, indem er gleichzeitig auf seine Medaillen verwies – wohl weil er diese deutschen Städte zu einem bestimmten Zeitpunkt aus ganz evidenten Gründen – wie aus seiner nonverbalen Kommunikation des Zeigens auf seine Medaillen zu erschließen war – besucht hatte. Durch diese Art der Kommunikation kam man sich näher.

Dieses Spielchen ging eine ganze Weile so weiter, bis der alte Mann alle Städte aufgezählt hatte, durch die er gezogen war und der Fremde alle Städte gezeigt hatte, in denen er gelebt hatte. Gegen Ende dieses etwas ungewöhnlichen Gesprächs standen mehrere Leute um die beiden herum und schauten dem Treiben amüsiert zu. Das Gespräch wurde beendet durch den obligaten Händedruck und ein entsprechendes Lächeln (beides universelle nonverbale Kommunikationsformen des freundlichen Abschieds), insbesondere nachdem der Fremde der eigentlichen Zielsetzung der Kommunikation des alten Mannes nachgekommen war.

Objektkommunikation

Neben den sprachlichen und körperlichen Aspekten, die in einer Kommunikationssituation eine Rolle spielen, sind auch materielle Erscheinungsformen als weitere Ausprägung der nonverbalen Kommunikation von Bedeutung. Dazu gehören zum Beispiel (Görgen, 2005, S. 22):

Gegenstände und Accessoires (z.B. Schmuck, Kleidung, Brillen),
Arbeitshilfsmittel und -utensilien (z.B. Auto, Stifte, Visitenkarte),
Einsatz von positiv stimmenden Faktoren (z.B. Blumen, Geschenke, Speisen und Getränke),
Umweltreize (z.B. Firmengebäude, Büro).

Dabei kann die Zielerreichung durch diese Objekte entweder gefördert oder gehemmt werden. Förderlich wirken dabei Objekte, die den Erwartungen des Kommunikationspartners entsprechen, wie beispielsweise angemessene Kleidung. Im beruflichen Kontext haben Kleidung und Accessoires eine besondere Bedeutung, da sie dem Gegenüber Aufschluss über die Gruppenzugehörigkeit, den sozialen Status sowie der Persönlichkeit des Gesprächspartners liefern. Verstöße gegen die Gepflogenheiten in einem bestimmten Bereich, beispielsweise im Bankenumfeld, führen normalerweise zu sozialen Sanktionen.

Kulturelle Unterschiede

Körpersprache ist stark kulturell geprägt. Ihre Interpretation über kulturelle Grenzen hinweg ist extrem schwierig.

In manchen südeuropäischen Ländern wird beispielsweise ein besonders großer Wert auf eine ausdrucksstarke Körpersprache gelegt. In Ländern wie Japan oder Korea ist die Körpersprache weniger deutlich, aber in ihren feinen Ausprägungen sehr wichtig. In Westeuropa ist es üblich, sich bei einer Begegnung die Hände relativ fest zu schütteln. In manchen zentralafrikanischen Ländern stößt man sich gegenseitig mit dem Kopf aneinander, die Massai berühren sich kurz die Handoberflächen, in einigen Ländern Nordafrikas küsst man sich gegenseitig die Hände.

Auch der Abstand, den die Teilnehmer während eines Gespräches voneinander halten, ist kulturspezifisch. Im Gegensatz zu den nördlichen europäischen Ländern, in denen eine größere Distanz zwischen den Gesprächspartnern vorherrscht, ist es in arabischen Ländern durchaus normal, dass Männer händehaltend über die Straße gehen.

Hier liegt eine große Quelle für Missverständnisse oder sogar Verärgerung der Gesprächspartner bis hin zum Abbruch der Kommunikation. Es ist daher sinnvoll, ehe man sich in fremde Kulturen begibt, sich über die dortigen Usancen zu informieren oder gar ein Training zu besuchen.

Mediengestützte Kommunikation

Bei einer mediengestützten Kommunikation sind die Teilnehmer räumlich getrennt, die Kommunikation kann auch zeitversetzt stattfinden. Jeder Mensch nimmt täglich an einer Vielzahl von medial gesteuerten Kommunikationsprozessen teil: von der Zeitungslektüre am Morgen, über das Radiohören beim Autofahren, bis hin zu den zahlreichen Telefongesprächen, dem Beantworten von E-Mails und der Informationsbeschaffung im Internet.

Die Sprache, die in dieser Medienwelt zur Anwendung kommt, ist gekennzeichnet durch Schnelllebigkeit, große Produktivität, Vielfalt und Mischungen von Stilformen (Schmitz, 2004, S. 87 ff.).

Unterschiedliche Kommunikationskanäle führen daher zur Entwicklung von neuen Sprachgewohnheiten:

- Telefonkommunikation

Die Telefonkommunikation kennzeichnet sich durch die Reduzierung der Kommunikationsmittel auf die menschliche Stimme. Informationen, die üblicherweise nonverbal übermittelt werden, wie Zustimmung oder der Beginn eines Wortbeitrags, müssen hier verbalisiert werden.

Wie groß der Unterschied zum persönlichen Gespräch ist, kann man bei kleinen Kindern sehen, die am Telefon nicken und den Kopf schütteln, ohne zu bemerken, dass der Empfänger/in diese Botschaften nicht wahrnehmen kann. Eine weitere Besonderheit der Telefonkommunikation besteht darin, dass die Teilnehmer die Situation des anderen nicht wahrnehmen können, also beispielweise nicht sehen können, ob das Gespräch durch Störquellen erschwert wird.

Die Telefonkommunikation ist anonymer als der direkte persönliche Kontakt. Sie hat eine geringere soziale Verbindlichkeit und unterliegt weniger gesellschaftlichen Normen, wodurch Gesprächsabbrüche leichter möglich sind.

- Handykommunikation

Die Handykommunikation ist eine besondere Form der Telefonkommunikation, da durch die räumliche Ungebundenheit der Gesprächspartner/innen das Szenario ständig wechselt. Die ständige Erreichbarkeit und damit die Unbeeinflussbarkeit der Gesprächssituationen spielt eine weitere Rolle. Die Handykommunikation kennzeichnet sich insbesondere durch die ständige Erreichbarkeit aus – oder durch das Gefühl, ständig erreichbar sein zu müssen.

Die Handykommunikation stellt ein besonders relevantes Beispiel dar, dass „mehr" in der Kommunikation nicht automatisch „besser" ist. So muss man sich die typische Situation an Flughäfen vor Augen halten, wobei beim Ausstieg aus dem Flugzeug die meisten Fluggäste sofort ihr Handy zücken und irgendjemand angerufen, um eine weltbewegende Kommunikation zu führen: „Hallo, bist du da?" – „Ja, ich bin hier!"

- SMS-Kommunikation

Eine völlig neue Dimension in der Kommunikation bietet SMS (*Short Message Service*). Diese ursprünglich auf 160 Zeichen limitierten schriftlichen Kurzbotschaften werden überwiegend in den Mobilfunknetzen verschickt. SMS sind naturgemäß spontane Äußerungen, entsprechend kurz und prägnant formuliert. SMS-Botschaften sind oft umgangssprachlich formuliert, unkonventionell, und sie bedienen sich eines eigenen Symbolfundus wie Smileys oder anderer grapho-stilistischer Mittel, um sprachliche Botschaften zu kürzen. Dazu werden eine Reihe von Stilmitteln verwendet: orthografische Vereinfachungen oder Auslassungen („ne" für „eine"), Zusammenschreibungen („haste" für „hast du?"), Abkürzungen und Kurzschreibformen („fyi" für „for your infomation"), systematisches Kleinschreiben, Wiederholen von Zeichen als Mittel der Betonung („waaaas?"), hohe Fehlertoleranz in orthografischer Hinsicht.

- Videokommunikation

Videokommunikation bzw. Videokonferenzen in Gruppensituationen haben mittlerweile im beruflichen Kontext ihren festen Platz. Unbeachtet wird dabei aber oft, dass es sich um eine neue Kommunikationsform handelt, die auch anderen Mechanismen unterliegt.

Die Videokommunikation ist als Zwischenstufe zwischen persönlichem Gespräch und Telefonkommunikation konzipiert worden. Nonverbale Elemente sollen die Nachteile einer rein sprachlichen Kommunikation ausgleichen. Mittlerweile ist aber klar geworden, dass sich Themen, die eine komplexere Interaktion der Gesprächspartner erfordern wie Strategieentwicklung oder Konfliktlösung, sich schlecht in Videokonferenzen bearbeiten lassen, wohingegen klar strukturierte Themen für Videokonferenzen gut geeignet sind.

In jedem Fall sollten Videokonferenzen inhaltlich gut vorbereitet sein und die Teilnehmer in die Besonderheiten eingeführt werden. So gibt es bei Videokonferenzen normalerweise keine Seitengespräche, die Abstimmung der Reihenfolge der Wortmeldungen ist schwieriger, weil man schlecht erkennen kann, wer gerade etwas sagen möchte, technische Probleme sorgen für schlechte Verständlichkeit und die Konferenz kann durch Präsentationen ergänzt werden, so dass sich die Teilnehmer nicht nur auf das Videobild konzentrieren müssen. Dazu kommt die leichtere Ablenkbarkeit, wenn der Videokonferenz vom Büro-Arbeitsplatz gefolgt wird, wo Kollegen/innen, Anrufe und eingehende E-Mails stören können.

- E-Mail Kommunikation

Durch den vermehrten Einsatz von E-Mails in der schriftlichen Kommunikation haben sich eigene Sprachmuster und Gepflogenheiten entwickelt wie Akronyme, Emoticons oder der Verzicht auf Groß- und Kleinschreibung. Dazu kommen die Besonderheiten der E-Mails an viele Empfänger sowie deren oft spontane Erstellung und unüberlegte Versendung. In vielen Fällen ersetzen E-Mails das persönliche Gespräch, was aufgrund der rein schriftlichen Kommunikation zu vielen Missverständnissen führt.

- Chat-Kommunikation

Bei der Chat-Kommunikation handelt es sich praktisch um eine geschriebene Telefonkonferenz via Internet. Die Beiträge erscheinen in der Reihenfolge der Eingabe bei allen Teilnehmern (Ausnahme: Die Chat-Konferenz wird moderiert). Chat-Kommunikation kann in Gruppen mit einander bekannten Teilnehmern stattfinden (z.B. mittels Instant-Messaging-Systemen) oder in anonymen Chat-Räumen im Internet. Der Umgangston in anonymen Chat-Räumen wird oft als rau bezeichnet. Hier ist die soziale Verbindlichkeit sehr gering.

Der Gesprächsverlauf ist häufig nicht linear, da mehrere Themen gleichzeitig von unterschiedlichen Untergruppen innerhalb des Chats behandelt werden.

Exkurs 6: Symbole in der elektronischen Kommunikation

Emoticons[3]

Das Wort Emoticon ist eine Schöpfung aus den englischen Begriffen *emotion* (Emotion oder Gefühl) und *icon* (Zeichen oder Symbol) und bezeichnet ein Symbol oder eine kurze Zeichenfolge mit der ein Gemütszustand ausgedrückt werden soll.

Als Vorbild für alle Emoticons gilt der von dem amerikanischen Werbegraphiker Harvey Ball 1963 entwickelte *Smiley*, als gelber Kreis mit Augen und einem lachendem Mund, der als Anstecknadel zu Motivationszwecken an die Mitarbeiter einer amerikanischen Versicherungsgesellschaft verteilt wurde. Dieses Symbol steht seit dem für Fröhlichkeit und positives Denken.

1981 wurde der Smiley als Pixelgrafik („☺") in den Originalzeichensatz des IBM-PC übernommen und 1982 baute der Informatikstudent Scott E. Fahlman den Smiley aus ASCII-Zeichen[4] nach. Er schlug zu diesem Zweck folgende (lachende und traurige) horizontale Zeichenfolge vor (die allerdings den Nachteil hat, dass man zum Erkennen den Kopf neigen muss):

„:-)" und „:-("

Diese Zeichenfolge wird auch heute noch in E-Mails und SMS genutzt, ergänzt durch viele andere Zeichenfolgen, die sich überwiegend auf emotionale Zustände beziehen.

Emoticon	Bedeutung
:-) :)	lächeln
:-(:(	traurig / wütend sein
:-]	schüchtern sein
:-/	Skepsis ausdrücken

[3] Die Autoren danken Herrn Karsten Schiller für seinen Beitrag zu diesem Kapitel.

[4] ASCII steht für American Standard Code for Information Interchange und ist der Vorrat an Zeichen, die auf dem Computer zur Verfügung stehen.

<table>
<tr><th>Emoticon</th><th>Bedeutung</th></tr>
<tr><td>:’(</td><td>weinen</td></tr>
<tr><td>;-) ;)</td><td>zuzwinkern</td></tr>
<tr><td>:-P</td><td>Zunge heraustrecken</td></tr>
<tr><td>:-D :D</td><td>lachen</td></tr>
<tr><td>:-O :o</td><td>erschrecken</td></tr>
<tr><td>:-|</td><td>neutral</td></tr>
</table>

ASCII-Art

Mit dem schlichten ASCII-Code (als Standardzeichensatz für Texte) lassen sich auch bildliche Symbole erstellen, wie eine Rose schicken (@--}-----) oder der Liebsten oder dem Liebsten ein Herzlein malen wollen („Ich mag Dich! <3“).

Aktionswörter

Aktionswörter sind kontextabhängige genuine Wortschöpfungen, bestehend aus einzelnen Wörtern oder aus Wortketten, die den Empfänger einer Nachricht über Aktionen des Senders in Kenntnis setzen. Aktionswörter finden sich vornehmlich in lockeren kommunikativen Kontexten werden üblicherweise mit „*“ gekennzeichnet.

Beispiel: „Ich freue mich darauf! *jubel*“ (ehrliche Freude)

Disclaimer

Disclaimer[5] (engl. *to disclaim*: „Verantwortung ablehnen“) sind kurze Anmerkungen seitens des Verfassers bezüglich der Art und Weise, wie die Botschaft verstanden werden soll.

Wie ein Kippschalter schaltet ein *Disclaimer* eine Bedeutungsintention (Ironie, Verstärkung, Abschwächung) ein und wieder aus. *Disclaimer* werden oft in eckigen Klammern dargestellt, das ist eine Anspielung auf die Auszeichnungssprache, die für die Gestaltung von Internet-Seiten verwendet wird[6].

Beispiel:

Es mag ja durchaus so gewesen sein.
<Spitzfindigkeit ein>
Das ist aber nicht historisch belegt!
<Spitzfindigkeit aus>

---

[5] Disclaimer nennt man auch die Hinweise zum Haftungsausschluss in E-Mails und auf Webseiten. Diese Wortbedeutung ist hier nicht gemeint.

[6] Es handelt sich um HTML Hypertext Markup Language.

Kommunikationstheorien

Nachdem wir das Phänomen der Kommunikation allgemein charakterisiert haben, möchten wir nun eine Reihe von Theorien vorstellen, die dazu beitragen können, das Phänomen der Kommunikation grundlegend zu erklären.

Im Folgenden sollen die wichtigsten vorgestellt werden. Siehe auch: Schützeichel (2004); Griffin (2011).

Das allgemeine Sender-Empfänger-Modell

Als erstes kommunikationstheoretisches Modell kann das Sender-Empfänger-Modell der beiden amerikanischen Mathematiker Claude E. Shannon und Warren Weaver gesehen werden, das sie 1949 entwickelten[7].

Das Modell beschreibt Kommunikation als ein Vorgang, in dem eine Informationsquelle, d.h. ein Sender, eine Nachricht encodiert, sie über einen Kommunikationskanal unter dem Einfluss von Störfaktoren oder Lärm an einen Empfänger übermittelt, der diese Nachricht seinerseits decodiert und seine Antwort in eine neue Nachricht encodiert, sie über einen Kommunikationskanal an den ursprünglichen Sender, der so zum Nachrichtenempfänger wird, wieder übermittelt und so ein Austausch von Nachrichten in Gang gesetzt wird.

---

[7] Das Modell wurde unter dem Titel *The Mathematical Theory of Communication* veröffentlicht. Dieses Modell ist auch vielfach weiterentwickelt worden, u.a. von dem französischen Elektrotechniker Abraham Moles.

Abbildung 3: Allgemeines Sender-Empfänger-Modell

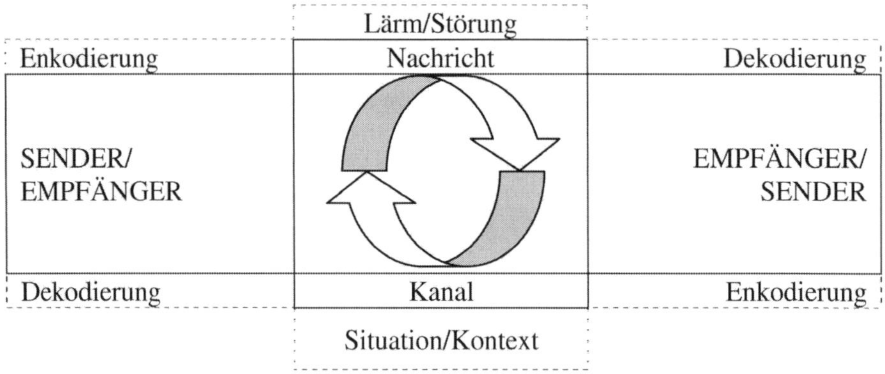

Das Verdienst von Shannon und Weaver bestand darin, als erste darauf hingewiesen zu haben, dass Kommunikation als Prozess anzusehen ist und dass in diesem Prozess Sender und Empfänger immer wieder ihre Rollen austauschen. In diesem Prozess treten permanent Fehler auf, insbesondere deshalb weil Sender und Empfänger zwar grundsätzlich über den gleichen Code verfügen, der aber nicht komplett identisch ist. Der Zustand einer perfekten störungsfreien Kommunikation ist praktisch kaum zu erreichen. So stellt nicht das Verständnis, sondern das Missverständnis den Normallfall der Kommunikation dar.

Aus der technischen Perspektive, aus der die Mathematiker Shannon und Weaver ihr Modell entwickelt haben, ist die fehlerfreie Kommunikation unwahrscheinlich. Die Störungen können unterschiedlich sein: Menschen verfügen nicht über den gleichen Code, also die gleiche Zuordnung von Bedeutung, oder der Kommunikationskanal kann fehlerhaft sein wie Übertragungsprobleme bei einem Handy-Telefonat.

Kritisch anzumerken ist, dass sich das Modell fast ausschließlich auf die technischen Perspektiven von Kommunikation bezieht. Die inhaltliche Komponente einer Nachricht wurde ganz bewusst außen vor gelassen, so dass es anderen Theorien obliegt, diese Lücke zu füllen.

Die Struktur von Sprache: Ferdinand de Saussure

Der Schweizer Sprachwissenschaftler Ferdinand de Saussure gilt als Begründer der modernen Sprachwissenschaft[8], sein Schwerpunkt war die Struktur der Sprache. De Saussure verstand Sprache als ein System, das zu einem bestimmten Zeitpunkt funktioniert (synchrone Perspektive). Aufgabe der Wissenschaft ist es, die Zeichen einer Sprache und ihre Kombinationsregeln zu identifizieren.

Die Gesamtheit der sprachlichen Ausprägungen beschrieb de Saussure in sog. Dichotomien. Diese Dichotomien sind als Gegensätze formuliert und beruhen auf der Auffassung, dass ein systematisches Beziehungsgeflecht zwischen den Erscheinungsformen und den Ausprägungen einer Sprache besteht.

Als erste Dichotomie definierte er die Paarung *langue / parole*. Der Begriff *langue* bezieht sich auf die Sprache als ein System von Zeichen, eine Art aus Erfahrung resultierenden Wörterbuch, aus dem der Sprecher seine Fähigkeit ableitet, Silben und Wörter miteinander zu verbinden und daraus konkrete Äußerungen, den Vorgang des Sprechens oder die *parole*, abzuleiten. Der soziale Aspekt der *langue* besteht darin, dass sie nur Wörter umfasst, die eine veritable Relevanz für die jeweilige soziale Gruppe haben, die diese Sprache spricht. Die *parole* dagegen ist persönlicher und umfasst auch paralinguistische oder nonverbale Aspekte, die beim Sprechen selbst von Bedeutung sind und die die Nachricht individualisieren. Zusätzlich definierte de Saussure die Dichotomie *relevant / redundant*, wobei die *langue* an sich das Relevante speichert und sich in der *parole* durchaus Wiederholungen und nebensächliche Bedeutungen einschleichen können.

In dem Kreislauf des Sprechens entsteht nach der Auffassung von de Saussure aus einer mentalen Vorstellung einer Person A über einen physikalischen Vorgang ein Lautbild. Die Vorstellung *signifié* stellt das Bezeichnete als abstrakte Vorstellung dar, das Lautbild das Bezeichnende oder *signifiant*. Das sprachliche Zeichen beinhaltet somit einen doppelten Aspekt von Vorstellung (das Bild, das der Sender von einer Sache im Kopf haben) und von Lautbild als die

---

[8] Sein Hauptwerk *Cours de linguistique générale* erschien 1916.

psychische Empfindung eines Lauts, die von Sprache zu Sprache verschieden ist und an soziale Konventionen gebunden sind.

Was die sprachlichen Zeichen ihrerseits angeht, so ist ihre Auswahl völlig beliebig. Es besteht a priori kein zwingender, kausaler oder logischer Zusammenhang zwischen einem *signifiant* (der Vorstellung) und einem *signifié* (dem Lautbild). Der Zusammenhang ist aber zu irgendeinem Zeitpunkt festgelegt worden oder hat sich als Gewohnheit etabliert. So wird dieses gemeinsame Auftreten von *signifiant* und *signifié* zu einer Norm, zu einer Konvention, an die sich dann alle Menschen bei ihrer Kommunikation halten.

Eine weitere Unterscheidung verbindet de Saussure mit der Dichotomie *deskriptiv / präskriptiv*. Seiner Auffassung nach sollte Sprachwissenschaft nur das erstere sein, sie sollte Sprache nur so beschreiben wie sie ist, sie sollte nicht-präskriptiv sein, d.h. die Wissenschaft der Sprache sollte sich kein Urteil darüber erlauben, wie die Sprache zu sein habe oder zu verwenden wäre. Die Weiterentwicklung einer Sprache obliegt einzig und alleine den individuellen Nutzern in ihrem sozialen Kontext und weniger den Wissenschaftlern.

Der Verdienst von Ferdinand de Saussure besteht in der Analyse der Struktur von Sprache, die in seiner Zeit revolutionär war.

Die triadische Sichtweise des Zeichens: Charles Sanders Peirce

Der amerikanische Wissenschaftler Peirce begründete unter anderem auf der Grundlage von Ferdinand de Saussures Erkenntnissen die Wissenschaft der Zeichen (oder Semiotik) (Short, 2007). Peirce untersuchte den Nutzen und die Anwendungsmöglichkeiten eines Zeichens unter dem Aspekt des Handelns (was der Grundeinstellung des Pragmatismus entspricht) und nicht um der Zeichen selbst willen.

Peirce entwickelte eine triadische Sichtweise des Zeichens: Ein Zeichen ist etwas, das für jemanden oder für etwas steht. Die Zeichenstruktur besteht aus 1. einem Zeichen, 2. einem Interpretant und 3. einem Objekt. Wenn also eine Person mit dem Finger auf ein Objekt zeigt und dieses Vorgehen von einer anderen Person als bewusstes Zeigen auf einen Gegenstand interpretiert wird, so ist dies ein Zeichen, das von der anderen Person (dem Interpretant) auch als solches erkannt wird. Die Reaktion der zweiten Person kann wiederum als Zeichen interpretiert werden. So entsteht ein Kommunikationsprozess. Für Peirce sind Zeichen ein Zusammenspiel von diesen drei Elementen, die sich gegenseitig bestimmen.

Organon-Modell: Karl Bühler

Sprache und die dazu gehörenden sprachlichen Zeichen haben nicht nur die Funktion zu erklären, sondern sie sind auch ein Hilfsmittel oder ein Werkzeug (alt-griechisch *organon*), um Vorhaben oder Ziele zu erreichen. Der deutsche Psychologe und Sprachforscher Karl Bühler hat sich wie Peirce auf drei grundlegende Elemente zur Beschreibung einer Kommunikationssituation konzentriert. Bühler setzt Sprache mit einem Werkzeug gleich (daher auch die Bezeichnung Organon-Modell[9]).

Bühler konstatiert als Erstes, dass ein Sender eine gewisse Absicht verfolgt und mit seiner Aussage etwas zum Ausdruck bringen will. Zweitens will der Sender durch die Botschaft beim Empfänger etwas bewirken, z.B. in Form eines Appells oder eines Signals. Der dritte Bestandteil einer Kommunikationssituation ist der Bezug zur Außenwelt, weil die Aussage des Senders nur dann Sinn macht, wenn die Botschaft im Kontext verständlich und möglicherweise wahr ist.

Die Teilnehmer/innen der Kommunikationssituation stellen die sprachlichen Zeichen dar und bei der Interpretation werden einerseits die zahlreichen redundanten und unnötigen Informationen herausgefiltert (abstraktive Relevanz) und andererseits die fehlenden Informationen ergänzt (apperzeptive Ergänzung).

Auch für Bühler ist die Verknüpfung von Sprachzeichen mit Gegenständen willkürlich. Die wohl wichtigste Errungenschaft Bühlers ist die Untersuchung des Systems, das der Sprache zugrunde liegt und aus dem sich die Theorie des Strukturalismus als die Suche nach den der Sprache zugrundeliegenden Strukturen entwickelt hat (Graumann, 1984).

---

[9] Veröffentlicht 1934 in dem Werk *Sprachtheorie*. Der Begriff Organon hat Bühler aus Platons Dialog *Kratylos* übernommen.

Nach Bühlers Modell verfügt ein Sprachzeichen über drei Funktionen: Symbol, Symptom und Signal.

Das Symbol bezieht sich auf die Zuordnung von sprachlichen Zeichen zu Gegenständen und Sachverhalten. Das Symptom beschreibt die Abhängigkeit des Gegenstands zum Sender und das Signal richtet sich als Appell an den Empfänger der Nachricht.

Abbildung 4: Funktionen von Sprachzeichen nach Bühler

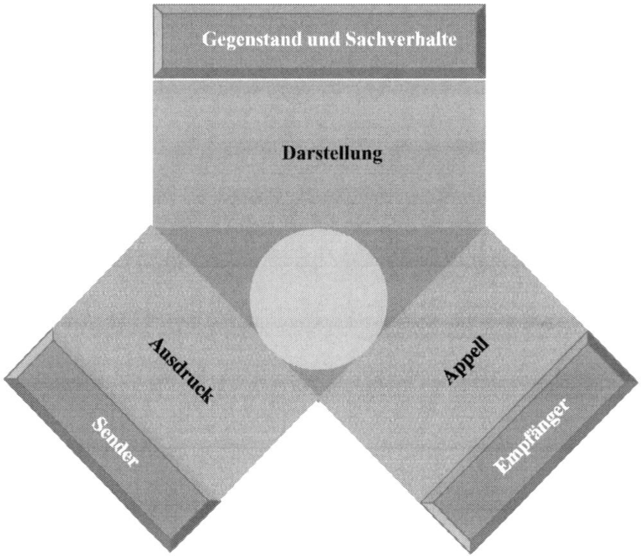

Im Zentrum dieses Modells befindet sich das Sprachzeichen, das die Gegenstände und die Sachverhalte sowie den Sender und den Empfänger beeinflusst. Der Sender nutzt das Zeichen, um etwas zum Ausdruck zu bringen; durch die Mitteilung wird an den Empfänger ein Appell gerichtet, eine gewünschte Reaktion zu zeigen; und über die Gegenstände und Sachverhalte werden die Informationen zwischen den Kommunikationsteilnehmern geteilt. Die Überschneidung von Kreis und Dreieck verdeutlicht die abstraktive Relevanz sowie die apperzeptive Ergänzung.

In einer Kommunikation kommen die Funktionen Symbol, Symptom und Signal nicht immer gleichmäßig zum Tragen, sondern sind je nach Bedarf unterschiedlich prioritär oder dominant (Dominanzprinzip).

In diesem Sinne dienen nach Bühlers Auffassung sprachliche Zeichen dazu, die Intention eines Sprechers zum Ausdruck zu bringen, Sachverhalte darzustellen und Beziehungen mit einem Adressaten einzugehen (Schützeichel, 2004, S. 41).

Sechs Funktionen von Sprache: Roman Jakobson

Der russische Linguist Roman Jakobson (1971) hat das Organon-Modell von Bühler weiterentwickelt und drei weitere Funktionen hinzugefügt (insgesamt sind es nun sechs). Bühler hat die Faktoren Empfänger, Sender und Botschaft mit den jeweiligen Funktionen Ausdruck, Appell und Darstellung formuliert. Jakobson ergänzte dieses Modell durch die Faktoren Kontext, auf den sich der Sender bezieht, den Code, der sowohl dem Sender als auch dem Empfänger zur Verfügung stehen muss, und den Kontakt, der die Voraussetzung für den Austausch von Nachrichten ist.

Einer Kommunikation sind demnach folgende Funktionen zuzuschreiben:

- Referenzielle Funktion
  Hier liegt der Schwerpunkt der Kommunikation auf dem Referenten, wie beispielsweise bei rein deskriptiven Texten oder Nachrichten in den Medien. Solche Mitteilungen könnte man als prosaisch, schlicht oder nüchtern beschreiben.
- Expressive bzw. emotive Funktion
  Sie spiegelt die Einstellung des Senders zur Botschaft wider.
- Konative Funktion
  Sie ähnelt dem Appell aus Bühlers Organon-Modell und besteht aus Aufrufen und Befehlen.
- Phatische Funktion
  Sie beschreibt die Beziehungen zwischen zwei Kommunikationsteilnehmern.
- Metalinguistische Funktion
  Sie bezieht sich auf die Kommunikation über die Kommunikation (z.B. „Wie ist das gemeint?“).
- Poetische Funktion

Hier geht es um die Form der sprachlichen oder schriftlichen Aussage oder um die Formulierung der Botschaft, also um den ästhetischen Aspekt von Sprache.

Abbildung 5: Funktionen von Sprache nach Jakobson

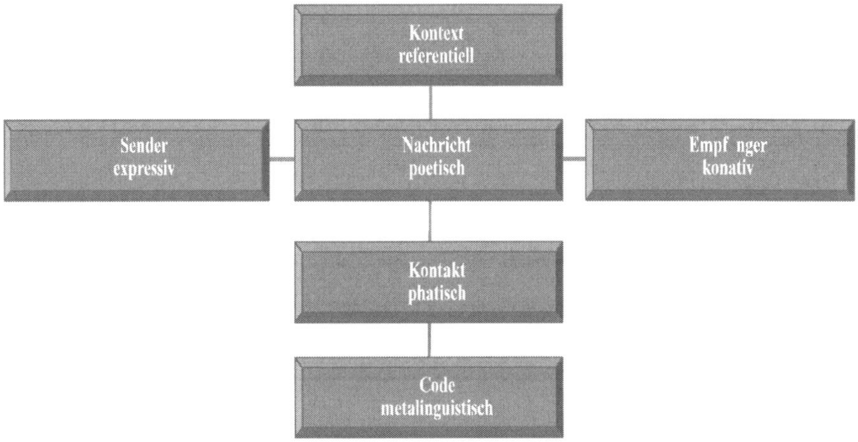

Darüber hinaus übernahm Jakobson Bühlers Dominanzprinzip, demzufolge in einer spezifischen Kommunikation immer nur eine der Funktionen im Vordergrund stehen kann.

Jakobsons Ausführungen über die Sprache enthalten zwei Grundideen. Zum einen macht Sprache einen Hauptbestandteil menschlichen Verhaltens aus. Zum anderen ist Sprache ein Teil der menschlichen Kultur, der Bildung und des sozialen Verhaltens, und sie ermöglicht einen ästhetischen Ausdruck. Der Aspekt der Ästhetik geht somit über die bloße Bedeutungslehre eines Wortes hinaus. Die Zeichen der Sprache sind nach Jakobson die Basis für die interpersonelle Kommunikation und gleichzeitig ein vielseitiges Instrument.

Sprache als Handlung: John Austin und John Searle

Die Überlegungen von Austin (2002) und Searle (2003) basieren auf der Theorie der Sprachspiele des Philosophen Ludwig Wittgenstein (2011)[10].

Austin und Searle kommen zu dem Schluss, dass Sprache nur dann verstanden werden kann, wenn die Absichten des Sprechers verstanden werden. Als intentionales Verhalten sollte Sprache daher als Handlung angesehen werden – woraus die beiden Kommunikationstheoretiker ihren Begriff der *Sprechakte* ableiteten. Diese grundlegende Einheit der Sprache ermöglicht es, einer Bedeutung und einer Intention durch einen Satz oder durch ein Wort Ausdruck zu verleihen. Durch den Akt des Sprechens (oder Schreibens) wird eine Handlung vollzogen, wie beispielsweise durch die Verkündung eines Urteils durch einen Richter. Mit dem Akt des Vorlesens ist das Urteil in der Welt und gültig (vorbehaltlich von Rechtsmitteln).

Sprachliche Relativität: Edward Sapir und Benjamin Whorf

Das Prinzip der sprachlichen Relativität, bekannt als *Sapir-Whorf-Hypothese* (Whorf, 1994), geht ursprünglich auf Wilhelm von Humboldt zurück, der die Sprache als Ausdruck des Geistes eines Volkes ansah. Das Prinzip der sprachlichen Relativität besagt, dass die Struktur einer Sprache bestimmt, auf welche Art und Weise ein Sender in der Lage ist, seine Weltsicht zu konzipieren, bzw. die Welt, die ihn umgibt, zu verstehen.

Daraus kann man den Schluss ziehen, dass die Sprache eines Menschen seine Gedanken determiniert und dass die sprachlichen Kategorien die kognitiven begrenzen. In einer schwächeren Interpretation wird davon ausgegangen, dass die sprachlichen Kategorien und deren Anwendung das Denken lediglich beeinflussen.

Allerdings ist die Hypothese der sprachlichen Relativität nur unzureichend empirisch belegt und daher heftiger Kritik ausgesetzt.

---

[10] Wittgenstein definiert Sprachspiele als jegliche Form sprachlicher Äußerungen, die im Zusammenhang eines praktischen Kontextes erfolgen und die aus Regeln bestehen, die es den Menschen erlauben, Dinge mit einer Sprache zu tun. Der Begriff Spiele darf hier nicht im Sinne eines Kinderspiels verstanden werden.

Kommunikative Kompetenz: Jürgen Habermas & Pierre Bourdieu

Der deutsche Soziologe Jürgen Habermas (1981) bezieht sich in seiner *Theorie der kommunikativen Kompetenz* darauf, dass kommunikativ kompetente Sender Kommunikationssituationen nicht nur reaktiv bewältigen können, sondern auch in der Lage sind, sie zu initialisieren. Habermas hat ein Regelsystem konstruiert, nach dem Personen Kommunikationssituationen hervorbringen können.

Kommunikative Kompetenz ist die Fähigkeit, Sender und Empfänger zu sein, Kommunikation zu beginnen und soziale Interaktionen zu generieren. Für Habermas ist Kommunikation nur als gesellschaftlich sinnvolle Interaktion zu denken,

> ... denn der Sinn von Rede überhaupt besteht offensichtlich darin, dass sich mindestens zwei Sprecher/Hörer über etwas verständigen. (Habermas, 1990, S. 114)

Dieses Konzept der kommunikativen Kompetenz wurde über den Aspekt der Sprache hinaus weiterentwickelt und auf alle Arten des Handelns ausgedehnt. Aufgrund der Fähigkeit, neue Verhaltensschemata generieren zu können, erlangt der Mensch eine Verhaltensfreiheit, die über die erlernten Verhaltensmuster hinausgeht (Baacke, 1980).

Der französische Soziologe Pierre Bourdieu (1994) nahm das Konzept der Kompetenz auf und führte den Begriff des *Habitus* ein. Habitus ist ein System von verinnerlichten Mustern, die es erlauben, alle typischen Gedankengänge oder Verhaltensweisen einer Kultur und darüber hinaus diese Kultur selbst zu erzeugen. Die Kompetenz bedeutet die Fähigkeit, individuelle und kulturspezifische Handlungs- und Denkmuster hervorzubringen.

So erstreckt sich die kommunikative Kompetenz als Fähigkeit zur Erzeugung von Interaktionen auf vier Bedeutungsebenen (Voncken, 2005): 1. die Generierung von sprachlichen Äußerungen (Chomsky), 2. von kommunikativen Situationen (Habermas), 3. von Verhalten (Baacke) und 4. von Kultur (Bourdieu).

Konstruktivistische Kommunikationstheorien

Der konstruktivistische Kommunikationsansatz ist ein Modell, das aus der Denkrichtung des Konstruktivismus hergeleitet ist. Zum besseren Verständnis des entsprechenden Modells möchten wir zuerst diese Denkrichtung überblicksartig vorstellen.

Konstruktivismus

Der Konstruktivismus beschäftigt sich im Wesentlichen mit der Frage, wie Menschen zu Wissen und Erkenntnissen gelangen. Der Konstruktivismus steht im Gegensatz zu den beiden anderen bedeutenden Epistemologien[11], dem Rationalismus (nach dem die Welt im Denken und der Vernunft entsteht – vornehmlich nach Platon, René Descartes und Karl Raimund Popper) und dem Empirismus (die Welt entsteht aufgrund von Erfahrung – vornehmlich nach Aristoteles, David Hume und Auguste Comte).

Der Konstruktivismus (Ameln v., 2004) versteht sich als kritische Auseinandersetzung mit diesen beiden Denkgebilden. Der Konstruktivismus, insbesondere seine soziale Variante, spricht dem Menschen eine aktive Rolle bei der Wahrnehmung und Interpretation seiner Umwelt zu und sieht ihn in der Lage, durch individuelle kognitive Prozesse seine eigene, persönliche Wirklichkeit zu konstruieren. Diese persönliche – und damit individuelle – Wirklichkeit basiert einerseits auf Erfahrungen und andererseits auf einer kognitiven Eigenleistung, des Verständnisses, der Einordnung und der Interpretation dieser Erfahrungen.

Das Erkennen der Welt entsteht aus dem dynamischen Zusammenspiel zwischen den eigenen kognitiven Leistungen und den äußeren Umständen. Das daraus entstehende Bild der Welt ist von Mensch zu Mensch unterschiedlich. Die individuellen Denkmuster werden beeinflusst durch Persönlichkeitsmerkmale, Wissen, Einstellungen, Motive, Interessen, Werte, Normen und Erfahrungen wie Erziehung, Sozialisation und Selbstreflexion.

---

[11] Die Epistemologie oder Erkenntnislehre geht der Frage nach, wie Menschen zu Wissen und Erkenntnissen gelangen. Dies beinhaltet auch die Frage, wie in der Wissenschaft neue Erkenntnisse gewonnen werden.

Die Wahrnehmung der äußeren Wirklichkeit ist selektiv, sie unterliegt systematischen Fehlerquellen, wie Stereotypen oder Heuristiken, d.h. Faustregeln. Wahrnehmung wird interpretiert, gespeichert und bewertet. Die eigene Wahrnehmung unterscheidet sich fundamental von den Wahrnehmungen anderer Menschen.

Die grundlegende Position des Sozialkonstruktivismus – im Gegensatz zu anderen Varianten wie dem radikalen Konstruktivismus – besteht in der Annahme, dass die gleichen Dinge und die gleichen Geschehnisse von den Menschen verschieden wahrgenommen werden, so dass sich daraus eine unterschiedliche Sicht der Dinge ergibt, die nicht mit einer als objektiv angenommenen Außenwelt übereinstimmen.

Die erkenntnistheoretische Position des Sozialkonstruktivismus spricht dem Menschen eine aktive Rolle bei der Wahrnehmung seiner Umwelt zu und sieht ihn in der Lage, durch kognitive Prozesse seine eigene Wirklichkeit zu bilden. Diese persönliche Wirklichkeit basiert einerseits auf der Außenwelt und andererseits auf einer individuellen kognitiven Eigenleistung. Beides zusammen führt zu einer Wahrnehmung und zu einem Verständnis von Wirklichkeit, das nicht einfach eine Kopie der äußeren Wirklichkeit ist.

Das, was jeder Einzelne als Wirklichkeit empfindet, beruht nicht nur auf der Außenwelt, sondern sowohl auf persönlichen Faktoren wie Erfahrungen oder Kenntnisse als auch auf den von den Gesprächsteilnehmern verwendeten Kommunikationsformen.

Die äußere Wirklichkeit existiert und wird durch den Konstruktivismus nicht in Frage gestellt, nur wird diese Wirklichkeit von jeder Person anders gesehen, sie wird durch kognitive Leistungen und Prozesse entwickelt, gestaltet, erfunden – eben konstruiert.

Durch die selektive Wahrnehmung mutiert Wahrheit zu einer subjektiven Größe. Für den Sozialkonstruktivismus gibt es nicht nur eine einzige Wahrheit oder eine Wirklichkeit, sondern viele Wahrheiten und viele Wirklichkeiten. Vielleicht existieren so viele Wahrheiten oder Wirklichkeiten wie es Menschen gibt, die darüber reden.

Der Konstruktivismus fordert den Menschen auf anzuerkennen, dass neben seiner eigenen Wahrheit auch andere Formen der Wahrheit existieren. Es ist demnach nicht möglich, eine einzige Wirklichkeit zu bestimmen, denn die Wirklichkeit jedes Einzelnen besteht aus dem individuellen Erleben eines Menschen (Foerster v.; Glaserfeld v. & Watzlawick, 2005, S. 10).

Daraus ergibt sich, dass die Wahrheitskonstruktion nicht eine absolute Größe darstellt, sondern sie basiert immer auf mehreren Möglichkeiten oder Alternativen und man muss sich für eine Möglichkeit unter vielen entscheiden. Kontingenz bedeutet, es hätte auch anders kommen können.

Die Kriterien, die bei der Wahrheitskonstruktion eine Rolle spielen, sind:

- Zielorientierung
  Handlungen sollen zielführend sein.
- Relativität
  Wirklichkeit ist nicht absolut, sondern abhängig von Personen, Kontexten, Zielvorgaben.
- Vielfältigkeit
  Zur Lösung von Problemen bieten sich immer mehrere Alternativen oder Optionen an.
- Zieldienlichkeit
  Eine Alternative erlaubt es, die gesetzten Ziele zu erreichen.
- Entscheidungsfähigkeit
  Aufgrund von Zielen und Kriterien muss sich für eine Alternative entschieden werden.
- Anschlussfähigkeit
  Andere Menschen können diese Alternative auch akzeptieren, weil sie verhandelt sowie konsens- und mehrheitsfähig ist.
- Viabilität
  Die Alternative ist nützlich, machbar, praxistauglich.

Der Sozialkonstruktivismus postuliert darüber hinaus, dass die Wirklichkeit als persönliche Sichtweise im Wesentlichen über eine aktive Kommunikation eines Individuums mit sich selbst oder mit anderen Menschen entsteht und sie sich durch diese Interaktion weiterentwickelt. Die menschliche Wirklichkeit wird durch intentionale und zielgerichtete Kommunikationsprozesse sozial konstruiert und verhandelt.

Kenneth Gergen, einer der bedeutendsten Vertreter des Sozialkonstruktivismus formuliert dazu:

> Alles, was wir für real erachten, ist sozial konstruiert. Oder spannungsgeladener formuliert: Nichts ist real, solange Menschen nicht darin übereinstimmen, dass es real ist. (Gergen & Gergen, 2009, S. 10)

Konstruktivistische Denker, die für diese Art des Verständnisses von Kommunikationsprozessen Entscheidendes beigetragen haben, sollen im Folgenden mit ihren Schlussfolgerungen vorgestellt werden, um einen Überblick über die relevanten konstruktivistischen Kommunikationstheorien zu erhalten.

George Herbert Mead

Der amerikanische Philosoph und Psychologe George Herbert Mead hat Anfang des zwanzigsten Jahrhunderts in einer pragmatischen Perspektive die Kommunikationstheorie des symbolischen Interaktionismus begründet. Dieser Ansatz kann als Vorläufertheorie zum Konstruktivismus angesehen werden und ist durch die Fokussierung des Interesses auf den Menschen als Individuum, mit seiner Identität und seinen Beziehungen zur Gesellschaft, gekennzeichnet. Mead ging davon aus, dass unser Denken, unser Selbstverständnis und unsere Lebensgemeinschaften durch Kommunikation erzeugt werden. Die Vorstellungen von Mead wurden 1934 in dem Buch *Mind, Self and Society from the Standpoint of a Social Behaviorist*[12] publiziert.

Der symbolische Interaktionismus, der von Herbert Blumer weiterentwickelt wurde, geht der Frage nach, wie der Mensch seine soziale Wirklichkeit konstruiert und seine eigenen Handlungen mit seiner sozialen Umwelt koordiniert (Blumer, 1969). Die zentrale Aussage dieses Ansatzes besagt, dass sich Menschen gegenüber anderen Menschen oder Objekten aufgrund von Bedeutungen verhalten, die sie diesen Menschen oder Objekten zuschreiben.

1. Humans act toward people or things on the basis of the meanings they assign to those people or things.

---

[12] Das Werk wurde von seinem Schüler Charles W. Morris aufgezeichnet und herausgegeben.

2. Meanings are socially derived, which is to say that meaning is not inherent in a state of nature. There is no absolute meaning. Meaning is negotiated through the interaction with others.
3. The perception and interpretation of social symbols are modified by the individual's own thought processes. (Blumer, 1969, S. 2)

Sobald diese Bedeutungszuschreibung erfolgt ist, mutiert sie nach dem *Thomas-Theorem* zu einer individuellen Realität, nach der die Person handelt.

> If men define situations as real, they are real in their consequences. (Thomas W.I. & Thomas D.S., 1928, S. 572)

Die Zuschreibung von Bedeutungen erfolgt über Kommunikation in einem sozialen Kontext und ist damit als soziale Handlung zu verstehen. Diese soziale Handlung basiert auf einem Symbolsystem wie Sprache oder Rituale, die als gesellschaftliche Konventionen anzusehen sind. Die Herstellung von Bedeutung ist daher keine rein individuelle Angelegenheit, sondern sie stellt nach Mead eine Funktion der Gemeinschaft dar, in der ein Mensch lebt. Bedeutung ist nicht *a priori* gegeben, sondern sie wird in der jeweiligen Gemeinschaft verhandelt. Darüber hinaus verändert sich die Bedeutung der Objekte innerhalb einer spezifischen Gemeinschaft im Zeitverlauf.

Nach Mead (1934) und Blumer (1969) wird der symbolische Interaktionismus durch verschiedene Prämissen determiniert:

Meaning

Entsprechend dem Thomas-Theorem besagt die erste Prämisse, dass Menschen gegenüber anderen Menschen und Objekten auf der Grundlage von Bedeutungen handeln, die sie diesen Menschen und Objekten zuschreiben und wodurch sie ihre soziale Realität konstruieren. Menschen und Objekte haben keine Bedeutung an sich, aber sobald in einer kommunikativen Situation diese Bedeutungszuordnung einmal erfolgt ist, definieren Menschen diese Situation als real und handeln dann auch entsprechend dieser Bedeutungszuweisung – die Situation wird real in ihren Konsequenzen.

Language

Die zweite Prämisse bezieht sich auf die Aussage, dass die Bedeutung eines Objekts dem Objekt selbst nicht eigen ist, sondern dass diese durch eine entsprechende soziale Interaktion entsteht. Die Bedeutung eines Objekts ist als Produkt eines Interaktionsprozesses zwischen Individuen anzusehen und wird anhand eines bestimmten gemeinsamen Symbolsystems wie der Sprache verhandelt. Dies beruht auf der Fähigkeit des Menschen, Objekte mit sprachlichen Bezeichnungen zu versehen (*naming*), wodurch im Austausch mit anderen Menschen den Objekten und den Begriffen eine Bedeutung zugeordnet wird und somit ein neues diskursives Universum entstehen kann, wodurch die Menschen erlernen, die Welt, in der sie leben, zu interpretieren und ihr eine individuelle Bedeutung zuzuschreiben.

Thought

Die dritte Prämisse bedeutet, dass die Bedeutungen, die Menschen anderen Menschen oder Objekten zuschreiben, aufgrund eines interpretativen Prozesses infolge von aktiven Auseinandersetzungen mit sich selbst, anderen Menschen oder Objekten erzeugt und auch verändert werden. Um den Bedeutungsgehalt eines Objektes oder einer Situation zu erfassen, müssen nicht nur die Interaktionen mit anderen Personen berücksichtigt werden, sondern auch die eigenen Interpretations- oder Denkprozesse, die durchlaufen werden. Die Funktion dieses inneren Monologs (*minding*) besteht darin, die Menschen oder Objekte, mit denen eine Person konfrontiert ist, zu ordnen und zu strukturieren. In diesem formenden Prozess interagiert der Mensch mit sich selbst, was im Ergebnis dazu führt, dass sich das Selbst oder die Persönlichkeit eines Menschen herausbildet.

Exkurs 7: Der Film *Nell* von und mit Jodie Foster

In einer idyllisch am See gelegenen Waldhütte in North Carolina entdeckt der Landarzt Dr. Jerry Lovell eher zufällig eine durch und durch verängstigte junge Frau – Nell –, die offensichtlich noch keinen Kontakt mit der Zivilisation gehabt hat und sich in einer unverständlichen Sprache ausdrückt. Es zeigt sich, dass diese Sprache nicht frei erfunden ist, sondern dem Englischen der King James Bibel entspricht, eine Sprache, die seit Jahrhunderten von keinem Menschen mehr gesprochen wird. Es ist die Sprache, die sie von ihrer kranken und mittlerweile verstorbenen Mutter gelernt hat.

Der Arzt Jerry Lovell und die Psychologin Paula Olsen nehmen sich ihrer an und es entwickelt sich eine regelrechte Odyssee für Nell, die sie zu unterschiedlichen Menschen führt, die alle etwas anderes in ihr sehen. Der Arzt fühlt sich in ihre Situation ein und versucht ihre Sprache zu lernen, die Wissenschaftlerin sieht in ihr einen interessanten Kaspar-Hauser-Fall, der dazu beitragen könnte, ihre wissenschaftliche Karriere zu fördern, ähnlich sieht es der Psychiater im lokalen Krankenhaus. Der Sheriff der Stadt sieht sie als Verrückte und will sie wegsperren, seiner depressiven Frau erscheint sie als Verbündete, für die jungen Faulenzer in der Billardhalle stellt sie nur ein Sexualobjekt dar.

Kommentar: Wer ist nun Nell *wirklich*? In der Perspektive des symbolischen Interaktionismus ist diese Frage völlig überflüssig, sondern Nell ist jeweils das, was die anderen über sie sagen. Im Endeffekt dürfte sie das sein, was die gesamte Gemeinschaft über sie sagt.

Die Vertreter des symbolischen Interaktionismus gehen nicht davon aus, dass man sich selbst durch einen langen und oftmals quälenden Prozess der Introspektion selbst erkennen kann. Die Erkenntnis über sich selbst entspringt der eigenen Vorstellung, wie man anderen Menschen gegenüber erscheint. Es handelt sich um ein sozial konstruiertes *looking-glass self*, um ein Selbst, das sich in anderen Personen wiederspiegelt, das aus den Beurteilungen oder der Kommunikation von und mit wichtigen anderen Personen (*significant others*) hervorgeht. Ohne die anderen Menschen, sowie deren Erwartungen und Einstellungen mir gegenüber (*generalized other*), kann ich nicht als Selbst existieren.

Niklas Luhmann

Ein weiterer Denker, der der konstruktivistischen Tradition zugeordnet werden kann, ist der deutsche Soziologe Niklas Luhmann. Dieser manchmal recht schwierig zu verstehende Autor war im Laufe seiner wissenschaftlichen Karriere in der zweiten Hälfte des zwanzigsten Jahrhunderts bestrebt, die soziale Komplexität der modernen Weltgesellschaft in einer einheitlichen Gesellschaftstheorie zu beschreiben, wozu auch eine einheitliche Theorie der Kommunikation gehört.

In seinem Ansatz zur Kommunikationstheorie geht Luhmann (1995) von der Beobachtung von Kommunikationsprozessen zwischen Menschen und innerhalb von Organisationen aus, die er mit dem Begriff der Selbstreferentialität verbindet. Für ihn können weder Menschen, noch ihre Gehirne, noch ihr Bewusstsein kommunizieren, sondern nur die Kommunikation kann kommunizieren – auch wenn er zugesteht, dass Kommunikation ohne den Menschen nicht existieren kann. Luhmann sagt damit, dass Kommunikation zwar den Menschen braucht, aber sie kann nicht durch psychologische oder biologische Faktoren beeinflusst werden.

Ein zentraler Punkt in der Gedankenwelt Luhmanns ist das Konzept der sozialen Systeme. Diese Systeme sieht er als autopoietisch an, also als ein sich selbst erzeugendes und eigenständig sinnverarbeitendes System, die nur aus dem Element der Kommunikation bestehen und die daraus ihre eigenen Strukturen entwickeln.

> Als Ausgangspunkt ist festzuhalten, dass Kommunikation nicht als Handlung und der Kommunikationsprozess nicht als Kette von Handlungen begriffen werden kann. [...] Man kann den Kommunikationsprozess deshalb nicht voll erfassen, wenn man nicht mehr sieht als die Mitteilungen, von denen eine die andere auslöst. In die Kommunikation geht immer auch die Selektivität des Mitgeteilten, der Information, und die Selektivität des Verstehens ein, und gerade die Differenzen, die diese Einheit ermöglichen, machen das Wesen der Kommunikation aus. (Luhmann, 1984, S. 225 ff.).

Daraus lassen sich eine Reihe von Prinzipien zum Verständnis von Kommunikation ableiten (Ameln v., 2004, S. 124 ff.):

1. Kommunikation stellt eine Einheit von Information, Mitteilung und Verstehen dar

Der Luhmannsche Kommunikationsansatz ist als Kritik und Weiterführung des klassischen Kommunikationskonzepts nach Shannon-Weaver-Moles zu verstehen, das sich auf die wirtschaftliche, effiziente und störungsfreie Übermittlung von Informationen von einem Sender an einem Empfänger bezieht. Luhmann dagegen spricht von Kommunikation als Anregungen oder Vorschlägen, die angenommen werden müssen, damit Kommunikation überhaupt entstehen kann. Erst durch den Kommunikationsprozess selbst wird der Inhalt der Mitteilung zwischen Absender und Empfänger konstruiert. Aus diesen Erwägungen heraus postuliert Luhmann (Luhmann, 1984; Kneer & Nassehi, 2000, S. 81), dass Kommunikation aus einem dreistufigen Selektionsprozess der Information, der Mitteilung und des Verstehens besteht.

- Die Information entspricht einer Repräsentation, die auf ein Objekt oder einen Zustand verweist, und sie wird aus einem Repertoire von Möglichkeiten ausgewählt, so dass Kommunikation selbst als selektive Größe anzusehen ist.

- Die Mitteilung steht für den Ausdruck, der sich auf einen Sender/Kommunikator bezieht. Der Sender einer Information vermittelt bewusst oder unbewusst einen selektierten Inhalt über sein Verhalten.
- Das Verstehen bezieht sich auf den Eindruck des Empfängers und erst das Verstehen generiert Kommunikation.

Auch bei Luhmann setzt Kommunikation die Präsenz von mindestens zwei Teilnehmern voraus, einem Adressaten (*Ego*) und einem Adressierenden (*Alter*). Da aber seiner Meinung nach Systeme im Allgemeinen, und somit auch das System der Psyche des Menschen, als geschlossen anzusehen sind, also nicht direkt von außen beeinflusst werden können, entsteht dennoch ein soziales Verständnis oder ein Verständnis aufgrund von Kommunikation durch den Umstand, dass Beobachter kommunikative Mitteilungen mit ihrem eigenen Referenzsystem vergleichen und auf Unterschiede zwischen diesen beiden Entitäten des Selbst und des Anderen stoßen, und somit durch das Erkennen dieser Diskrepanz zu einem Verständnis gelangen.

> Jede soziale Interaktion involviert mindestens zwei Partner, nennen wir sie Alter und Ego, die beide sich kontingent verhalten, das heißt: die beide über verschiedene Verhaltensmöglichkeiten verfügen und dies voneinander wissen. Jeder kann so - und auch anders. Jeder kann sich dem nahegelegten Modus der Interaktion fügen, aber auch abweichen. Man nimmt normalerweise an und hält fest, was einem in die Hand gegeben wird; aber man könnte es auch fallenlassen. Dass sowohl Alter als auch Ego dieses einfachen Modells in diesem Sinne kontingent handeln und dies voneinander wissen und sogar voneinander wissen, dass sie es voneinander wissen - dies nennt man im soziologischen Fachjargon 'doppelte Kontingenz'. Nur unter dieser Voraussetzung kann man sinnvoll von Kommunikation sprechen: denn Kommunikation ist immer Übermittlung von Selektionen, die als Selektionen erkennbar sind. [...] Alle Beteiligten haben die Möglichkeit, nein zu sagen oder sich anders zu verhalten, als ihnen nahegelegt wird. Auch dies ist eine universell präsente, stets mitpräsentierte Möglichkeit, der man in der Wahl seiner Kommunikationen Rechnung trägt. (Luhmann, 1975, S. 68).

2. Kommunikation ist selbstreferentiell

Wenn auf eine kommunikative Handlung eine weitere kommunikative Handlung erfolgt, prüft die mitteilende Person immer gleichzeitig, ob die vorherige Kommunikation von der Person, an die die Mitteilung adressiert wurde, verstanden werden konnte. Dadurch wird Kommunikation zu einem selbstreferentiellen Prozess, ein Prozess also, der auf sich selbst Bezug nimmt.

Die Theorie selbstreferentieller Systeme kann als Synthese der beiden Gegenpole Existentialismus und Determinismus verstanden werden. In dieser Perspektive wird zwar anerkannt, dass die Veränderung eines Systems einerseits von Außeneinflüssen abhängig ist, andererseits hängt die interne Verarbeitung dieser Außeneinflüsse von der operationalen Geschlossenheit des Systems ab. Aufgrund eines externen Inputs in das System wird das System nicht linear in Form eines Stimulus-Response-Schemas determiniert, sondern die somit erfolgende Veränderung bewirkt ihrerseits wiederum eine Veränderung der Organisation des Systems. Es organisiert sich selbst neu und hebt sich selbst auf eine neue, noch nicht dagewesene, höhere Zustandsebene. Aus diesem Grunde ist der Output eines selbstreferentiellen Systems, im Gegensatz zu seiner linearen Variante, nicht vollständig vorhersehbar, sondern nur in Form von Wahrscheinlichkeiten.

3. Die Anschlussfähigkeit von Kommunikation ist ein Mittel zur Aufrechterhaltung der Selbsterzeugung eines sozialen Systems

Nur die Reaktion auf eine Kommunikation, die als Anschlussverhalten definiert wird, erlaubt es der mitteilenden Person zu entscheiden, ob ihre Mitteilung verstanden wurde oder nicht. Aus diesem Grunde gehört zu einer Kommunikation nicht nur die Mitteilung an sich, die Luhmann zuerst als Anregung definiert, sondern auch die Reaktion auf diese Mitteilung. Somit ist eine Kommunikation nicht als Handlung zu verstehen (mit dem Hauptaugenmerk auf dem Mitteiler), sondern sie entsteht erst auf der Ebene des Empfängers der Mitteilung. Wenn man wie Luhmann von der Geschlossenheit psychischer Systeme ausgeht, dann ist es völlig gleichgültig, was der Sender an Informationen übermitteln will, der Empfänger entscheidet ganz alleine wie er diese Mittelung verstehen möchte.

4. Kommunikation charakterisiert sich durch Unwahrscheinlichkeitsniveaus

Drei Faktoren machen nach Luhmann (1981) gelingende Kommunikation unwahrscheinlich:

Die Unwahrscheinlichkeit des Verstehens

Diese Unwahrscheinlichkeit wird durch die sehr unterschiedlichen Wahrnehmungshorizonte der Kommunikationsteilnehmer hervorgerufen. Sie kann nur durch die Verwendung von Sprache überwunden werden, weil sie eine Unterscheidung zwischen Information und Mitteilung ermöglicht.

Die Unwahrscheinlichkeit des Erreichens eines/r Adressaten/in

Ein weiteres Hindernis für eine erfolgreiche Kommunikation ist die nicht immer gegebene Anwesenheit des Adressaten einer Mitteilung, weil in vielen Fällen Personen nur über den Umweg z.B. von Medien angesprochen werden.

Die Unwahrscheinlichkeit des Kommunikationserfolgs

Eine erfolgreiche Kommunikation ist nur dann gegeben, wenn aufgrund der Äußerungen von *Alter* ein entsprechendes Anschlussverhalten von *Ego* hervorgerufen wird. Das ist aber nur dann möglich, wenn beide über ein Mindestreservoir an gemeinsamem Sprachverständnis verfügen, bzw. sich auf das gleiche binäre Codesystem referieren (z.B. wahr/unwahr im Wissenschaftssystem, bezahlt/nicht bezahlt im Wirtschaftssystem oder recht/unrecht im Rechtssystem), so dass schlussendlich durch diese programmatische Verbindungen von Begrifflichkeiten ein überdauerndes soziales Anschlussverhalten ermöglicht wird.

Zusammenfassend ist in der Luhmannschen Perspektive Kommunikation als eigenständiger Realitätsbereich, als geschlossenes System anzusehen, das selbständig und unabhängig von der Außenwelt operiert. Dieser radikal-konstruktivistische Ansatz negiert die Möglichkeit einer direkten Einflussnahme der Außenwelt auf das Denken und auf die Kommunikation von kommunizierenden Wesen – eine Ansicht, die von den eher sozial orientierten Konstruktivisten, wie dem nachfolgend beschriebenen Paul Watzlawick nicht geteilt wird.

Im Gegensatz zu Luhmann attribuieren die Sozialkonstruktivisten der Kommunikation und der Interaktion eine wesentliche Bedeutung, um dadurch zu einer Konstruktion der eigenen Welt zu gelangen.

Paul Watzlawick

Ein weiterer Vertreter des konstruktivistischen Ansatzes ist der österreichisch-amerikanische Kommunikationswissenschaftler und Psychotherapeut Paul Watzlawick, der am *Mental Research Institute* im kalifornischen Palo Alto u.a. mit dem Anthropologen und Philosophen Gregory Bateson zusammenarbeitete.

Watzlawick und seine Kollegen/innen gingen in ihrer konstruktivistischen Kommunikationstheorie von der Bedeutung des Kontextes bei der Erklärung des menschlichen Verhaltens aus, um zu vermeiden, dass falsche Rückschlüsse bezüglich der Verhaltensursachen gezogen werden. Im Sinne des fundamentalen Attributionsfehlers wird nämlich das Verhalten einer Person in vielen Fällen fast ausschließlich aufgrund der wahrgenommenen Persönlichkeitsstruktur erklärt und nicht aufgrund der Umstände.

Watzlawick entwickelte seinen Ansatz aus einer therapeutischen Perspektive zusammen mit J.H. Beavin und D.D. Jackson heraus und formulierte sie anhand von 5 Axiomen (Watzlawick, Beavin & Jackson, 2011):

- Das erste Axiom

Es besagt, dass der Mensch nicht in der Lage ist, sich nicht zu verhalten, bzw. nicht zu kommunizieren, d.h. *man kann nicht nicht kommunizieren.*

Das folgende Beispiel soll dieses Axiom illustrieren: Zwei Menschen treffen sich im Zugabteil und setzen sich einander gegenüber. Da beide kein Interesse an einer Unterhaltung mit dem Gegenüber haben, holen sie ihre Zeitung oder einen MP3-Player heraus. Dadurch signalisieren sie: „Ich habe kein Interesse, mich mit Ihnen zu unterhalten." Das geschieht, ohne ein Wort gewechselt und ohne die Regeln der Höflichkeit verletzt zu haben.

Für Watzlawick verfügt eine solche wortlose Verständigung über genau so viel Kommunikationspotential wie ein reges Gespräch zwischen zwei Personen.

- Das zweite Axiom

Es bezieht sich auf das gleichzeitige Vorhandensein eines *Inhalts- und eines Beziehungsaspekts jeder Kommunikation.*

Neben dem inhaltlichen, also dem rein informationellen Aspekt einer Mitteilung, beinhaltet eine Kommunikation auch immer Informationen über die Art der Beziehung, die zwischen den beiden kommunizierenden Personen besteht und über die Art und Weise, wie eine Information gemeint ist oder wie sie verstanden werden soll. Es geht also in der Kommunikation nicht nur um die Frage, was gesagt wird, sondern auch darum, wie es gemeint ist.

In diesem Bereich kommt es häufig zu Verwechslungen und daher zu Konflikten zwischen der Inhalts- und der Beziehungsebene, wie das Beispiel eines Paares zeigt, das bei einem Therapeuten sitzt und sich darüber streitet, dass der Mann einen Freund nach Hause eingeladen hat, ohne die Frau vorher um ihre Meinung zu fragen. Der Mann kann die Reaktion der Frau nicht verstehen und vermutet, dass sie ein Problem mit dem Freund der Familie hat. Es stellt sich heraus, dass die Frau mit der Einladung vollkommen einverstanden ist, die Uneinigkeit also nicht auf der inhaltlichen Ebene vorliegt, sondern in der Tatsache zu sehen ist, dass der Mann die Frau nicht in die Entscheidung eingebunden hat. Es bedarf in diesem Fall also nicht der Klärung, ob es angebracht ist, dass der Freund das Ehepaar besucht, sondern wie der Mann zukünftig seine Frau in seine Entscheidungen miteinbezieht.

- Das dritte Axiom

Es beschreibt die Interaktion zwischen Menschen als einen *ununterbrochenen Austausch von Mitteilungen*, die aus Reizen und Reaktionen bestehen.

Es handelt sich um eine Frage der Wahrnehmung: Welches Verhalten gilt für eine Person als der initiierende Reiz und was ist als Reaktion darauf anzusehen? Die Wahrnehmung und Bewertung von Reiz und Reaktion erfolgt bei den verschiedenen kommunizierenden Personen oftmals auf eine sehr unterschiedliche Art und Weise, so dass diese *Interpunktion der Ereignisfolgen* fast unausweichlich zu Beziehungskonflikten führt. Es geht um die Frage: Wer hat angefangen?

Ein typisches Beispiel hierfür ist die Situation, in der sich der Mann über seine nörgelnde Frau beschwert. Er gibt an, die einzig mögliche Reaktion auf das Verhalten seiner Frau wäre, eine zurückhaltende, passive Haltung einzunehmen. Im Gegensatz dazu begründet die Frau ihr Nörgeln durch die Tatsache, dass ihr Mann ein so zurückhaltendes Verhalten an den Tag legt. Beide sehen also den jeweils anderen als Initiator des Konflikts und ihr eigenes Verhalten nur als Reaktion auf den anderen. Da Beziehungen aufgrund ihrer Kreisförmigkeit keinen Anfang haben, oder dieser zumindest in Vergessenheit geraten ist, erscheint es weder wahrscheinlich noch sinnvoll, den Auslöser ermitteln zu wollen. Tatsache ist aber, dass beide Ehepartner unbewusst das eigene Verhalten nur als Reaktion auf das Fehlverhalten des anderen interpretieren. Hieraus ergibt sich, dass die *Natur einer Beziehung durch die Interpunktion der Kommunikationsabläufe seitens der Partner bedingt ist.*

Die einzige Möglichkeit aus dieser Sackgasse herauszukommen, ist die Kommunikation, die zwischen den Gesprächsteilnehmern oder den Streithähnen vorherrscht, selbst zum Thema zu machen, sie also zu einer Metakommunikation zu veranlassen und sie zu der Einsicht zu führen, dass auch das eigene Verhalten – und nicht nur das Verhalten des anderen – als Konfliktursache angesehen werden kann.

Im Zusammenhang mit der Interpunktion von Ereignisfolgen tritt auch das Phänomen der selbsterfüllenden Prophezeiung in Erscheinung. Es besagt, dass jemand durch seine Einstellung anderen Menschen gewisse Verhaltensweisen aufzwingt. Wenn man also auf seine Umwelt misstrauisch und abweisend reagiert, werden andere dieser Person ebenso mit Unmut entgegentreten und die Person sieht sich so in ihrer Einstellung bestätigt. Dabei ist es nebensächlich, wie der Betreffende zu seiner Einstellung gelangt ist.

Ein Beispiel hierzu wäre eine ostjüdische Familientradition, bei der ein Heiratsvermittler sowohl die angestrebte Braut als auch den Bräutigam einzeln aufeinander aufmerksam macht und behauptet, der jeweils andere habe ein Auge auf ihn/sie geworfen. Beim nächsten Treffen finden sich dann schnell die entsprechenden Paare.

- Das vierte Axiom

Das vierte Axiom verweist auf die *Unterteilung von Kommunikation in analoge und digitale Mitteilungen.*

Unter einer digitalen Kommunikation sind Namen und Worte zu verstehen, die eine willkürliche, zufällige Beziehung zum angesprochenen Gegenstand haben. Analoge Kommunikation bezeichnet hingegen grundsätzliche Ähnlichkeitsbeziehungen zu einem Gegenstand. Dazu gehören beispielsweise Ausdrucksgebärden in einem Gespräch.

Um eine neue Sprache zu lernen, reicht es in der Regel nicht, die Worte der Sprache im Radio zu hören. Viel hilfreicher ist es, die Sprache im alltäglichen Gebrauch mit den dazu gehörenden Gesten zu betrachten.

Ausgehend davon, dass eine Kommunikation sowohl einen Inhalts- als auch einen Beziehungsaspekt enthält, entspricht die digitale Kommunikation dem Inhaltsaspekt und die analoge Kommunikation dem Beziehungsaspekt. Denn die Körpersprache eines Menschen sagt mehr über die Beziehung zu anderen Personen aus als seine Worte.

Besonders schwierig ist eine Übertragung von digitaler in analoge Kommunikation und umgekehrt. Digitale Kommunikation ist komplex, vielseitig und abstrakt, aber nur unzureichend dazu geeignet Beziehungen zu beschreiben. Andererseits würde eine Übersetzung in analoge Kommunikation einen großen Informationsverlust zur Folge haben, weil analoge Kommunikation sich als weniger komplex erweist als ihre digitale Variante.

Daraus lässt sich ableiten, dass Kommunikation sowohl digitale als auch analoge Elemente enthält, die grundverschieden sind, die sich aber in ihren Eigenschaften ergänzen und die immer zusammenhängend funktionieren.

Im Bereich der analogen und der digitalen Kommunikation kommt es bei Übertragungsversuchen leicht zu Missverständnissen. Das geschieht dann, wenn die analogen Kommunikationsversuche im Sinne der Beziehung gedeutet werden, obwohl sie in dieser Form nicht vom Kommunikationspartner beabsichtigt waren. Ein Geschenk stellt beispielsweise eine analoge Mitteilung dar. Aber die Bewertung der Übergabe des Geschenks als Zuneigung oder als Bestechung durch den Gesprächspartner hängt davon ab, wie der Beschenkte die Beziehung zu der anderen Person einschätzt. Bringt der Mann der Frau einen Blumenstrauß mit nach Hause, kann sie diese Geste durchaus als Ausdruck eines schlechten Gewissens interpretieren, und nicht als ein Ausdruck von Zuneigung.

- Das fünfte Axiom

Es besagt: *Zwischenmenschliche Kommunikationsabläufe sind entweder symmetrisch oder komplementär*, je nachdem, ob die Beziehung zwischen den Partnern auf Gleichheit oder Unterschiedlichkeit beruht.

Die symmetrische Kommunikation beruht auf dem Streben nach Gleichheit, die komplementäre auf dem Streben nach Ungleichheit in einer Beziehung zwischen Menschen. Komplementäre Kommunikation setzt einen höher gestellten und einen niedriger gestellten Kommunikationspartner voraus, deren Entwicklung sich gegensätzlich zueinander vollzieht.

Komplementäre Beziehungen sind die von Eltern zu ihren Kindern oder von Lehrern zu ihren Schülern. Bei einer symmetrischen Beziehung hingegen streben beide nach Gleichheit und beide sind etwa gleich stark. Ein Beispiel dafür wären zwei Professoren mit ähnlichem Wissensstand und Erfahrung.

Allgemeine sozialkonstruktivistische Kommunikationstheorie

Der Ansatz der sozialkonstruktivistischen Kommunikationstheorie (Delia, O'Keefe & O'Keefe, 1982) stellt eine Weiterführung der erwähnten Kommunikationstheorien dar und stellt die konstruierende Funktion von Kommunikation in den Vordergrund.

Die allgemeine Grundannahme dieser Variante des Konstruktivismus besteht in der Aussage, dass Menschen den Sinn der Welt durch ein System persönlicher Konstrukte, durch Kommunikation mit sich selbst und mit anderen Personen herausbilden. Ein Konstrukt ist eine Art kognitives Schema, eine Struktur, die wir über die Wirklichkeit stülpen, um dieser Wirklichkeit eine Bedeutung zu verleihen oder ihr einen Sinn zuzuschreiben.

> Persons make sense of the world through systems of personal constructs. (Nicotera, 1995, S. 52)

Dieses Konstruktsystem kann illustriert werden, indem man die Funktionsweise unseres Gehirns mit einem Raum voller Schränke mit vielen kleinen Schubläden vergleicht, so wie man sie früher in Apotheken oder Metallwarenläden vorfand. Jeder von uns hat Schränke und Schubläden in seinem Gehirn, die einen mehr, die anderen weniger. Wir legen in diesen Schubläden unsere Wahrnehmungen ab und etikettieren sie. Wenn ein neuer Eindruck zu uns vordringt, versuchen wir die passenden Schubläden zu finden, zu öffnen, abzulegen, zu beschriften und bei Bedarf wieder zu öffnen.

Ein Konstrukt entsteht demnach als kognitives Engramm durch die Art und Weise, wie wir eine Wahrnehmung auf die verschiedenen Schubläden verteilen.

Wenn die neuen Eindrücke in keine der bestehenden Schubläden passen, so haben wir die Wahl: Wir können den neuen Eindruck ablehnen, oder aber neue Schränke oder Schubläden bauen oder die vorhandenen passend verändern.

Durch den permanenten Auf-, Neu- und Umbau von Schränken und Schubläden sowie durch die sich weiterentwickelnde Art und Weise, wie wir welche Schränke unter welchen Umständen öffnen, um die ankommenden Eindrücke abzulegen, entstehen Routinen (Schemata), die es uns erlauben, unser Umfeld schnell und ökonomisch zu interpretieren.

Diese Konstrukte verändern sich im Laufe der Zeit durch eine (selbst)reflexive Teilnahme am Kommunikationsgeschehen, indem sie von einem undifferenzierten und unorganisierten Eindruck zu einem komplexen, abstrakten, differenzierten und organisierten Denkschema mutieren. Dies ist mit dem Begriff der *kognitiven Komplexität* (Dehlia, O'Keefe & O'Keefe, 1982; Burleson, 1989) verbunden, die bei manchen Menschen etwas weiter entwickelt ist, da sie über viele Schubladen und somit über eine weiterentwickelte Kommunikationsfähigkeit (*sophisticated communication*) verfügen. Bei manchen Menschen ist die kognitive Komplexität etwas weniger entwickelt, da ihnen z. B. nur zwei Ablagemöglichkeiten zur Disposition stehen: „schwarz" oder „weiß", „gut" oder „schlecht", „wir" oder „die anderen".

Es ist also die Kommunikation an sich, die die Quantität und die Qualität der vorhandenen Schubläden, bzw. kognitiven Strukturen determiniert. Aufgrund dessen kann eine einfache Rechnung aufgestellt werden: Wer viel und gut kommuniziert, der wird mehr und besser kommunizieren. Derjenige, der mehr und besser kommuniziert, seine Kommunikation reflektiert und mit anderen vergleicht, wird wiederum besser kommunizieren sowie weitere und bessere kognitive Schemata aufbauen. Es entsteht eine positive Spirale, die aber genauso gut zu einer negativen Spirale werden kann, wenn nicht genügend, nicht gut und nicht reflexiv genug kommuniziert wird.

Eine gut entwickelte kognitive Komplexität geht normalerweise einher mit einer ebenfalls gut entwickelten rhetorischen Fähigkeit, die dazu beiträgt, sowohl eine gehobene (*sophisticated)* als auch eine weniger aufgeregte, beruhigende oder Ruhe ausstrahlende Kommunikationsform zu erreichen.[13] Daraus resultiert eine erhöhte Effizienz der Kommunikation, d.h. der Sprecher kann seine Ziele viel besser erreichen, als wenn er nicht über diese Fähigkeiten verfügte.

Auch scheint es so zu sein, dass das Fundament dieser *sophisticated communication* in einer *sophisticated culture and education* zu finden ist, um sich dann irgendwann in Form einer positiven Spirale zu verselbständigen: Diejenigen, die früh und gut auf diese Art und Weise zu kommunizieren und zu denken gelernt haben, werden es mehr anwenden, dadurch werden sie besser kommunizieren und denken, und es dadurch vermehrt anwenden, nur um noch besser kommunizieren und denken zu können, usw., usf.

Diesen Ansatz einer rein konstruktivistischen Kommunikationstheorie haben B. Pearce & V. Cronen (Pearce & Cronen, 1980; Cronen & Pearce, 1980; Cronen, 1994) in ihrer Theorie des *Coordinated Management of Meaning* (CMM) weiterentwickelt und sie auf der Sprechakttheorie, dem symbolischen Interaktionismus oder der Systemtheorie gegründet. Demnach konstruieren Menschen, die in sozialen Systemen eingebettet sind, durch ihre soziale Interaktion den Bedeutungsgehalt ihrer Kommunikation und somit auch ihre soziale Wirklichkeit (*making social worlds*), durch die sie dann wiederum iterativ in ihrem Denken und Handeln selbstbestimmt werden – entsprechend dem Modell, das uns durch die Bilder und Zeichnungen des holländischen Malers M.C. Escher bekannt ist.

---

[13] Es macht aber keinen Sinn, in das geschwollene Reden der *précieuses ridicules* nach Molière zu verfallen.

Pearce & Cronen (1980) gehen davon aus, dass Menschen zuerst eine Situation, mit der sie konfrontiert sind, analysieren und anhand von ihnen bekannten Regeln verstehen wollen, um dann aufgrund dieses Verständnisses und aufgrund entsprechender Regeln, Bedürfnisse, Werte, Vorlieben oder Abneigungen Handlungen durchzuführen, Ziele zu erreichen oder Konflikte zu lösen. Sprache und Sprechen sind aber keine neutralen Gebilde, deren Sinn und Zweck ausschließlich darin besteht, Botschaften zu übermitteln und bestimmte Ziele zu erreichen, sondern durch das Sprechen anhand des Symbolsystems einer Sprache entsteht erst das eigene Selbst und der Bezug zu einer anderen Person.

Allerdings erweist sich das Kommunizieren oftmals als schwierig, insbesondere dann, wenn Menschen verschiedene Ansichten haben (*different logics of meaning and action*). In der Kommunikation und im Selbstkonstruktionsprozess spielt daher nicht nur der inhaltliche Aspekt von Kommunikation eine herausragende Rolle, sondern mindestens ebenbürtig auch der formale Aspekt: Wie wird etwas gesagt? Wie leichtfertig entfernt man sich aus den vorgegebenen Sprachregistern? Fängt man an, ein kommunikatives Ping-Pong-Spiel zu veranstalten? Wird man sofort persönlich und öffnet man dem Konflikt dadurch Tür und Tor? Wollen wir es sofort zur Eskalation treiben und herauszufinden, wer den längeren Atem hat oder die dicksten Muskeln? Oder wird es uns möglich sein, neue Wege in der Kommunikation zu gehen, die die Lösung und nicht das Problem, bzw. die andere Person im Fokus haben?

Die CMM stellt eine praktische, problemlöseorientierte und regelbasierte Theorie dar (Chen, 2004). Sie soll dazu beitragen, die Interaktionen zwischen den Menschen besser zu verstehen, Schwierigkeiten in der Kommunikation aufzudecken und besser zu verarbeiten sowie durch Kommunikation ein besseres soziales Umfeld zu schaffen. Dies kann erreicht werden durch eine entsprechend leistungsfähige Koordination des eigenen Kommunizierens und Handelns. Es ist keineswegs erforderlich, dass alle Menschen alle gegenseitigen Ansichten annehmen, sondern es ist durchaus geläufig, dass wir die Ansichten, Überzeugungen, Einstellungen, Verhaltensweisen oder Lebensformen anderer Menschen nicht akzeptieren. Es ist aber durchaus möglich, seine Handlungen mit anderen Menschen zu koordinieren und auf einer technischen Ebene in Einklang zu bringen, ohne unbedingt über die gleiche Weltkonstruktion zu verfügen oder ein vollkommenes gegenseitiges Verständnis vorauszusetzen.

Dahingehend besteht die CMM hauptsächlich aus folgenden Elementen:

Constitutive rules

Es handelt sich um Regeln, die sich auf eine Bedeutungsgenerierung beziehen und dem Gesprächsteilnehmer erlauben, Botschaften zu interpretieren und zu verstehen.

Regulative rules

Diese Handlungsregeln erlauben es dem Gesprächsteilnehmer, sich zu verhalten und zu handeln. Aufgrund einer selektiven Aufmerksamkeitsspanne nehmen Menschen verschiedene Dinge eher wahr als andere, was wiederum einen Einfluss auf ihr Verhalten hat.

Angewandt auf unsere kommunikativ-soziale Welt, werden wir nach dieser Theorie von drei Grundprinzipien geleitet:

1. Durch eine entsprechende Koordination wird unsere Aufmerksamkeit auf die Herstellung von Mustern (*patterns*) gelenkt, die aufgrund der Zusammenführung unserer Handlungen entstehen. Diese Muster enthalten die Ereignisse und Objekte der sozialen Welt, in der wir leben. Der Begriff der Koordination bedeutet in diesem Zusammenhang, dass alle Ereignisse und Objekte in unseren sozialen Welten durch miteinander verwobene Aktivitäten von mehreren Personen konstruiert werden.

2. Die Kohärenz lenkt unsere Aufmerksamkeit auf Geschichten, die wir erzählen, um unserem Leben einen Sinn zu verleiten. Die Konstruktion von Bedeutung ist ein inhärenter Bestandteil dessen, was es bedeutet, ein Mensch zu sein, und die jeweilige Geschichte stellt die primäre Form dieses Prozesses dar. Vor diesem Hintergrund verweist die CMM auf die Tatsache, dass wir Geschichten über viele Dinge erzählen, wie unsere eigene, individuelle und kollcktivc Idcntität sowic über die Welt um uns herum. Dabei bleibt ein Spannungsfeld bestehen zwischen den Geschichten, die wir erzählen, um uns eine Welt zu schaffen, und den Geschichten, die wir erleben, wenn wir uns mit anderen Menschen koordinieren. Die CMM entspricht einer leistungsfähigen Dynamik, die den

Freuden, Enttäuschungen, Überraschungen und Tragödien des sozialen Lebens entspricht.

3. Der Begriff des Mysteriums soll daran erinnern, dass das Leben aus mehr besteht als aus dem bloßen täglichen Sein. Die Reduktion des Lebens auf reine Fakten oder Tatsachen ist als Fehler anzusehen und kann nur zum Scheitern führen. Diese Mysterien sollen uns daran erinnern, dass sich die Welt als viel größer und subtiler erweist als jede noch so große Menge an Geschichten, durch die wir eine gewisse Kohärenz erlangen.

In einer allgemeinen sozialkonstruktivistischen Perspektive füllt der Mensch demnach seine Welt mit Bedeutung aus seinen Beziehungen zu anderen Menschen. Die gemeinsame Welt besteht nicht a priori vor der Kommunikation, sondern sie wird durch Kommunikation erzeugt. Somit unterscheiden sich die individuellen Wirklichkeiten zwar immer noch, aber es entsteht eine Konzeption oder eine Konstruktion einer neuen, im Gespräch und in Übereinstimmung erzeugten Welt.

Es widerspricht aber dem Sozialkonstruktivismus, dass es sich dabei um eine allgemeingültige Wirklichkeit handelt. An dieser Stelle bleibt der Grundgedanke, dass es genau so viele Wirklichkeiten gibt wie Menschen. Voraussetzung dafür ist jedoch laut dem Sozialkonstruktivismus, dass alles, was als selbstverständlich angesehen wird, in Frage gestellt und angezweifelt werden kann. Wenn das der Fall ist, kann eine ganz neue Bedeutungswelt im Gespräch erzeugt werden.

Der Sozialkonstruktivismus postuliert somit, dass über die Sicht der Wirklichkeit als persönliche Wirklichkeit eine aktive Kommunikation entsteht, die Menschen entweder selbstreflexiv mit sich selbst führen oder interaktiv mit anderen Personen. Die menschliche Wirklichkeit wird über das Medium der Sprache durch intentionale, zielgerichtete Kommunikationsprozesse sozial konstruiert, weiterentwickelt und verhandelt.

Das Ziel von Kommunikation besteht darin, die eigene, konstruierte Wirklichkeit mit der konstruierten Wirklichkeit anderer Menschen zu vergleichen, bzw. sie gegenseitig anzupassen, gemeinsame Problemstellungen in einem gegebenen situativen Kontext zusammen anzugehen und zu lösen. Erst durch die gemeinsame Sprache und die zwischenmenschliche Kommunikation wird die Konstruktion von individuellen und subjektiven Bedeutungen und Wirklichkeiten möglich.

> People communicate to interpret events and to share those with others. For this reason it is believed that reality is constructed socially as a product of communication. [. .] Our meanings and understandings arise from our communication with others. [. .] How we understand objects and how we behave towards them depend in large measure on the social reality in force. (Littlejohn, 1992, S. 190-191)

Individuen konstruieren im Zusammenhang von kommunikativen Prozessen eigene Bedeutungsgehalte von der Außenwelt, die sie umgibt, und die sie aufgrund von kommunikativen Prozessen mit anderen Personen diskutieren, verhandeln und eventuell sogar teilen. Demnach besitzt ein Objekt keine essentielle Bedeutung an sich, die über die Kommunikation direkt erfahren werden kann, sondern diese wird vom Subjekt sowohl durch eine selbstreflexive oder selbstkommunikative als auch durch eine sozialkommunikative Konstruktion erstellt. Wissen kann also nicht direkt durch Kommunikation übertragen werden, sondern der äußere Stimulus ist als Auslöser, als Impuls für eine individuelle und soziale Auseinandersetzung oder eine konstruierende kognitive Verarbeitung zu verstehen, indem nicht nur ein Bezug zu den bereits bestehenden persönlichen Konstruktionen hergestellt wird, sondern indem auch die Positionen des Kommunikationsteilnehmers in Form eines interpretativen Aktes in Betracht gezogen werden. Dieser Konstruktionsprozess ist demnach nicht völlig losgelöst von der Außenwelt (wie der radikale Konstruktivismus und auch Luhmann es annehmen), sondern er wird bedingt durch folgende Elemente:

1. die Determinanten und Charakteristiken aller Kommunikationsteilnehmer (Persönlichkeit, Aufmerksamkeit, Wahrnehmungen, Einstellungen, Attributionen, Motivation, Werte, Vorwissen, Erfahrungen, Interessen, Überzeugungen, sozio-kultureller Hintergrund, ...),
2. die situativ-kontextuellen Bedingungen, in denen die jeweilige Kommunikation stattfindet,
3. die spezifische und dynamische Interaktion zwischen den Determinanten einer Person und den Determinanten einer Situation, die

zu einer neuen Qualität der Kommunikation führt, nach Aristoteles: *Das Ganze ist mehr als die Summe seiner Teile.*

Gergen (1994, S. 49 ff.) fasst die zentrale Rolle der Sprache, und in einem erweiterten Sinne auch der Kommunikation, im *Konstruktionismus* (als Erweiterung des sozialen Konstruktivismus) folgendermaßen zusammen:

- Die Begriffe, die wir verwenden, um uns selbst und die Welt zu beschreiben, werden nicht von den Objekten der Beschreibungen diktiert.
- Die Begriffe, durch die wir uns selbst und die Welt verstehen, sind soziale Artefakte, die Menschen vor ihrem historischen und kulturellen Hintergrund über die Zeit ausgehandelt haben.
- Jede Beschreibung der Welt und des Selbst wird nicht durch ihre objektive Validität, sondern durch die Unwägbarkeiten sozialer Prozesse aufrechterhalten.
- Die Bedeutung und die Funktionen von Sprache werden in den „Sprachspielen" sozialer Gemeinschaften festgelegt.

Diese Idee des Gemeinsamen in der Kommunikation wird in der Theorie des *common ground*, die von H. Clark und E. Schaefer (Clark & Schaefer, 1989; Clark & Brennan, 1991; Tomasello, 2008) entwickelt wurde, aufgegriffen und bezieht sich auf die Annahme, dass eine gelungene Kommunikation in einem gemeinsamen, abstrakten Raum stattfindet, in dem die Kommunikationsteilnehmer/innen ihr Wissen, ihre Annahmen und ihre Überzeugungen teilen.

Die Theorie des *common ground* sieht vor, dass es die gemeinsame Absicht der Kommunikationsteilnehmer/innen ist sich zu verständigen. Um dies zu erreichen, müssen sie daher anhand von Kooperationsmechanismen eine gemeinsame Wissensbasis erarbeiten, die anfänglich auf Annahmen (*presuppositions*) über das Hintergrundwissen des Kommunikationspartners über das Gesprächsthema basiert und die es ihnen über die Dauer einer Kommunikation erlaubt, sicherzustellen, dass sie sich nach Möglichkeit gegenseitig verstehen. Im Laufe des Kommunikationsaktes werden diese Annahmen permanent durch entsprechende Nachfragen und Bestätigungen überprüft und aktualisiert, um Missverständnisse auszuschließen. Diese Annahmen stellen somit einen Teil der gemeinsamen Wissensbasis dar.

In dieser Hinsicht wird die Kommunikation zu einem kollektiven Akt, dessen Ziel in einer gegenseitigen Verständigung besteht. Um dieses Ziel zu erreichen, müssen die Kommunikationsteilnehmer gemeinsam an ihrem gegenseitigen Verständnis arbeiten, indem sie es über die Kommunikation konstruieren. Das Ziel der gegenseitigen Verständigung ist dann erreicht, wenn die Kommunikationsteilnehmer den Eindruck gewonnen haben, dass sie sich gegenseitig verstehen (Moment des *grounding*).

Im Resümee wird in einer sozialkonstruktivistischen Perspektive von Kommunikation davon ausgegangen, dass es sich bei diesem Phänomen nicht um einen linearen Austausch von objektiven Informationen handelt, sondern dass die Gesprächsteilnehmer aufgrund ihrer selektiven sozialen Wahrnehmung und ihrer individuellen Verarbeitung die über die Kommunikation vermittelte Realität selbst konstruieren. Diese Konstruktion der Bedeutung des eigenen Selbst sowie der sozialen und ökologischen Umwelt einer Person durch Kommunikation erfolgt aufgrund einer Intention des Senders, sie ist zielgerichtet, sie wird zwischen den Kommunikationsteilnehmern ausgehandelt und sie kann zu einem kognitiven als auch zu einem verhaltensbezogenen Effekt führen. Sie ist demnach nicht von vorne herein durch irgendwelche objektive Faktoren oder aufgrund ihrer Essenz determiniert, sondern in Zielsetzung, Ablauf und Ergebnissen völlig offen, wenngleich nicht zufällig.

Wir möchten nun in den nächsten Kapiteln diese sozialkonstruktivistische Ansicht von Kommunikation anhand des Beispiels „Die 12 Geschworenen" illustrieren und daraus praktische Prinzipien ableiten, die es ermöglichen, eine Kommunikation in einer sozialkonstruktivistischen Perspektive auf eine effiziente Art und Weise zu gestalten.

Exkurs 8: Encountering Architecture

Als praktische Anwendung dieser theoretischen Betrachtungen wurde im Jahre 2012 von dem Architekten Rodolphe Mertens, dem Design Thinker Sylvain Cottong und Prof. Dr. Marc Ant die Initiative *Encountering Architecture* ins Leben gerufen. In diesem Projekt geht es um die Frage nach der Effizienz von Kommunikation zwischen einem/einer Architekten/in und seinen/ihren Kunden.

Das Ziel dieser Initiative besteht darin, die Kommunikation zwischen Architekten und deren Klienten zu untersuchen, bzw. Wege zur Verbesserung der diesbezüglichen Kommunikation aufzuzeigen sowie neue Konzepte der Wertschöpfung in der Architektur durch Service Design zu erarbeiten.

Unter *www.encounteringarchitecture.org* sind die ersten Resultate dieser Initiative aufgeführt und durch einen entsprechenden Blog angereichert.

Diese Initiative wurde eingeladen, ihre Vorstellungen von Architektenkommunikation anlässlich der Ausstellung *Traces of Centuries and Future Steps* vorzustellen, die im Rahmen der Biennale für Architektur in Venedig im Palazzo Bembo im Jahre 2012 stattgefunden hat.

Zu diesem Zweck hat der Architekt Rodolphe Mertens einen Raum konzipiert, der in Form eines Briefes eines Architekten an seinen ihm unbekannten Kunden gestaltet ist. Diese räumliche Installation soll dazu anregen, über die Kommunikation zwischen diesen beiden Akteuren nachzudenken und das vom Kurator der Biennale für Architektur David Chipperfield ausgegebene Leitmotiv *Common Ground* anhand eines konkreten Beispiels umzusetzen.

Die nachfolgende Graphik *Snakes and Ladders* dient dazu, diese Konzeption zu illustrieren:

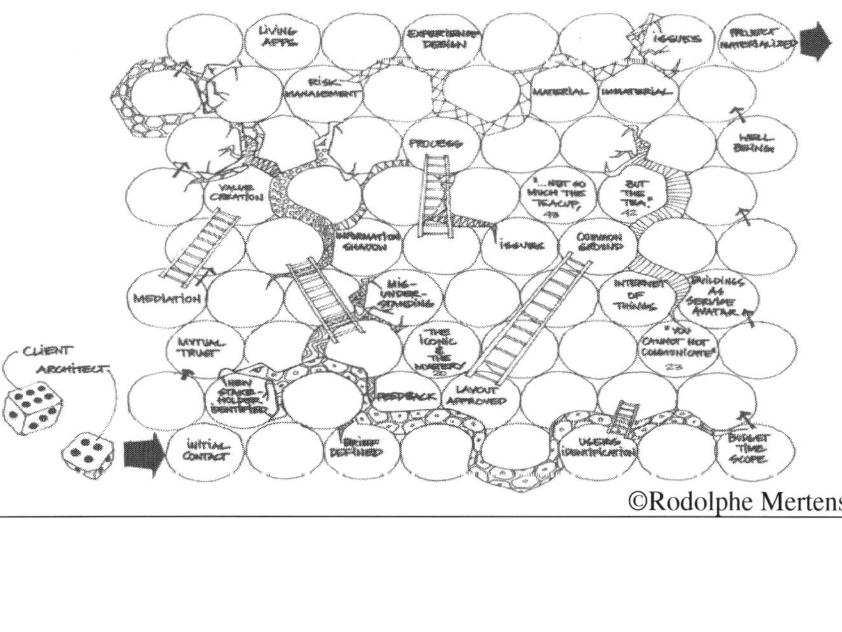

©Rodolphe Mertens

Lehreinheit 2: Darstellung „Die zwölf Geschworenen“

Bibliographie und Filmographie

- Buch:
  - Rose, R. (1955/2006). *Twelve Angry Men.* New York: Penguin.
  - Rose, R. & Budjuhn, H. (1997). *Die zwölf Geschworenen.* Frankfurt: Reclam.
- Film:
  - USA 1957, Regie: Sidney Lumet, Buch: Reginald Rose, Kamera: Boris Kaufman, Musik: Kenyon Hopkins, Produzent: Henry Fonda, Reginald Rose, George Justin. Mit: Henry Fonda, Lee J. Cobb, Ed Begley, E.G. Marshall, Jack Warden, Martin Balsam, John Fiedler, Jack Klugman, Robert Webber, Rudy Bond, John Savoca.
  - USA 1997, Regie: William Friedkin, Buch: Reginald Rose, Kamera: Fred Schuler, Musik: Kenyon Hopkins und Charlie Haden, Kenyon Hopkins, Charles Haden und Richard S. Kaufman, Produzent: Terence A. Donnelly. Mit: Ossie Davis, George C. Scott, Armin Mueller-Stahl, Dorian Harewood, James Gandolfini, Tony Danza, Jack Lemmon, Hume Cronyn, Mykelti Williamson, Edward James Olmos, William Petersen, William Peterson, Courtney B. Vance, Mary McDonnell.

Inhalt

Zwölf Geschworene sollen in einem amerikanischen Gericht darüber befinden, ob ein südländisch aussehender Teenager tatsächlich, wie er beschuldigt wird, den Mord an seinem Vater begangen hat oder nicht. Dazu ziehen sie sich in einen Saal zurück und sollen nach einer Diskussion des Falls und der Beweislage zu einer einstimmigen Entscheidung gelangen. Alles scheint am Anfang klar zu sein, doch ein erstes Votum hat nicht die notwendige Einstimmigkeit zum Ergebnis, da ein Geschworener für „nicht schuldig" stimmt und noch einmal über den Fall reden möchte. Im Laufe der teils heftig geführten Diskussionen ändern immer mehr Geschworene ihre Meinung von „schuldig" in „nicht schuldig", bis zu dem Moment, wo die Geschworenen einstimmig für „nicht schuldig" stimmen, so dass der Jugendliche im Ergebnis nicht verurteilt wird.

Die Änderung der Überzeugung der Geschworenen, die im Laufe der Debatten festzustellen sind, steht im Zusammenhang mit einer intensiven Gruppendynamik sowie dem Verhalten des Geschworenen, der bei der ersten Abstimmung für „nicht schuldig" votierte. Dieser Mann beeinflusst die Überzeugung der anderen, indem er aufdeckt, dass sie sich im Grunde mehr durch ihre persönlichen Motive leiten lassen als durch Fakten und Beweise. Nur aufgrund seiner zielorientierten Vorgehensweise findet in der sehr aufgeregten Kommunikationssituation ein kontinuierliches Umdenken in der Gruppe statt.

Die Geschworenen

- Geschworener #1

Geschworener #1 ist Gymnasiallehrer für American Football. Er versucht anfangs eine Art Moderatorenrolle zu übernehmen und die Gruppe an eine strukturierte Vorgehensweise heranzuführen. Er ist sichtlich um einen geordneten Ablauf bemüht, zeigt aber unsicheres Verhalten. Er versucht, die Diskussion zu leiten, weil ihm diese Aufgabe vom Richter zugewiesen wurde. Diese Aufgabe kann er aber im Laufe des Geschehens immer weniger erfüllen. Er ist schlecht auf die konkrete Situation und seine Rolle in der Gruppe vorbereitet. Eigentlich wäre es ihm lieber gewesen, keine Führungsrolle zu übernehmen. Als Leiter dieser Gruppe ist er eigentlich nicht geeignet, er ist mit der komplexen Situation überfordert und ihn verunsichert zusätzlich, dass er sich auf die Aufgabe nicht einstellen konnte. Innerhalb der Gruppe steht er im Schatten von #8. Er ist leicht frustriert, wenn seine Vorgehensweise kritisch kommentiert wird. Seine eigene Meinung stellt er nicht in den Vordergrund, sondern schließt sich einfach nur zögernd der neuen Mehrheit zugunsten des Angeklagten an. Die Änderung seiner Position scheint ihm peinlich zu sein.

- Geschworener #2

Geschworener #2 ist ein freundlicher Bankangestellter, der anfangs in der Gruppe sehr unsicher wirkt. Er versucht zwar zu begründen, warum er den Angeklagten für schuldig hält, kann es aber nicht wirklich in Worte fassen. Er findet die Diskussion interessant und nimmt passiv Anteil daran. Im Laufe der Diskussion taut er mehr und mehr auf und liefert einen wichtigen Beitrag, als es um den Einsatz der Tatwaffe geht. In einem bestimmten Moment bietet er #8 ein Hustenbonbon an. Diese Geste steht als Symbol dafür, dass er seine Position nicht durch Argumente verbessern kann, sondern indem er auf eine Gratifikationsmethode zurückgreift, um einen sozialen Kontakt herzustellen und zu festigen. Er erinnert an den Jungen, der nie in der Straßenfußballmannschaft von den anderen Jungen berücksichtigt wurde und auf einmal mit dem neuesten Fußball auftaucht, um auf diesem Weg in die Mannschaft aufgenommen zu werden.

- Geschworener #3

Der Geschworene #3 ist ein ungehobelter, aufbrausender Mann, der sich durch eigene Arbeit eine kleine Firma aufgebaut hat und sehr stolz darauf ist, sich im harten Wettbewerb bewährt zu haben. Seinen Sohn wollte er mit Härte zum Mann erziehen, doch seine erzieherischen Anstrengungen schlugen fehl – nach einem Streit hat sein Sohn das elterliche Haus verlassen und den Kontakt abgebrochen. Seine Wut und Enttäuschung über seinen Sohn projiziert der Geschworene #3 auf den Angeklagten und will ihn praktisch dafür verurteilt sehen. Er sieht in dem Geschworenen #8, der von Anfang an Zweifel an der Schuld des Angeklagten hegt, seinen Hauptgegner. Als dieser die versteckten Motive von #3 offen legt, kommt es zu einer ernsten Konfrontation, die ihn zum ersten Male in die Defensive drängt und im Ergebnis seine wahren Motive offenbart. Mehr und mehr bringt er nun die anderen gegen sich auf, auch weil er durch seine impulsive und polternde Art verletzend wirkt und sich um Kopf und Kragen redet. Am Ende steht er mit seinen Ansichten ganz alleine da und muss erkennen, dass er aus der emotionalen Verletzung, die aus der misslungenen Beziehung zu seinem Sohn stammt, beinahe ein Menschenleben geopfert hätte.

- Geschworener #4

Geschworener #4 ist ein kühl und analytisch wirkender Börsenmakler, der sich keine Emotionen erlaubt und sich stets unter Kontrolle hat. Trotz der schwülen Hitze im Beratungsraum gibt er an, nicht zu schwitzen. Undiszipliniertheit ist ihm zutiefst zuwider und er verabscheut die Emotionsausbrüche anderer Geschworener, wie z. B. die von #3 und #10, auch wenn er ihre Ansicht teilt und fest von der Schuld des Angeklagten überzeugt ist. Er selbst geht streng rational an den Fall heran und versucht, mit sachlichen Argumenten die anderen zu überzeugen, was ihm eine gewisse Anerkennung bei den anderen Geschworenen einbringt. Ein bisher von fast allen übersehenes Detail löst schließlich auch in ihm begründete Zweifel aus, woraufhin er konsequenterweise sein Votum ändert.

- Geschworener #5

Genau wie der Angeklagte ist der Geschworene #5 in den Slums aufgewachsen. Er wirkt sehr unsicher, fast ängstlich und reagiert sehr empfindlich auf Vorurteile, die im Laufe der Diskussion geäußert werden. Besonders von #10, der ihm direkt gegenüber sitzt, fühlt er sich persönlich angegriffen. Im Laufe der Beratung gewinnt er aber mehr und mehr an Selbstvertrauen und bringt seine Erfahrungen aus den Slums in die Diskussion mit ein. Als es um die Tatwaffe geht, ist er der Einzige, der weiß, wie man damit umgeht und er kann zeigen, warum es sehr unwahrscheinlich ist, dass der Junge seinen Vater erstochen hat.

- Geschworener #6

Geschworener #6 ist ein Gebäudemaler ohne intellektuellen Hintergrund, dafür aber mit klaren moralischen Grundsätzen. Er setzt sich für den greisen Geschworenen #9 ein und weist den Geschworenen #10 scharf zurecht, als dieser den alten Mann hart attackiert. Ansonsten hält er sich in der Diskussion sehr zurück. Er glaubt zunächst auch an die Schuld des Angeklagten, lässt sich aber überzeugen, als die begründeten Zweifel deutlich werden.

- Geschworener #7

Geschworener #7 ist ein Vertreter für Marmelade, der gerne den Clown spielt und sich mit flotten Sprüchen durchs Leben schlägt. Ihn interessiert nicht wirklich die Schuld oder die Unschuld des Angeklagten. Er stimmt für schuldig, weil es ihm wichtiger ist, dass die Sache schnell über die Bühne geht, damit er am Abend zum Baseballspiel der New York Yankees gehen kann, für das er Karten hat. Als er merkt, dass die Stimmung umschwenkt, ändert er sein Votum in „nicht schuldig“ – wiederum um die Sache zu beschleunigen. Damit zieht er den Zorn der anderen Geschworenen auf sich. Möglicherweise dienen seine Clownereien aber auch nur dazu zu verschleiern, dass er eigentlich keine eigene Position hat und ihn die Problematik einfach intellektuell überfordert.

- Geschworener #8

Der Geschworene #8 ist Architekt und er erscheint symbolträchtig in einem weißen Anzug. Er zweifelt an der Schuld des Angeklagten und stimmt als Einziger von Anfang an für „nicht schuldig“. Er hält es allerdings für möglich, dass der Angeklagte die Tat tatsächlich begangen haben könnte. Durch seine mutige, nachdenkliche, offene, Gerechtigkeit betonende Haltung, in Verbindung mit einem unaufgeregten und ruhigen Auftreten sowie einer leisen Stimme und einer streng logischen Argumentation, kann er die anderen Geschworenen nach und nach dazu bringen, den gesamten Fall noch einmal Punkt für Punkt durchzugehen. Immer mehr Ungereimtheiten fallen ihm auf und er kann durch seine Argumente die anderen Geschworenen nacheinander dazu bringen, ihre Sicht zu ändern. Im Wesentlichen hinterfragt er als sicher angenommene Tatsachen und stellt seine Position nicht offensiv zur Schau.

- Geschworener #9

Der Geschworene #9 ist das älteste Mitglied der Gruppe. Er lässt sich zwar anfangs von dem Gruppenvotum beeinflussen, unterstützt aber in der Folge den Geschworenen #8 bei der zweiten Abstimmung. Er will eine so wichtige Entscheidung wie einen Schuldspruch nicht unüberlegt treffen und seinen Sitznachbarn (#8) deshalb unterstützen, auch wenn er zunächst den Angeklagten noch für schuldig hält. Für das aggressive Auftreten einiger Geschworener hat der ältere Herr kein Verständnis. Seine Position stützt er vor allem auf seine lange Lebenserfahrung und gute Menschenkenntnis. So kann er die Glaubwürdigkeit der Tatzeugen ins Wanken bringen, indem er ihre Persönlichkeit und ihre Motive analysiert. Als scharfer Beobachter fällt ihm das entscheidende Detail an der Hauptbelastungszeugin auf, das schließlich alles ins Wanken bringt.

- Geschworener #10

Geschworener #10 ist Betreiber mehrerer Tankstellen, der offensichtlich viele Vorurteile hat. Für ihn ist der Angeklagte allein wegen seiner Herkunft schuldig. Deshalb interessieren ihn Tatsachen nur dann, wenn sie die Schuld des Angeklagten beweisen. Als mehr und mehr Zweifel aufkommen, gerät er mit seinen rassistischen Ausfällen so in Rage, dass sich die anderen Geschworenen von ihm abwenden. #4 weist ihn nach seinen vorurteilsgeladenen Äußerungen scharf zurecht und untersagt ihm, noch einmal seinen Mund aufzumachen. Schockiert bricht er innerlich zusammen, setzt sich abseits der Gruppe in eine Ecke und wechselt bei der nächsten Abstimmung seine ursprüngliche Haltung.

- Geschworener #11

Geschworener #11 ist ein disziplinierter Uhrmacher und Einwanderer aus Europa, der stolz darauf ist, jetzt Amerikaner zu sein und einem Gerichtsprozess als Geschworener beiwohnen zu können, auch wenn er sich nicht so gut ausdrücken kann wie die anderen. Er kann als Einwanderer die Vorteile einer freien Gesellschaft im besonderen Maße schätzen. Der aufrechte, betont freundliche, manchmal aber auch unbeabsichtigt schulmeisterliche Mann bringt vor allem #7 und #10 gegen sich auf.

- Geschworener #12

Geschworener #12 ist Werbetexter und ein recht oberflächlicher Opportunist, der Auseinandersetzungen und Konflikten gerne aus dem Weg geht. Er kennt aus seinem Berufsleben kreative Arbeitsmethoden, die er immer wieder, allerdings ohne großen Erfolg, einzubringen versucht. Seine Stärke sind eher Schlagworte und flapsigen Redensarten. Er leistet aber keine substantiellen Beiträge zur Diskussion und erscheint überfordert. Obwohl er anfangs noch sehr selbstsicher wirkt, wird er zunehmend unsicher, als die Stimmung umkippt und er merkt, dass er sich entscheiden muss. Als einziger Geschworener ändert er zweimal sein Votum.

Beschreibung der Szenen

Szene 1: Ein komplizierter Fall

Der Film beginnt mit einem Bild der beeindruckenden Pfeiler des Gerichtsgebäudes von Manhattan und die Kamera fährt weiter über die Gänge des Gerichts in den Saal #228, wo ein sichtlich gelangweilter Richter die Mitglieder der Jury daran erinnert, dass sie nach sechs Tagen Anhörung nun in einem komplizierten Mordfall entscheiden müssen. Er belehrt sie darüber, dass die schwerwiegende Anklage des vorsätzlichen Mordes im Falle eines Schuldspruchs zum Todesurteil führt. Er ermahnt sie, sich nur auf die Tatsachen zu konzentrieren, schließlich stehe das Leben eines Menschen auf dem Spiel.

Während der Richter die Bedeutung des begründeten Zweifels erläutert, schwenkt die Kamera auf die ernsten Gesichter der Jurymitglieder, die den Erläuterungen zuhören.

Beim Hinausgehen wirft einer der Geschworenen noch einen Blick auf den unschuldig aussehenden, verschreckten und offensichtlich mutlosen Angeklagten mit südländischem Aussehen. Daraufhin verlassen die Geschworenen ihre Sitzplätze und ziehen sich in den sehr spartanischen Geschworenenraum zurück, der nur mit Tisch und Stühlen, einer Garderobe, einer Wasserfontäne und einem Ventilator ausgestattet ist.

Szene 2: Der heißeste Tag

Die Geschworenen schlendern in den Sitzungssaal und die Diskussionen beginnen. Einige zünden sich eine Zigarette an und legen ihre Jacketts ab. Der Schweiß perlt ihnen von der Stirn, da es sich um den heißesten Tag des Jahres handelt.

Der Wärter verschließt die Tür des Geschworenenraums, was zu Irritationen bei zwei Geschworenen führt.

Geschworener #3 teilt dem Geschworenen #2 unaufgefordert seine Meinung mit: Er ist der Ansicht, dass der Fall völlig klar und der Angeklagte schuldig ist. Er würde es sowieso bevorzugen, diese Sorte von Jugendlichen zu züchtigen, ehe sie etwas anstellen können.

Geschworener #12 drückt seine Freude darüber aus, einem aufregenden Mordfall zugeteilt worden zu sein.

Geschworener #7 ist ungeduldig. Er hat Karten für ein Baseballspiel seiner Lieblingsmannschaft in der Tasche und möchte nicht zu spät ins Stadion kommen.

Geschworener #11 äußert seine Überzeugung, dass der Staatsanwalt seine Arbeit ausgezeichnet erledigt hat, während Geschworener #10 seine Vorurteile gegenüber dem Angeklagten äußert.

Der Geschworene #8 dagegen steht am Fenster und scheint in seinen Gedanken vertieft zu sein, bis er an den Sitzungstisch gerufen wird.

Szene 3: Eine erste Abstimmung

Der Vorsitzende (#1) stellt die Geschworenen vor zwei Alternativen: Sollen sie zuerst den Fall besprechen und dann abstimmen oder aber zuerst abstimmen, um zu sehen, wo jeder steht? Die Geschworenen entscheiden sich für die zweite Alternative und eine erste Abstimmung wird durchgeführt, in der die Geschworenen durch Handzeichen ihre Position zeigen.

Bei dieser ersten Wahl heben sechs der Geschworenen (#1, 3, 4, 7, 10 und 12) sehr schnell ihre Hand, wobei fünf andere dies erst nach einem gewissen Zögern tun und nur nachdem sie sich umgeschaut haben (#2, 5, 6, 11 und 9). Ein einziger Geschworener (#8) hebt die Hand für „nicht schuldig", so dass die erste Abstimmung 11 zu 1 ausgeht.

Das abweichende Abstimmungsverhalten von #8 führt bei dem Geschworenen #10 zu heftigem Kopfschütteln und zu der Äußerung, dass immer einer dabei ist, der abweichen muss.

#8 erklärt sein Abstimmungsverhalten für „nicht schuldig" mit dem Hinweis, dass er den Jungen nicht unbedingt für unschuldig halte, sondern weil er noch einmal über den Fall reden und die Fakten abwägen möchte. Für ihn sei es nicht einfach, seine Hand zu erheben und den Jungen zum Tode zu verurteilen, ohne nochmals darüber gesprochen zu haben. Sie würden immerhin über das Leben eines Menschen urteilen und das wäre in fünf Minuten nicht zu erledigen, insbesondere da die Alternative, dass sich die Geschworenen irren könnten, mitberücksichtigt werden müsste.

Aber #7 ist von der Schuld des Angeklagten mehr als überzeugt und unterstreicht dies durch die Aussage, dass er seine Meinung auch nicht in hundert Jahren ändern würde.

#8 schlägt vor, die Abstimmung nicht überhastet vorzunehmen und sich mindestens eine Stunde Zeit zu nehmen, um die Angelegenheit eingehender zu besprechen. Er fängt an, indem er auf den sozialen Hintergrund und die Kindheit des Angeklagten eingeht, was aber nur zu weiteren vorurteilsgeladenen Äußerungen seitens des Geschworenen #10 führt. #8 fährt fort und erläutert, dass dieser Junge in einem Elendsviertel geboren und sein ganzes Leben geschlagen wurde. Seine Mutter starb, als er neun Jahre alt war. Er lebte für eineinhalb Jahre in einem Waisenhaus, während sein Vater eine Gefängnisstrafe absitzen musste. Das sei wohl nicht als glücklicher Anfang eines Lebens anzusehen. Er war bisher nichts anderes als ein wildes, verärgertes Kind, der einmal täglich von jemandem auf dem Kopf geschlagen wurde. Er hatte recht miserable achtzehn Lebensjahre und deshalb seien es die Geschworenen ihm schuldig, einige Worte darüber zu verlieren.

Der Geschworene #10 sieht dies ganz anders und meint, dass die Geschworenen dem Angeklagten nichts schulden würden, da er ein faires Gerichtsverfahren gehabt hätte und dies mit hohen Kosten für den Staat verbunden sei. Er sollte glücklich darüber sein, überhaupt einen solchen Prozess bekommen zu haben. Er verweist auf die Fakten und fragt, ob die Geschworenen diesem Jugendlichen glauben sollten, wissend, was er ist. Er sagt, er hätte sein ganzes Leben unter solchen Leuten gelebt und er wisse, dass man ihnen kein Wort von dem, was sie sagen, glauben könne. Die Geschworenen müssten wissen, dass es sich um geborene Lügner handele.

#9 entgegnet, dass nur ein sehr unwissender Mann dies wirklich glauben könne, und fragt ihn, ob er das Monopol der Wahrheit gepachtet hätte.

Szene 4: Unbestrittene Tatsachen

Geschworener #12 schlägt vor, dass die anderen Geschworenen versuchen sollten, den Geschworenen #8 von der Schuld des Angeklagten zu überzeugen, indem sich jeder der Geschworenen eine oder zwei Minuten Zeit nehmen sollte, um seine Argumente zu erläutern.

Geschworener #2, der einen sehr sanften, aber auch nervösen Eindruck macht, hat Schwierigkeiten, seine Meinung in Worte zu fassen. Er denke eben, dass der Angeklagte schuldig sei. Er hätte dies von Anfang an gedacht, dass es auf der Hand liegen würde, da auch niemand das Gegenteil nachgewiesen habe. Geschworener #8 erinnert den Bankangestellten daran, dass die Beweislast auf der Seite des Staatsanwaltes liegt und dass der Beklagte nicht einmal seinen Mund öffnen müsste, wenn er nicht wolle. So stehe es in der Verfassung.

Im Gegensatz dazu erläutert der Geschworene #3 sehr eloquent, dass er keine persönlichen Gefühle hätte und sich nur auf Tatsachen beziehen möchte. So habe in der Nacht der Tötung um 10 Minuten nach zwölf Uhr der alte Mann, der unter dem Zimmer lebte, in dem der Mord geschah, laute Geräusche eines Kampfes und das Schreien des Jugendlichen gehört: Ich werde dich umbringen. Eine Sekunde später hätte er vernommen, wie der Körper auf den Fußboden aufschlug. Der alte Mann lief daraufhin zu seiner Tür, öffnete sie und sah den Jugendlichen die Treppe hinunterlaufen und aus dem Haus rennen. Der Gerichtsmediziner legt als Zeit für den Mord etwa Mitternacht fest. Der Geschworene #3 verweist darauf, dass es sich dabei um Tatsachen handeln würde und diese nicht zu widerlegen seien. Und der Junge sei definitiv schuldig.

Geschworener #4 erläutert, dass das gesamte Alibi des Angeklagten unwahrscheinlich sei. Er behaupte zwar, dass er zu der Zeit des Mordes im Kino war, ohne sich aber eine Stunde später an den Namen des Filmes oder an die Schauspieler erinnern zu können. Auch hätte ihn keiner aus dem Kino herausgehen sehen.

Die vereinbarte Reihenfolge der Redebeiträge durchbrechend sagt der Geschworene #10, er glaube, dass das Zeugnis der Frau, die auf der gegenüberliegenden Straße wohnt, entscheidend sei. Die Frau lag laut ihrer Aussage im Bett und konnte wegen der Hitze nicht schlafen. Sie schaute aus ihrem Fenster direkt gegenüber auf die andere Straßenseite und sah, wie der Jugendliche das Messer in den Körper seines Vaters genau um null Uhr 10 stach. Der Geschworene #10 behauptet demnach, dass alles zusammenpassen würde. Die Frau beobachtete den Mord durch die Fenster eines fahrenden leeren Zugs, der gerade vorbeifuhr und dessen Lichter ausgeschaltet waren. Im Gegenzug aber zweifelt der Geschworene #8 die Zeugenaussage der Frau an, indem er fragt, wieso er (der Geschworene #10) die Geschichte der Frau glaubt, da sie ja auch eine von denen sei, die aus dem Slums kommen würden? Die Irritation des Geschworenen #10 äußert sich in dem Kommentar, dass er (#8) sich wohl sehr schlau vorkomme.

Der Geschworene #5 bittet, dass auf seine Ansicht verzichtet werde. Sein Nachbar, Geschworener #6, gibt zu, schon sehr früh von der Schuld des Angeklagten überzeugt gewesen zu sein. Er hätte in dem Fall nach einem Motiv gesucht und die Zeugenaussagen der Leute, die gegenüber der Wohnung des Jugendlichen lebten, als sehr überzeugend empfunden. Sie seien so zum Teil des Bildes geworden, das ihm geholfen hätte, sich zu entscheiden. Die Zeugen sagten, dass sie einen Streit zwischen dem Vater und dem Jungen um 8 Uhr abends gehört hätten, dass der Vater den Jungen zweimal geschlagen hätte und dass der Junge verärgert aus dem Haus heraus gelaufen sei. Demgegenüber sagt Geschworener #8, dass diese Zeugenaussage nicht für ein starkes Motiv spräche. Dieser Junge sei so viele Male in seinem Leben geschlagen worden, dass Gewalttätigkeiten praktisch eine normale Sache gewesen wären, so dass zwei Ohrfeigen nicht unbedingt zu einem Mord führen müssten. Dem entgegnet Geschworener #4, dass es sich vielleicht um die beiden Ohrfeigen gehandelt haben könnte, die das Fass zum Überlaufen gebracht hätten.

Der Geschworene #7 ergänzt ganz gelassen, dass der Hintergrund des Angeklagten ihn fast dazu verdammt habe, ein kriminelles Leben zu führen. Alles sei gesagt worden, ein Blick auf sein Strafregister würde genügen: Als er 10 Jahre alt war, stand er vor einem Jugendgericht. Er warf einen Stein nach seinem Lehrer. Als er fünfzehn war, musste er in eine Besserungsanstalt gehen. Er stahl ein Auto. Er wurde festgenommen wegen eines Überfalls. Er wurde zweimal wegen eines Messerkampfes verhaftet – er kann somit gut mit einem Messer umgehen. Dem entgegnet #8, dass der Junge seit er fünf Jahre alt war, regelmäßig von seinem Vater geschlagen worden ist.

Geschworener #3 erinnert an seine eigene familiäre Krise und erzählt den Geschworenen von seinem Sohn und wie respektlos die heutige Jugend sei. Er hätte aus seinem Sohn einen Mann machen wollen, allerdings hätte ihn sein eigener Sohn bei einem Streit niedergeschlagen und er habe ihn seit zwei Jahren nicht mehr gesehen.

Als Unterstützung für den Geschworenen #7 zitiert #4 eine Studie über die Art und Weise, wie die Zustände in Elendsviertel Verbrecher hervorbringen würden. Der Junge wäre das Resultat seiner unzulänglichen familiären Verhältnisse und einer verdorbenen Nachbarschaft. Diese Defizite könnten die Geschworenen nicht beheben, sie seien nur da, um zu entscheiden, ob der Junge schuldig oder unschuldig ist, nicht aber um die eventuellen Gründe zu untersuchen. Er ist in einem Elendsviertel geboren worden, was als Nährboden für Verbrechen anzusehen sei und Kinder aus diesen Elendsvierteln seien eine potentielle Bedrohung für die Gesellschaft. Aber diese selbstgefällige Aussage von #7, dass Kinder, die aus diesen Gegenden hervorkommen, als Abschaum anzusehen seien, empört #5. Er beschreibt sich als Mann, der seine Jugend in einem solchen Elendsviertel verbracht hat, der auf den Hinterhöfen, die mit Abfall gefüllt waren, gespielt hat, und dass man das möglicherweise noch riechen könne – wofür er sich entschuldigen würde.

Die geplante Reihenfolge der Beiträge lässt sich nicht mehr aufrechterhalten. Der Vorsitzende ist nicht in der Lage, Ruhe in die Diskussion zu bringen. Er ist beleidigt, da ihm die anderen nicht folgen, und will seine Funktion nun nicht mehr wahrnehmen.

Geschworener #8 trägt – wiederum entgegen der Reihenfolge – in einem ruhigen Ton seine Überlegungen vor. Er erklärt, dass er nach vielen Tagen des Zuhörens im Gerichtssaal den Fall etwas anders bewerten möchte, da er den Verteidiger nicht als sehr fähig ansieht. Durch eine kluge Argumentation veranlasst er dann den Geschworenen #12 sich zu widersprechen, der zugeben muss, dass es sich bei diesem Fall nicht um eine exakte Wissenschaft handelt.

Szene 5: Scharfer Zufall

Die festgelegte Reihenfolge der Beiträge der Geschworenen ist mittlerweile komplett aufgehoben und die Diskussion kreist um das Messer, das der Angeklagte kurz vor der Tat gekauft haben soll. Geschworener #8 fordert das sehr ungewöhnliche Messer zur Einsicht ein und resümiert die auf das Messer bezogene Ereignisreihenfolge: Der Junge lief um 20.00 Uhr aus dem Haus, nachdem ihn sein Vater mehrmals geschlagen hatte. Er ging dann zu einem Trödelladen in der Gegend und kaufte sich ein aufklappbares Messer mit sehr ungewöhnlich geschnitztem Handgriff und Klinge. Er traf gegen 20.45 Uhr auf einige Freunde vor einer Kneipe und sprach mit ihnen ungefähr eine Stunde lang. Der Junge kam ungefähr um 22.00 Uhr Zuhause an, und behauptet, er wäre um 23.30 Uhr ins Kino gegangen und um 3.10 Uhr nach Hause gekommen, wo er seinen Vater tot auffand und er selbst verhaftet wurde. Der Junge behauptete, dass das Messer auf dem Weg zum Kino durch ein Loch in seiner Tasche herausgefallen sei und er es nie wieder gesehen hätte. Allerdings haben keine Zeugen den Jungen gesehen, weder vor dem Haus noch im Kino, auch konnte der Junge sich nicht an den Titel des Films erinnern. Geschworener #4 drückt bezüglich der Aussagen des Jungen seine Zweifel aus und ist der Meinung, dass der Junge zu Hause geblieben ist anstatt ins Kino zu gehen, dass er in der Wohnung eine weitere Auseinandersetzung mit seinem Vater hatte und er ihn mit dem sehr ungewöhnliches Messer erstochen hat, um danach das Haus gegen 0.10 Uhr zu verlassen.

Der Geschworene #8 hält dagegen, dass es möglich sei, dass der Junge sein Messer verloren habe und jemand anders seinen Vater mit einem ähnlichen Messer erstochen hat. Er verwirrt die anderen Geschworenen, indem er ein Messer aus seiner Tasche hervorzieht und es in den hölzernen Tisch einschlägt. Dieses Messer ist mit der Tatwaffe absolut identisch. Er erklärt dazu, dass jede andere Person ein identisches Messer hätte kaufen können, so wie er es in der vorherigen Nacht für 6$ in einem kleinen Pfandhaus getan hat, das nur zwei Häuserblocks von dem Haus des Jungen entfernt liegt. Er betont, dass es so passiert sein könnte, woraufhin aber der Geschworene #4 antwortet, dass es aber nicht sehr wahrscheinlich sei.

Geschworener #10, der besonders ungeduldig zu sein scheint und zunehmendem aggressiver wird, entgegnet lautstark dem Geschworenen #8, dass er trotz allem nicht dazu fähig wäre, die Meinung irgendeines anderen zu ändern. Geschworener #7 fügt hinzu, dass er sein Baseballspiel verpassen würde, wenn die Geschworenen in die Verlängerung gingen.

Da #8 feststellt, dass er der einzige ist, der eine andere Position hat, als alle anderen, macht er einen riskanten Vorschlag. Er fordert eine neue geheime Abstimmung, an der er selbst nicht teilnehmen werde. Sollten elf Stimmen für „schuldig" sein, würde er nicht mehr seine Position alleine vertreten wollen, sondern er wäre einverstanden, dem Richter einen Schuldspruch mitzuteilen. Sollte aber ein anderer Geschworener sich ebenfalls für „nicht schuldig" aussprechen, dann sollten sie alle noch bleiben und die Sache weiter diskutieren.

Szene 6: Geheime Abstimmung

Der Vorsitzende liest das Ergebnis der geheimen Abstimmung vor und die zehnte von elf vorgelesenen Stimmen lautet „nicht schuldig". Wie von dem Geschworenen #8 erhofft, hat ein Geschworener seine Ansicht geändert. Geschworener #10 ist verärgert und wünscht zu wissen, wer es war. Geschworener #7 ist verstört und Geschworener #3 beschuldigt erregt #5, dass dieser durch die emotionalen Ausführungen und den herzzerreißenden Vortrag von #8 dazu verführt worden wäre, seine Meinung zu ändern. Geschworener #3 ergreift das Wort und lässt lautstark verlauten, dass sie alle nur versuchen würden, einen schuldigen Mann auf den elektrischen Stuhl zu befördern, wo er auch hingehöre. Überraschenderweise gibt der ältere Mann – Geschworener #9 – zu, dass er es war, der seine Position geändert hat. Er habe das getan, weil er die Unabhängigkeit des Denkens von #8 respektiere und weil dieser Herr alleine gegen alle anderen gestanden habe. Er sage ja nicht, dass der Junge unschuldig ist, sondern nur, dass er sich nicht sicher wäre. Er sehe ein, dass es nicht einfach sei, sich der Lächerlichkeit alleine auszusetzen, so dass er auf Unterstützung spekulierte – die er ihm habe geben wollen. Er würde seine Motive respektieren, auch wenn der Junge vermutlich schuldig ist, aber er wolle mehr hören. Es steht jetzt 10 zu 2 Stimmen.

Szene 7: Der Krach der Straßenbahn

In dieser Szene geht es um die Glaubwürdigkeit der beidem Hauptzeugen, dem alten Mann aus der Wohnung unter dem Tatort und der Frau von gegenüber. Die Diskussionen werden nach einer kurzen Pause fortgesetzt und der Fall wird nochmals besprochen. Geschworener #3 fragt nach der Zeugenaussage des alten Mannes, der sowohl die Drohung als auch das Aufschlagen des Körpers auf den Fußboden hörte und den Jungen die Treppe hinunter und aus dem Haus heraus laufen sah. Die Geschworenen #12 und #4 unterstützen diese Version mit der Aussage der alten Dame, die in diesem Moment durch das geöffnete Fenster schaute und mit ansah, wie der Junge seinen Vater erstochen hat. Sie beobachtete den Mord durch die Fenster eines fahrenden Zuges. Der Zug bestand aus sechs Wagen und sie sah die Tötung durch die Fenster der beiden letzten Wagen.

Geschworener #8 fragt, ob es derart einfach sei, die Stimme, die die Drohung aussprach, zu hören und zu identifizieren. Er spekuliert darüber, wie viel Zeit ein Zug benötigen würde, der mit mittlerer Geschwindigkeit an einem gegebenen Punkt vorbei fährt – möglicherweise 10 Sekunden. Er wundert sich über die sich widersprechenden Zeitangaben der beiden Zeugen. Ist es überhaupt möglich, dass der alte Mann in der darunterliegenden Wohnung deutlich die Drohung und eine Sekunde später den Körper auf dem Fußboden aufschlagen hören konnte, während die Frau in der gegenüberliegenden Straße die Tötung durch die beiden letzten Wagen ansah und dieser vorbeifahrende Zug einen ohrenbetäubenden Lärm verursachte?

#8 nimmt an, dass der Körper zu Boden schlug als der Zug gerade vorbeifuhr. Folglich ist der Zug lärmend für volle 10 Sekunden am Fenster des alten Mannes vorbeigefahren, ehe der Körper auf den Boden schlug. Der alte Mann müsste entsprechend seiner eigenen Aussage den Jungen schreien gehört haben „Ich bringe dich um", während ein lärmender Zug an seinem Fenster vorbeifuhr. Aber dies kann unmöglich der Fall sein. Geschworener #3 fragt, welchen Unterschied es machen würde, wie viele Sekunden es dauere, bis der alten Mann die Schreie vernahm; niemand könne das im Nachhinein so genau sagen. Aber genau darauf will der Geschworene #8 hinaus, nämlich darauf, dass eine Zeugenaussage, die einen Jungen auf den elektrischen Stuhl befördert, eben so genau sein müsse.

Der Geschworene #9 erkennt sich selbst in dem alten Mann wieder und erläutert, warum ein Zeuge, unter Eid, ungenau und unzuverlässig ist oder sich irrt. Er gehe davon aus, dass der Zeuge vermutlich nicht absichtlich gelogen habe – aber dass es vorkomme, dass ein Zeuge unbewusst die Tatsachen verdrehe oder eine unzuverlässige Zeugenaussage liefere und zwar aus Gründen des schönen Scheins: So weist er darauf hin, dass die Naht der Jacke des Zeugen unter der Schulter aufgerissen gewesen sei und dass er sich wundert, wie ein Mann so bei Gericht erscheinen kann. Der sehr alte Mann ist sehr langsam zum Zeugenstand gegangen, er zog sein linkes Bein nach und versuchte es zu verstecken, weil er sich schämte. Der Geschworene #7 erklärte, dass er diesen Mann besser kennen würde, als alle anderen Anwesenden im Geschworenenraum. Dieser furchtsame und bedeutungslose alte Mann, der keine bedeutende Position im Leben inne habe und der nie Anerkennung erfahren oder nie seinen Name in der Zeitung gelesen habe, kennt niemand. Es ist ein sehr trauriges Schicksal, wenn in fünfundsiebzig Lebensjahren niemand einen um Rat fragt. Er glaube, dass ein Mann wie er wenigstens einmal im Leben gehört werden wollte. Daher glaube er auch, dass dieser Mann nicht wirklich lügen wollte, aber möglicherweise hat er sich selbst dazu gebracht zu glauben, dass er diese Wörter gehört und das Gesicht des Jungen erkannt hat. Nachdem er dies gesagt hat, schaut der alte Mann sehr nachdenklich vor sich hin.

Szene 8: Was bedeutet ein Schrei?

In der Zwischenzeit hat der Geschworene #2 dem Geschworenen #8 ein Bonbon gegeben.

Der Geschworene #8 erinnert daran, dass die Aussage „Ich bringe dich um" im Allgemeinen mit lebensbedrohlichen Implikationen verbunden ist, dass aber der Junge viel zu schlau dafür gewesen sei, eine Morddrohung herauszuschreien, die die ganze Nachbarschaft hätte mithören können.

Geschworener #10 macht einen ironischen Einwand, dass der Angeklagte nicht einmal *grammatisch* richtig Englisch sprechen könne, woraufhin er von dem eingewanderten Geschworenen #11 korrigiert wird: Es hieße, *grammatikalisch* richtig Englisch sprechen können.

In diesem Moment ändert der Geschworene #5 seine Meinung in „nicht schuldig”, was #7 wiederum zu einer Myriade von Kommentaren veranlasst.

Daraufhin ergreift der Geschworene #11 das Wort und analysiert den Werdegang der Tat noch einmal unter dem Aspekt, warum der Junge nochmals zu dem Tatort zurückgekehrt ist, wo er doch riskierte von der Polizei aufgegriffen und verhaftet zu werden. Und wieso habe der Junge das Messer überhaupt am Tatort zurückgelassen, da es doch mit ihm in Verbindung gebracht werden könnte? Der Geschworene #4 hält die angenommene Panik des Jungen dagegen, worauf sich aber der Geschworene #11 fragt, wo so eine Panik anfange und aufhöre.

Ein weiterer Punkt ist, dass die Frau, die auf der anderen Straßenseite wohnte und die Tat durch den vorbeifahrenden Zug sah, laut aufgeschrien hat. Ein Schrei, den der Junge gehört haben muss, so dass er auf gar keinen Fall mehr zurückgekommen wäre.

#4 vermutet, dass der Junge den Schrei vielleicht nicht gehört oder aber den Schrei nicht auf sich bezogen habe, weil in dem Viertel in dem er wohnt, Schreie alltäglich seien.

Daraufhin sagt der Geschworene #8, dass sich die Tat so oder auch anders abgespielt haben könne, aber dass das Ganze sehr unklar sei, weil Irrtümer nicht ausgeschlossen seien. Diese ruhig vorgebrachte Erklärung veranlasst den Geschworenen #10 wiederum zu einem Schreianfall.

Es wird eine neue Abstimmung beantragt: es steht nun 4 für „nicht schuldig“, 8 für „schuldig“.

#3 ist wiederum aufgebracht und ärgert sich über die anderen Geschworenen und schlägt ihnen ironisch vor, einen Orden barmherziger Brüder zu gründen.

Szene 9: Die Entfernung zur Tür

Es folgt eine Diskussion über den alten Mann, der sein Bein nachzieht, und über die Frage, ob er den langen Weg von seinem Schlafzimmer zur Tür gegangen oder gerannt sei, und ob er, nachdem er die Kette der verschlossenen Haustür abgenommen habe, den sich in Panik befindlichen Jungen wirklich um 0:10 Uhr morgens die Treppe habe hinunterlaufen sehen, und zwar fünfzehn Sekunden nachdem der Mord passiert ist. Oder nimmt dieser Mann nur an, dass es der Junge war?

Der Geschworene #8 beantragt, sich den Grundriss der Wohnung anzusehen, um herauszufinden, ob ein Mann, der aufgrund eines Schlaganfalls ein Bein nachzieht, tatsächlich in der Lage ist, in 15 Sekunden von seinem Schlafzimmer zu seiner Haustür zu gehen. In seiner aufbrausenden Art versucht der Geschworene #3 dieses Argument abzuweisen, indem er meint, dass die Zeugenaussage dieses Mannes vermutlich nicht richtig sei, da man normalerweise nicht wisse, wie lange fünfzehn Sekunden sind. Der Geschworene #9 verweist darauf, dass der Zeuge ausdrücklich 15 Sekunden gesagt hat, woraufhin der Geschworene #3 wiederum die Bedeutung des Zeugen zu mindern versuchte, indem er sagt, dass es sich doch nur um einen verwirrten alten Mann handele.

Währenddessen werden Grundrisse der Wohnungen des alten Mannes und des Angeklagten vorgelegt. Der Geschworene #8 bezweifelt, dass ein alter Mann, der einen Schlaganfall erlitten hatte, den Weg vom Bett durch den langen Korridor in 15 Sekunden gehen kann. Der Geschworene #8 ahmt die Bewegungen des alten Mannes nach, während der Geschworene #2 die Zeit misst. Der Geschworene #8 braucht für den Weg 40 Sekunden und das zeigt, dass der Zeuge unmöglich schon in 15 Sekunden an der Tür gewesen sein konnte. Daraufhin fasst der Geschworene #8 die bisherigen Erkenntnisse zusammen, indem er festhält, dass der alte Mann sehr wohl den Streit zwischen dem Jungen und seinem Vater einige Stunden vorher gehört haben könne und dass er, als er in seinem Bett lag, gehört habe, wie ein Körper auf den Fußboden aufgeschlagen ist und wie die Frau von der anderen Straßenseite schrie. Aber, als er zu seiner Haustür gelangte, hörte er zwar jemand die Treppe hinunterlaufen, allerdings habe er nur annehmen können, dass es der Junge aus der Wohnung über ihm war.

Der Geschworene #3 regt sich nun wieder über den Geschworenen #8 auf und hält ihm vor, die Zeugenaussagen so zu verdrehen, dass sie dem Jungen zu Nutzen kommen. Der Geschworene #3 ärgert sich weiter über die Annahmen von #8 und meint, dass die Unehrlichkeit des Angeklagten ausschlaggebend sei. Er wirft den anderen Geschworenen vor, dass sie vor Mitleid trieften und deswegen die Märchengeschichten des Jungen glauben würden. Er selbst wolle sich aber nicht übers Ohr hauen lassen, er habe genug von dieser Geschichte und alle wüssten ja, dass der Angeklagte schuldig sei, dass er büßen müsse und dass er ihnen nicht durch die Finger gleiten sollte. Der Geschworene #8 ist daraufhin verwundert über die Ausdrucksweise von #3 und fragt ihn, ob er der Scharfrichter des Angeklagten sein wolle und möglicherweise selbst am Hebel ziehen möchte. Der Geschworene #3 antwortet aufgeregt, dass er dies sehr wohl tun würde. Daraufhin sagt der Geschworene #8, dass er ihn bemitleide und er frage sich, wie es in einem Menschen aussehen müsse, der zu so etwas bereit sei. Er wirft #3 vor, dass er, seit er diesen Raum betreten habe, sich wie ein selbsternannter Rächer der Menschheit gebärdet und dass er den Jungen aus persönlichen Gründen und nicht aufgrund der Tatsachen sterben sehen wolle. #8 bezeichnet #3 als Sadisten, was dieser zum Anlass nimmt, auf #8 loszugehen und zu schreien „Ich bringe dich um". Die anderen Geschworenen halten ihn zurück und der Geschworene #8 meint gelassen, dass der andere doch nicht wirklich vorgehabt habe, ihn umzubringen.

Die gesamte Gruppe hat sich um den Geschworenen #8 versammelt und alle starren auf den alleine dastehenden Geschworenen #3. Um das Eis zu brechen, hält der Geschworene #11 eine kurze Ansprache über ihre Verantwortung in einer Demokratie, über die Schuld oder die Unschuld eines Mannes zu entscheiden, von dem sie vorher nie etwas gehört haben. Sie hätten von ihrem Urteilsspruch weder etwas zu gewinnen noch etwas zu verlieren. Dies ist einer der Gründe, warum sie stark seien, aber es sollte keine persönliche Affäre daraus gemacht werden.

Szene 10: Sechs gegen sechs

In einer weiteren offenen Abstimmung ändern die Geschworenen #2 und #6 ihre Position zu „nicht schuldig“. Nach der Einschätzung des Sportfans #7 gehen die Geschworenen nun in die erste Spielverlängerung. Der Geschworene #10 wundert sich über den Meinungsumschwung und vermutet, dass sie zu viel nachdenken würden und dadurch durcheinander kämen.

Plötzlich beginnt es stark zu regnen und die Dämmerung setzt ein. Das führt auch zu einer emotionalen Abkühlung im Raum und die Geschworenen beginnen einen Smalltalk. Um aus der Situation herauszukommen, schlägt #10 mit Unterstützung von #7 vor, dem Richter die Uneinigkeit der Geschworenen mitzuteilen. Doch die Gruppe lehnt diesen Vorschlag ab.

Szene 11: Gedächtnislücken

In dieser Szene geht es um das Alibi des Angeklagten, der vorgibt, in der Nacht des Mordes im Kino gewesen zu sein, ohne sich aber an den Namen des Kinos, des Filmes oder der Schauspieler erinnern zu können. Um das Phänomen zu analysieren, fragt der Geschworene #8 sein Gegenüber #4, ob er sich in einer ähnlichen Situation an solche Details erinnern könne, besonders in einer emotional sehr geladenen Situation. Aufgrund des insistierenden Nachfragens, kann der Geschworene #4 sich nicht genau an den Titel und an die Schauspieler eines Films erinnern, den er sich drei Tage zuvor angesehen hatte, ohne unter emotionalem Druck gestanden zu haben. In dieser Situation muss sich #4 sogar den Schweiß von der Stirn wischen, obwohl er vorher angab, nie zu schwitzen.

Szene 12: Der Stich nach unten

Es folgt eine Diskussion über den Einstechwinkel des Tötungsinstruments. Der Geschworene #2 fragt sich, ob der Junge, der kleiner war als sein Vater, überhaupt das Messer von oben nach unten hätte zum tödlichen Stich führen können. Der Geschworene #3 führt eine Demonstration an, er nimmt das Messer, macht sich kleiner, hebt das

Messer, um es in einer Abwärtsbewegung scheinbar in die Brust von #8 zu stechen, um zu zeigen, dass es möglich ist. Die Gruppe schreit vor Entsetzen auf.

Der Geschworene #5, der als ehemaliger Slumbewohner Erfahrung mit solchen Messern hat, zweifelt an der Demonstration. Er zeigt den anderen, dass das Wenden des Messers in der Hand, um von oben nach stechen zu können, nicht bei den mit solchen Messern erfahrenen Slumjugendlichen üblich ist, weil es in einer Auseinandersetzung zu viel Zeit koste. In diesen Viertel benutzten die Jugendlichen solche Messer von unten nach oben, ohne sie in der Hand umzudrehen.

Szene 13: „Das sind alles Nichtsnutze"

In dieser Szene ändert der Geschworene #7 plötzlich seine Position in „nicht schuldig", ganz einfach, wie er angibt, weil er genug habe von dem ganzen Geschwätz. Er will das Verfahren abkürzen, um sein Baseballspiel rechtzeitig zu erreichen – oder aber vielleicht auch, weil er merkt, dass er sich positionieren muss und sich nicht länger hinter seinen Witzen verstecken kann.

Daraufhin drückt der Geschworene #11 vehement sein Missfallen aus, indem er #7 vorwirft, ohne triftigen Grund und leichtfertig mit dem Leben eines anderen Menschen zu spielen und nicht den Mut aufzubringen für das einzustehen, was er als richtig empfindet.

Eine neue Abstimmung zeigt, dass nun auch die Geschworenen #12 und #1 ihre Meinung geändert haben. Das Votum steht 3 zu 9 für „schuldig" und nur mehr die Geschworenen #3, #4 und #10 plädieren weiterhin für die Schuld des Angeklagten.

Der Geschworene #10 versucht wiederum seinen Standpunkt zu erläutern, indem er eine Tirade von Vorurteilen und Fremdenfeindlichkeiten in Richtung des Angeklagten loslässt. Während er drauflos wettert, stehen die anderen Geschworenen einer nach dem anderen auf und versammeln sich nach und nach in einer Ecke. Sie bringen deutlich ihre Missbilligung zum Ausdruck. #10 fährt aber fort und wiederholt seine vorurteilsbehafteten Argumente. Er hoffe nicht, dass die anderen Geschworenen die erfundenen Geschichten mit dem verlorenen Messer und dem Kinobesuch glauben würden. Sie – die Geschworenen – wüssten doch, wie solche Leute lügen, es sei ihnen angeboren, und diese Leute bräuchten keinen wirklichen Grund, um jemanden umzubringen. Er würde zwar akzeptieren, dass es unter diesen Leuten auch gute gäbe und er selbst kenne auch ein paar, doch die meisten seien eben nicht gut. Diese Leute seien zu allem fähig. Die Geschworenen würden einen großen Fehler begehen und der Angeklagte sei einfach nur ein Lügner. Er kennte diese Leute und er wüsste, dass diese Leute nichts taugten. Er appelliert an die sich zurückziehenden Geschworenen, auf ihn zu hören, woraufhin der Geschworene #4 bestimmt antwortet, dass er ihm durchaus zugehört habe. #10 solle sich nun hinsetzen und seinen Mund nicht mehr aufmachen.

Während sich die Geschworenen wieder zu ihren Plätzen begeben, versucht der Geschworene #8 ausgleichend zu wirken, indem er bemerkt, dass er nicht wisse, was die Wahrheit sei und dass es wohl im Endeffekt niemand wüsste. Neun der zwölf Geschworenen scheinen zu glauben, dass der Angeklagte unschuldig ist, aber dabei handele es sich auch nur um Annahmen. Die Geschworenen könnten sich genauso irren und einen schuldigen Mann freisprechen. Es sei schwer zu sagen, aber es liegen begründete Zweifel vor und das ist etwas sehr Wertvolles im amerikanischen Rechtssystem. Keine Jury kann einen Mann für schuldig erklären, wenn sie sich nicht sicher ist und neun Geschworene könnten nicht verstehen, dass sich drei Geschworene so sicher sind.

Szene 14: Perfekte Sehkraft

Es folgt eine Diskussion über die Sehkraft der älteren Augenzeugin, die auf der gegenüberliegenden Straßenseite lebt und die sehr überzeugt angab, den Mord beobachtet zu haben: Der Junge hätte seinen Arm über den Kopf gehoben und seinen Vater mit einem nach unten gerichteten Stoß getötet. Die Geschworenen rekonstruieren das Geschehen rund um die Aussage: Die Frau ging gegen elf Uhr schlafen, ihr Bett befand sich neben dem geöffneten Fenster aus dem sie direkt in das gegenüberliegende Zimmer des Jungen sehen konnte. Sie konnte nicht sofort einschlafen und blieb bis nach Mitternacht wach. Sie gab an, durch die Fenster eines vorbeifahrenden Zugs den Jungen gesehen zu haben, als er seinen Vater erstach.

Daraufhin ändert der Geschworene #12 wiederum sein Votum in „schuldig“, was ihm die Bemerkung seitens #3 einbringt, er springe sowieso hin und her wie ein Tennisball.

#4 macht den Vorschlag, die Sitzungsdauer zeitlich zu begrenzen. Der Geschworene #9 beobachtet, wie sich der Geschworene #4, der seine Brille abgenommen hat, die zwei tiefen seitlichen Druckstellen auf seiner Nase reibt. Geschworener #9 erinnert sich daran, dass die fünfundvierzigjährige Zeugin die gleichen Markierungen auf den Seiten ihrer Nase hatte und sie vor Gericht versuchte, jünger zu wirken: Sie trug viel Makeup, hatte ihr Haar gefärbt, trug neue Kleider und eben keine Bille. Der Geschworene #4 geht davon aus, dass niemand eine Brille beim Schlafen trägt, und somit auch nicht die Zeugin. Sie würde wohl kaum Zeit gehabt haben, in dem fraglichen Moment ihre Brille aufzusetzen und den Jungen wirklich deutlich durch den vorbeifahrenden Zug zu sehen. Der Geschworene #4 wundert sich, dass er dieses Detail nicht bemerkt hatte und gibt zu, dass der Geschworene #9 anhand dieser überzeugenden Darstellung einen begründeten Zweifel in ihm hervorgerufen hat. Er ändert konsequenterweise sein Votum in „nicht schuldig“, genauso wie die Geschworenen #10 und #12 (zum zweiten Mal).

Der Geschworene #8 kommt zu dem Ergebnis, dass die Frau möglicherweise schon ehrlich sein wollte mit ihrer Aussage, den Jungen beim Mord beobachtet zu haben.

Szene 15: Ein wütender Mann

Das Votum steht mittlerweile 1 zu 11 für „nicht schuldig“. Aber trotz seiner vielfach widerlegten Ansichten bleibt der Geschworene #3 bei seiner Überzeugung, der Angeklagte sei schuldig. #8 entgegnet, dass die anderen Geschworenen aber diese Überzeugung nicht teilen. #3 rechtfertigt sich nochmals: Alles das, was unter Eid bei Gericht ausgesagt worden ist, zeigt, dass der Junge schuldig ist. Der Geschworene #3 fragt, ob alle anderen ihn für einen Idioten halten würden? Er bekräftigt: Die Aussage des alten Mannes, der dort lebt und alles mitangehört hat, und das Messer, das er Junge gekauft hat– auch wenn es noch mehr solcher Messer gibt. Der alte Mann habe den Jungen auf der Treppe gesehen, und welchen Unterschied machten schon einige Sekunden aus? Genauso das Messer, das durch ein

Loch aus seiner Hosentasche gefallen sein will. Es könne nicht bewiesen werden, dass der alte Mann die Tür nicht rechtzeitig erreicht habe. Und das mit dem vorbeifahrenden Zug? Und der Kinofilm? Er hätte noch keine faulere Angelegenheit in seinem Leben gesehen. Er wette 5000$, dass er sich an die Filme erinnern könnte, die er gesehen habe. Alles sei in den Gesprächen im Beratungszimmer verdreht worden. Zudem die Brille: Wie könne man wissen, dass die Zeugin sie doch nicht trug? Die Frau habe schließlich eine öffentliche Zeugenaussage gemacht. Warum werde der Schrei nicht berücksichtigt?

#3 schreit nun: Da liegt der ganze Fall – und wirft seine Brieftasche auf den Tisch, aus der das Foto seines Sohnes herausfällt. Er beschimpft die anderen Geschworenen als zu weich und dass er sich nicht einschüchtern lassen werde und er ein Recht auf seine eigene Meinung habe. Er schaut auf das Foto seines Sohnes und ist rasend vor Schmerz aufgrund der Geschehnisse in seiner Familie und seiner Schuldgefühle. Schließlich zerreißt er das Foto. Er bricht weinend zusammen und willigt schließlich in die Entscheidung „nicht schuldig“ ein.

Die Tür öffnet sich, die Geschworenen verlassen mit einem einstimmigen Votum den Saal: „nicht schuldig”. Der Geschworene #8 sucht die Versöhnung mir #3, indem er ihm sein Jackett reicht.

Szene 16: Abspann

Vor dem Gerichtsaal fragt der Geschworene #9 den Geschworenen #8 nach seinem Namen:

Geschworener #9: „Wie heißen Sie?“

Geschworener # 8: „Davis.“

Geschworener # 9: „Mein Name ist McCardle. Alles Gute.“

Geschworener # 8: „Alles Gute.“

Lehreinheit 3: Effiziente vs. ineffiziente Kommunikation

Einleitung

Um erfolgreich in einem Unternehmen miteinander leben und arbeiten zu können, ist es nicht nur erforderlich, viel und ausgiebig miteinander zu kommunizieren, sondern diese Kommunikation sollte auch erfolgreich und effizient sein.

In jeder Organisation wird ständig geredet: über Produkte, Konkurrenten, Vorgesetzte, Kolleginnen und Kollegen, Strategien, Fehler und viele andere Themen, über Wichtiges, über weniger Wichtiges, über Vergangenes und Zukünftiges. Dieses Reden oder Kommunizieren findet in allen möglichen Situationen statt: mit dem Büronachbar, in Sitzungen, am Telefon, zwischen Tür und Angel, vor der Kaffeemaschine, beim Essen in der Kantine, bei Vorträgen der Geschäftsführung, bei Fortbildungen.

Aber auch wenn sehr viel kommuniziert wird, heißt dies noch lange nicht, dass die Kommunikation auch gut, erfolgreich, zielgerichtet oder effizient ist – wie aus einigen Szenen des Films „Die 12 Geschworenen" hervorgeht. In vielen Fällen wird zu viel, zu wenig, zu einseitig, zu unpräzise, zu mehrdeutig, zu rational oder zu emotional gesprochen, so dass die Gesamtheit der Kommunikationsteilnehmer einer Organisation eher verwirrt oder frustriert wird als dass sie sich verstanden fühlt.

Da aber Kommunikation nicht nur die Basis für das menschliche Zusammenleben im Allgemeinen, sondern auch eine Hauptkomponente des Handelns in Organisationen im Besonderen darstellt, ist es durchaus sinnvoll, sich Gedanken darüber zu machen, wie die Kommunikation in Organisationen verbessert werden kann.

Ohne Kommunikation in einer Organisation läuft nichts, mit einer effizienten Kommunikation läuft es besser, und zwar nicht nur in ökonomischer Hinsicht, sondern auch in Bezug auf die Motivation der Mitarbeiterinnen und Mitarbeiter. Und auch für die eigene Karriere ist eine Reflexion über das persönliche Kommunikationsverhaltens förderlich. Eine gut entwickelte Kommunikationsfähigkeit fördert nicht nur die Qualität und die Quantität der Arbeit in einem Unternehmen, sondern sie stellt auch ein wesentlicher Erfolgsfaktor sowohl in dem individuellen Wohlbefinden als auch in der eigenen Karriereentwicklung dar.

Wie aber können Menschen effizienter miteinander kommunizieren? Müssen sie dafür über spezifische Persönlichkeitseigenschaften verfügen oder sich auf eine ganz bestimmte Art und Weise verhalten? Wann kann eine Kommunikation überhaupt als effizient bezeichnet werden? Was bedeutet das Konzept einer effizienten bzw. einer ineffizienten Kommunikation? Was unterscheidet eine effiziente von einer ineffizienten Kommunikation?

Wir werden diesen Fragestellungen anhand des Beispiels „Die 12 Geschworenen" im Folgenden nachgehen.

Effiziente Kommunikation

Charakterisierung

Wir verstehen unter einer effizienten Kommunikation eine Kommunikation, die sich durch eine möglichst geringe Diskrepanz zwischen dem, was der Sender mitteilen möchte und dem, was der Empfänger versteht und daraus macht, auszeichnet. Um eine effiziente Kommunikation zu realisieren, sollte versucht werden, unter Berücksichtigung der situativen Bedingungen, den Aufwand insgesamt zu minimisieren und den Nutzen zu maximieren. Kommunikation ist dann erfolgreich, wenn die gewünschte Wirkung erzielt wird. Eine effiziente Kommunikation sollte die unvermeidlichen kommunikativen Missverständnisse sowie die störenden Faktoren wie „Lärm" so gering wie möglich halten und eine größtmögliche Wirkung der Botschaft sicherstellen.

In kommunikationstheoretischer Hinsicht werden alle Störfaktoren, die eine Kommunikation beeinträchtigen können, unter dem Begriff Lärm subsumiert. Darunter fällt nicht nur der Lärm eines Flugzeugs, sondern auch Stromausfälle (Beeinträchtigung einer Computerkommunikation) oder übermäßiger Alkoholkonsum als Beeinträchtigung der Kommunikation zwischen einem Mann, der zu spät und angeheitert nach Hause kommt, und seiner auf ihn wartenden Frau.

Darüber hinaus sollte eine effiziente Kommunikation zu alternativen Sichtweisen, neuen Ideen oder innovativen Lösungsvorschlägen führen.

Zur Illustration dieses Ansatzes möchten wir an dieser Stelle einige Prinzipien einer effizienten Kommunikation aufführen. Ohne genaue Kenntnis der Situation ist es allerdings nicht möglich zu bestimmen, welches Prinzip prioritär eingesetzt werden sollte. Darüber hinaus ist es weder möglich noch sinnvoll, in einer Kommunikationssituation alle Prinzipien gleichzeitig zu berücksichtigen.

Die konsequente Beachtung einiger dieser Prinzipien – wie es das Beispiel des Architekten aus „Die 12 Geschworenen“ zeigt – steigert die Effizienz einer Kommunikation, d.h. einerseits wird der/die Sprecher/in seine/ihre Nachricht viel eindeutiger formulieren und andererseits wird der/die adressierte Kommunikationsteilnehmer/in die Nachricht besser verstehen, er/sie wird den/die Sprecher/in bereitwilliger akzeptieren und seinem/ihrem Appell eher nachkommen.

In dem folgenden Abschnitt möchten wir die einzelnen Charakteristika einer effizienten Kommunikation darstellen und anhand von Beispielen aus „Die 12 Geschworenen“ eingehender darstellen.

Merkmale

- Konsistenz

Konsistent zu kommunizieren bedeutet, sich über die Zeit hinweg widerspruchsfrei zu äußern und stringent zu argumentieren.

Der Geschworene #8 will von Anfang an nur über den Fall sprechen und mit den anderen Geschworenen diskutieren, ob es berechtigte Zweifel an der Schuld des Angeklagten gibt oder nicht. Er hat eine Vorstellung davon, wie die Entscheidungsfindung innerhalb der Geschworenengruppe ablaufen sollte und geht diesen Weg selbstbewusst, aber nicht dogmatisch, von Anfang bis zum Ende. Er widerspricht sich nicht, er bleibt seiner Linie treu und kann somit die anderen Geschworenen von seiner Argumentationsweise nach und nach einnehmen.

Andere Geschworene verhalten sich anders. Ihre Argumentation ist wechselhaft, manche drehen sich in ihren Beiträgen im Kreis oder widersprechen sich selbst. Dadurch verlieren sie nicht nur an Akzeptant innerhalb der Gruppe, sondern auch an Effizienz.

- Kohärenz

In einer Kommunikationssituation, besonders wenn sie als schwierig gilt oder emotional aufgeladen ist, sollte ein Sprecher ein kohärentes Verhalten zeigen und für Sinnkontinuität sorgen. Er sollte einen übergeordneten und logischen Zusammenhang zwischen den einzelnen Sinneinheiten der Kommunikationssituation herstellen und dafür sorgen, dass die Gesprächsteilnehmer seine Gedankengänge nachvollziehen können.

Das Leitmotiv, das den Beiträgen des Architekten übergeordnet ist, ist der berechtigte Zweifel. Sein Vorgehen besteht darin, die als sicher angenommen Zeugenaussagen als unumstößliche Tatsachen anzusehen. Um die Nachvollziehbarkeit seiner Gedankengänge zu untermauern, vollzieht er konkrete Handlungen außerhalb des Gesprächs, indem er beispielsweise ein der Mordwaffe ähnliches Messer kauft oder eine Situation nachstellt und somit beweisen kann, dass eine Zeugenaussage inkonsistent ist.

- Kontingenz

Kontingenz meint, dass es immer mehrere Möglichkeiten gibt, eine Begebenheit wahrzunehmen und zu interpretieren, ohne dass eine Interpretation einer anderen von vorneherein vorzuziehen wäre. Erst durch eine effiziente Kommunikation über die anstehende Problemstellung und die Berücksichtigung der Situation wird ersichtlich, welche Option dazu geeignet ist, die bestmögliche Lösung für ein bestimmtes Problem herbeizuführen und im Laufe der Zeit eine gewisse Ordnung des Denkens und Handelns entstehen zu lassen.

> Kontingent ist etwas, was weder notwendig ist noch unmöglich ist; was also so, wie es ist (war, sein wird), sein kann, aber auch anders möglich ist. Der Begriff bezeichnet mithin Gegebenes (zu Erfahrendes, Erwartetes, Gedachtes, Phantasiertes) im Hinblick auf mögliches Anderssein; er bezeichnet Gegenstände im Horizont möglicher Abwandlungen. (Luhmann, 1984, S. 152)

Um effizient kommunizieren zu können, müssen wir als Kommunikationsteilnehmer akzeptieren, dass Begebenheiten möglicherweise anders wahrgenommen oder interpretiert werden, als sie uns selbst auf den ersten Blick erscheinen. Wir müssen lernen, offen zu sein gegenüber den Erfahrungen anderer. Es geht darum einzusehen, dass man damit Unrecht hat, immer Recht haben zu wollen – aber auch, dass man das Recht hat, Unrecht zu haben – und zu eruieren, welche geäußerte Möglichkeit, die Dinge zu sehen, die wahrscheinlichste ist, um daraus die erforderlichen Schlussfolgerungen abzuleiten.

Der Architekt bezeichnet die Zeugen keineswegs als Lügner, sondern er räumt ein, dass sie das, was sie angeben wahrgenommen zu haben, aus ihrer jeweiligen Perspektive auch wahrgenommen haben können. Dies bedeutet jedoch keineswegs, dass sich alles genau so ereignet haben muss, wie die Zeugen die Ereignisse wahrgenommen oder wiedergegeben haben. Eine Aussage über eine Begebenheit ist noch keine Wahrheit, sondern nur eine Möglichkeit.

- Zielgerichtetheit

Wer nicht genau weiß, wo er hin will, braucht sich nicht zu wundern, wenn er ganz woanders ankommt[14]. Effizientes kommunikatives Handeln sollte sich an einem Ziel oder einem Zweck orientieren, da nur derjenige, der ein Ziel hat, dieses auch erreichen kann. Aus diesem Grunde sollte Kommunikation immer auf den konkreten Gesprächspartner ausgerichtet sein sowie den kontextuellen Bedingungen Rechnung tragen.

Das Ziel des Architekten ist es, über die Schuld des Jungen zu diskutieren, nicht aber ihn von vorneherein für schuldig oder für unschuldig zu erklären. Diese Zielgerichtetheit hält er über die gesamte Länge der Debatten durch und gewinnt dadurch an Anerkennung seitens der anderen Geschworenen.

- Hoher Status

Um die Wirkung einer Kommunikation zu steigern, ist es unabdingbar, in der Gruppe zunächst einen hohen Status zu erwerben. Dieser

---

[14] ... c'est que lorsque vous ne savez pas au juste où vous allez, votre voyage a des chances de mal se terminer - avant même que vous ayez pu vous en apercevoir. (Mager, 1977, S. VIII).

hohe Status kann nicht erlangt werden, wenn die Person sich in irgendeiner Hinsicht auffällig verhält, zu sehr oder zu wenig mit den Gruppennormen konform ist oder nicht in der Lage ist, konstruktive Vorschläge zu machen, die unabhängig von den persönlichen Interessen sind.

Der Geschworene #8 erwirbt sich seinen hohen Status durch sein ruhiges, überlegtes, sachliches, unpersönliches und konsistentes Verhalten.

- Inhaltliche Orientierung

Eine effiziente Kommunikation ist dadurch gekennzeichnet, dass die Auseinandersetzung mit dem Gesprächspartner auf einer inhaltlichen, faktischen Ebene stattfindet und sich an einer gegebenen Problemstellung orientiert.

Aus diesem Grunde ist die Qualität der Argumentation von Bedeutung. Die Argumentation sollte durch nachprüfbare Fakten, normative Aspekte (wie Moral und Recht) oder nachvollziehbare persönliche Erfahrungen gestützt werden, die Thiele (2000, S. 19 ff.) folgendermaßen kategorisiert:

- Rationale Argumentation (Begründungen aus der Wissenschaft)
- Emotionale Argumentation (Zukunftsängste, Einzelschicksale)
- Moralische Argumentation (Grundsätze der Moral und Ethik)
- Plausibilitäts-Argumentation (Schlussfolgerung der eigenen Meinung)

Der Architekt bedient sich dieser Kategorien, indem er der Gruppe Daten und Fakten vorträgt oder angenommene Geschehnisse im Beratungsraum nachspielt und den Geschworenen dadurch näher bringt als durch eine rein verbale Argumentation. Er verwendet die Form der moralischen oder der Plausibilitätsargumentation, indem er auf das Alter des Jungen verweist, indem er in einer Szene ein identisches Messer aus der Tasche zieht oder den Weg des älteren Zeugen über den Gang nachstellt, und somit die Plausibilität der bekannten Argumente widerlegt.

Eine effiziente Kommunikation sollte aber nicht zu einer persönlichen oder emotionalen Auseinandersetzung werden. Aus diesem Grund ist es bedeutsam, in einer Kommunikation in dem vorgegebenen Sprachregister oder Kommunikationsebene zu verweilen.

Beispiel: Ein Studierender fragt den Professor während der Vorlesung, ob er kurz austreten darf. Daraufhin müsste der Professor im gleichen Sprachregister antworten und es ihm erlauben oder auch nicht. Wenn der Professor aber antwortet: „Gehen Sie zuerst einmal zum Frisör, ehe Sie mit mir reden!“, dann verlässt der Professor die vorgegebene sachliche Sprachebene, indem er auf eine persönliche Ebene wechselt. Damit kann in Einzelfällen eine ironische Wendung beabsichtigt sein, aber in den meisten Fällen führt dieses Vorgehen zu einem Konflikt. Wir wollen daher in diesem Fall nicht weiter verfolgen, was der Student aufgrund des Hinweises mit dem Frisör gedacht oder gar geantwortet hat.

Im Gegensatz zu dem Geschworenen #3, der ständig auf der emotionalen Ebene argumentiert, gelingt es dem Geschworenen #8 die Zeugenaussagen sachlich und inhaltlich infrage zu stellen, ohne dabei die anderen Geschworenen persönlich anzugreifen. Er verzichtet darauf, persönliche Kommentare über die anderen Geschworenen in die Diskussion einzubringen (Gegenbeispiel Geschworener #10: „Sie halten sich wohl für sehr schlau!“) oder sich von den anderen Geschworenen provozieren zu lassen (Gegenbeispiel Geschworener #3: „Ich bringe Sie um!“).

Auch die Geschworenen #4 und #11 sind in ihrer Argumentation sehr inhaltlich orientiert. Sie durchdenken ihre Argumente und tragen sie sachlich, ruhig und besonnen vor.

- Determination/Determiniertheit

Eine determinierte Person ist in der Lage, ihre Position bestimmt, unabänderlich, resolut, überzeugt und überzeugend darzulegen, aber gleichzeitig einen flexiblen, undogmatischen und der Situation angepassten Verhandlungsstil zu zeigen. Ein determiniertes Verhalten entspricht eben gerade nicht einem flatterhaften, zögerlichen Auftreten oder einer autoritären und unnachgiebigen Position (Vater zur Tochter: „So lange du deine Füße unter meinen Tisch stellst, ... “).

Der Geschworene #8 vereinigt alle Merkmale einer determinierten Person: Er setzt sich durch und ändert seine Ansicht nicht nach dem ersten Widerstand, er bleibt auf seiner Spur, ohne aber die anderen Geschworenen zu brüskieren oder sie durch Schreien oder Unterbrechen daran zu hindern, ihren Standpunkt zu erläutern.

- Autonomie

Eine autonom handelnde Person ist fähig, eigenständige Überzeugungen zu formulieren und sich dabei nicht so leicht von der Meinung anderer Personen bzw. vom Druck einer Gruppe beeinflussen zu lassen. Dies bedeutet allerdings nicht das starre Festhalten an einer Position, sondern eben gerade die Veränderbarkeit aufgrund von geeigneten Argumenten. Die erste Abstimmung ist ein gutes Beispiel für eine fehlende Autonomie bei den meisten Geschworenen. Nach und nach heben immer mehr Geschworene ihre Hand für „schuldig". Einige der Geschworenen schauen sich um und warten kurz ab, wie die anderen entscheiden, um sich dann deren Meinung anzuschließen.

Der Einzige, der sich in dieser Situation gegen die Meinung der Gruppe stellt, ist der Architekt. Er stimmt für „nicht schuldig", obwohl er sich dadurch dem Ärger der anderen Geschworenen aussetzt. Er hält dem Gruppendruck stand und stellt anschließend ruhig und besonnen seine Position dar.

- Investition

Um eine hohe Wirkung der eigenen Kommunikation zu erreichen, ist es von Vorteil, dass die Gruppe erkennt, dass eine Person, die ihren Standpunkt durchsetzen möchte, auch bereit ist, dafür ein hohes persönliches Opfer zu bringen.

Im Film ist der Baseball-Fan nicht einmal bereit, mehr als eine halbe Stunde seiner Zeit für eine Diskussion zu opfern, weil er unbedingt zu einem Baseball-Spiel gehen möchte. Er ist nicht bereit ein persönliches Opfer zu bringen und wird daher von der Gruppe nicht ernst genommen.

Der Geschworene #8 geht sehr früh ein hohes Risiko ein, da er bereits beim zweiten Votum ankündigt, seine Position aufzugeben, wenn kein weiterer Geschworener für „nicht schuldig" plädiert.

Aber gerade wegen dieser Haltung hat der Geschworene #9 sein Votum – aber nicht unbedingt seine Meinung – geändert.

- Akzeptanz von anderen Meinungen

Eine gute und effiziente Kommunikation setzt voraus, dass in der Diskussion die Meinungen oder Positionen anderer Kommunikationsteilnehmer akzeptiert werden und sich die Gesprächsteilnehmer in die Lage der anderen versetzen können (Empathie). Dabei geht es darum, ihren Standpunkt zu verstehen, ohne deswegen gleich mit ihnen einverstanden zu sein. Dazu gehört, dass die Kommunikationsteilnehmer in der Lage sind, andere ausreden zu lassen, sie nicht zu unterbrechen, deren Sätze nicht gleich selbst zu beenden und aktiv zuzuhören.

Wiederum ist hier der Geschworene #8 am ehesten in der Lage, sich der Kritik der anderen Geschworenen zu stellen, sie ausreden zu lassen, sich in ihre Position zu versetzen und ihren Standunkt zu verstehen.

Auch der Geschworene #9 hat den Mut, sich der Kritik der restlichen Geschworenen auszusetzen. Er kann die Beweggründe des Architekten nachvollziehen und erkennt, dass dieser seine Unterstützung benötigt.

- Einfachheit und Eindeutigkeit

Viele Menschen verwechseln Kompliziertheit mit Komplexität. Komplexe Dinge, die aus zahlreichen, vielschichtigen, vielfach verbundenen und interagierenden Einheiten bestehen, können, auch wenn es schwierig erscheint, klar und deutlich ausgedrückt werden, ohne in unverständliche Formulierungen zu verfallen.

Weniger ist hier manchmal mehr. Wenn zu viele Argumente auf einmal genannt werden, verlieren die Gesprächsteilnehmer leicht den Überblick und die Argumente insgesamt an Überzeugungskraft. Daher ist es innvoller, zunächst auf die wichtigsten Kernargumente einzugehen, um dann den Zuhörern die Möglichkeit zu bieten, diese nachzuvollziehen und für sich zu akzeptieren. Eine Diskussion sollte nicht mit Argumenten überfrachtet werden, sondern ein Sprecher sollte möglichst rasch auf den Punkt kommen. (Thiele, 2000, S. 22-23).

Im Gegensatz zur Komplexität besteht die Kompliziertheit in einer Attitüde, die nur Schwierigkeiten sieht und Hindernisse aufbaut wo keine sind oder keine sein müssten. Hier steht nicht die Lösung, sondern das Problem im Mittelpunkt des Interesses.

Je einfacher, je kürzer eine Botschaft ist und je weniger Elemente sie beinhaltet, desto größer ist die Wahrscheinlichkeit, dass ein Gesprächsteilnehmer sie versteht und behält.

Darüber hinaus stellt sich die Frage, ob Kommunikation immer eindeutig sein muss oder auch mehrdeutig sein darf? Wenn es darum geht, auf den Inhalt fokussierte Botschaften zu senden, dann ist es sicherlich richtig, ganz eindeutig konzipierte Nachrichten zu formulieren, die möglichst frei von missverständlichen Bezeichnungen sind und die nicht zu unerwünschten Reaktionen führen. Dabei sollten Formulierungen gewählt werden, die nicht zu abstrakt sind, die sich explizit auf den spezifischen Sachverhalt beziehen, die nicht emotional geladen sind und die sich nicht eines provokativen Wortschatzes bedienen. Die Kommunikation sollte sich auf die Erwartungen und Befindlichkeiten der Gesprächsteilnehmer einstellen und die situativen Bedingungen berücksichtigen.

Wenn es aber darum geht, die Harmonie zwischen den Teilnehmern zu fördern oder nach einem Konflikt wiederherzustellen, können auch positive und mehrdeutige Botschaften formuliert werden, die inhaltlich weniger bedeutsam sind, sich aber insgesamt positiv auf das Kommunikationsklima auswirken.

- Zuhörfähigkeit und Sprechfähigkeit

Eines der wesentlichen Merkmale einer guten und effizienten Kommunikation besteht in der Fähigkeit des Zuhörens. Es muss sich um ein aktives Zuhören handeln, indem der Zuhörer eine Reaktion auf das Gesagte zeigt: Der Zuhörer beschränkt sich darauf mitzuteilen, dass man an der Person des Sprechers und an seinen Ausführungen interessiert ist, ob man die Botschaft verstanden hat, dass man sich an seine Stelle oder in seine Lage versetzen und seine Gefühle nachvollziehen kann und dass man Interesse an weiteren Informationen hat.

Der Vorteil des aktiven Zuhörens besteht in einem verbesserten Beziehungsmanagement und einem tieferen Verständnis der Sachlage. Dies setzt voraus, dass der Kommunikationsteilnehmer in der

Lage ist, die verbalen und nonverbalen Botschaften vorurteilsfrei aufzunehmen, Fragen zu stellen, Aussagen zu paraphrasieren, sich auf die wesentlichen Aussagen zu konzentrieren, sich nicht von irrelevanten Informationen oder eigenen Gedankengängen ablenken zu lassen und seine persönliche Meinung in den Hintergrund zu stellen. Auch kann der Diskussionsteilnehmer das Verhalten der einzelnen Gruppenmitglieder besser analysieren und sich besser auf die (Gegen-)Argumentationen der anderen Gruppenmitglieder vorbereiten.

Aber natürlich reicht es nicht, nur zuzuhören. Es gibt Leute, die nur zuhören, aber selbst nichts sagen, aus Angst, ihre Äußerungen könnten in einem Gespräch gegen sie verwendet werden. Solche Personen lösen oft ein gewisses Unbehagen aus, da man sie schlecht einschätzen kann.

Nach dem Zuhören sollte man seine Position, die Argumente, Standpunkte oder Ideen an geeigneter Stelle kundtun und dafür einstehen.

Wenn dann der Kommunikationspartner genau das gleiche Prinzip anwendet, kommt es zu einer sowohl angenehmen als auch effizienten Kommunikation.

- Orientierung an der Problemlösung

In vielen Kommunikationssituationen verbringen die Teilnehmer sehr viel Zeit und Energie damit, um herauszufinden, wo die Ursachen eines Problems sind. Viel eher sollte das Vorgehen nach dem funktionalen Ansatz in der Kommunikation auf die Lösung des Problems hin orientiert sein und folgende Schritte enthalten:

Eindeutige Definition des Problems, Analyse des Problems (Was sind die Gegebenheiten oder Entwicklungen, die zum Problem geführt haben? Aus welchen Teilen besteht das Problem? ...), Erstellen von Kriterien für eine Lösung (Unter welchen Bedingungen wird welche Art von Lösung akzeptiert?), Ausarbeitung unterschiedlicher und alternativer Szenarien (Was wäre wenn...?), Formulieren von Vor- und Nachteilen der verschiedenen Szenarien unter Berücksichtigung der Kontextbedingungen erarbeiten (Zeit, Geld, Mitarbeiter,...), Treffen einer Entscheidung mit dem Ziel einer optimalen Lösung.

Diese Lösung sollte tatsächlich das Problem im Fokus haben und nicht die Befindlichkeiten der Beteiligten. Und letztendlich sollte diese Lösung natürlich umgesetzt werden.

- Fairness

Fairness in der Kommunikation bedeutet, dass eine Person fähig ist, die eigene Person und die eigene Meinung zurückzustellen sowie die Meinungen anderer Personen ernst zu nehmen und sie nicht durch abfällige Bemerkungen oder persönliche Attacken entwerten zu wollen. Jeder Teilnehmer darf seine eigene Meinung vertreten, die anderen sollten dies akzeptieren und versuchen, durch logische und sachliche Argumentationen zu überzeugen.

So fühlt sich im Film der Geschworene #5, der aus den Slums stammt, unfair behandelt oder sogar angegriffen, als der Geschworene #10 abfällige Bemerkungen über die Menschen aus den Slums macht. Oder der Geschworene #11 kann sich nur schwer zurückhalten, als der Geschworene #7 eine Attacke gegen die neu ins Land gekommenen Einwanderer reitet, von denen er sich nicht belehren lassen möchte. Konsequenterweise wehren sich daraufhin beide.

Der Geschworene #8 verhält sich während der kompletten Verhandlung den anderen Geschworenen gegenüber fair. Trotz der zahlreichen Angriffe auf seine eigene Person bleibt er stets ruhig und geht nur auf die Argumente der anderen ein, nicht aber auf deren persönlichen Attacken (auch wenn er sich an der einen oder anderen Stelle sichtlich zurückhalten muss).

- Meinungsverzicht

Wir möchten diesen Punkt als Axiom formulieren: Nur der- oder diejenige, der/die in der Lage ist, seine/ihre eigene Meinung zurückzuhalten oder ganz auf eine eigene Meinung zu verzichten, kann effizient kommunizieren.

Vorgefertigte Meinungen sind dem Vorgang des Problemlösens nicht förderlich, weil sie mit dem Risiko verbunden sind, dass andere Optionen, die eventuell eine optimalere Lösung darstellen könnten, von vorneherein ausgeschlossen werden.

Anstelle seine vorgefertigte Meinung zu allem und jedem lautstark zu verkünden, sollte man ergebnisoffen an Diskussionen herangehen und anfangs Fragen, Optionen oder Hypothesen formulieren, die anschließend in der Diskussion weiterentwickelt werden können, um tatsächlich im Gespräch neue Lösungswege entstehen zu lassen, und nicht nur Meinungen auszutauschen.

Auch hier ist der Architekt wiederum ein gutes Beispiel für effiziente Kommunikation. Er stellt von vorneherein klar, dass er keine eigene Meinung über die Schuld oder Unschuld des Angeklagten hat, sondern dass er sich mit offenen Fragen an die anderen Geschworenen richten möchte mit dem Ziel, eine optimale Lösung der Problemstellung zu erreichen und nicht um seine eigene Position durchzusetzen.

- Offenheit

Kommunikative Offenheit bedeutet zuhören können, ausreden lassen, offen sein für andere Positionen, fragen und hinterfragen. Dies bedeutet einerseits, der Argumentation der anderen Person aufmerksam zuzuhören und zu folgen, und andererseits seine eigenen Meinungen, Positionen, Vorurteile außen vor zu lassen.

Der Geschworene #9 ist offen für die Argumente des Architekten und ist bereit, ihn zu unterstützen. Dies zeigt seine Offenheit gegenüber den Argumenten anderer Personen. Aber auch andere Geschworene werden im Laufe der Debatten offener für neue Argumente. In einer Szene bittet der Geschworene #6 den Geschworenen #9 weiterzusprechen, nachdem dieser unterbrochen wurde, weil er sich für dessen Argumente interessiert. Der Geschworene #11 hört den anderen Geschworenen intensiv zu, macht sich Notizen und entwickelt daraus im weiteren Verlauf der Debatten eine eigene Argumentation. Ebenso offen ist der Geschworene #4, der sagt: „Ich habe eingesehen, dass die Zweifel berechtigt waren." Er zeigt damit, dass er fähig ist, anderen zuzuhören und seine Meinung zu ändern.

Auch hier ist der Architekt wieder ein Beispiel für Offenheit. Er stellt offene Fragen, sowohl an alle wie auch an einzelne Geschworene im Raum und hofft auf verschiedene Sichtweisen und weiterführende Antworten.

- Alternativen und Szenarien

In einem ersten Schritt geht es darum, zur Lösung einer Problemstellung verschiedene Lösungsoptionen, Alternativen oder Möglichkeiten zu eruieren.

Jede Problemstellung hat nicht nur eine Lösungsmöglichkeit, sondern es sind immer mehrere Lösungen möglich, und es geht in diesem Schritt zuerst einmal darum, mehrere Lösungsmöglichkeiten ganz neutral (ohne vorgefertigte Meinung) zu identifizieren und zu explorieren.

Normalerweise ist es möglich, fünf bis sieben verschiedene Alternativen herauszuarbeiten, die zwischen den Ausprägungen *Best-Case-Szenario* und *Worst-Case-Szenario* liegen.

In einem zweiten Schritt geht es darum, jede einzelne Alternative in Form eines weiterführenden Szenarios nach dem Motto „Was wäre wenn?"-Verfahren (als Spirale) weiterzuentwickeln. Dazu soll für jede Option eine Art Projektion in die Zukunft durchgeführt werden, die auf Hypothesen basiert und der Frage nachgeht, was geschehen würde, wenn diese Hypothese Realität werden würde.

Persönliche Präferenzen spielen an dieser Stelle keine Rolle, sondern es geht um die intellektuelle Leistung, verschiedene Modelle neutral und unvoreingenommen zu generieren.

In einem dritten Schritt sollen die einzelnen Alternativen und Szenarien z.B. nach der SWOT-Methode analysiert werden, um bestimmen zu können, welche Alternative mit dem dazugehörigen Szenario als optimale Lösung – im Verhältnis zu vorher bestimmten Kriterien und den vorherrschenden situativen Bedingungen – anzusehen ist.

Die optimale Lösung liegt in der Regel zwischen den beiden Extremen *Best-Case-* und *Worst-Case-Szenario.*

Exkurs 9: Beispiel eines Szenariospiels

Eine Universität verfügt über zwei Fakultäten an zwei verschiedenen Standorten mit den gleichen Fachgebieten, die aber unterschiedlich strukturierte Studienprogramme anbieten.

Aus verschiedenen Gründen (Synergien, Kostenreduzierung, politischer Druck, Erscheinungsbild nach Außen, Wille der Landesregierung oder des Rektors) sollen die beiden Fakultäten zusammengelegt werden.

Mehrere Alternativen sind möglich:

- Status quo: Alles bleibt beim Alten, keine Veränderung.
- Beide Fakultäten behalten ihre Studienstrukturen und Standorte bei und bekommen „nur" eine gemeinsame Fakultätsleitung.
- Die eine Fakultät wird in die andere integriert, sie zieht bei der anderen ein und übernimmt deren Programme (oder umgekehrt).

- Beide Standorte bleiben bestehen, sie bekommen aber unter einer Fakultätsleitung andere Funktionen: Ein Standort betreut die Bachelorprogramme, der andere die Master- und Promotionsprogramme.
- Eine völlig neue Fakultät mit einer neuen Vision, mit einer neuen Strategie und Struktur wird in neuen Gebäuden gegründet.

Nach der Beschreibung der möglichen Alternativen sollten diese dann so weit wie möglich ausgestaltet werden: Wenn wir diese Alternative annehmen, was passiert dann, und dann, und dann, und dann ... Dadurch entsteht für jede Alternative ein zukunftsweisendes Szenario als Bild in den Köpfen der Diskussionsteilnehmer.

In einem weiteren Schritt sollte dann für jedes Szenario eine SWOT-Analyse durchgeführt werden und eine finale Entscheidung unter Berücksichtigung der Kriterien der Machbarkeit, der Erfolgswahrscheinlichkeit und der Nützlichkeit (wenn keine anderen vorhanden) getroffen werden.

Auf „Die 12 Geschworenen" angewendet bedeutet dies, dass sich die einzelnen Geschworenen fragen, wie ein bestimmtes Ereignis zustande gekommen sein könnte. Warum ist der Junge noch einmal zum Tatort wieder zurückgekommen? Sie nehmen an, dass er dies getan hat, um das Messer zu holen. Sie bauen sich zur Bewertung dieser Annahme ein Szenariogerüst auf und verweisen darauf, dass der Junge das Messer wohl in Panik vergessen hatte und es holen wollte, um die Tatwaffe nicht am Tatort zurückzulassen. Bei der Gestaltung dieses Szenarios fällt einem der Geschworenen auf, dass keine Fingerabdrücke auf dem Messer zu finden waren. Deswegen glaubt er nicht, dass der Junge unmittelbar nach der Tat in Panik gewesen sei, denn dann hätte er nicht daran gedacht, das Messer abzuwischen. Dieser Einwand nährt weitere Zweifel an der Schuld des Jungen. Das Szenario wird somit unwahrscheinlich und es wird abgelehnt.

- Denken in Spiralen

Gute Kommunikation vollzieht sich in Spiralen – von Denken und Sprechen. Der Austausch von Argumenten ist an sich noch kein Kennzeichen guter Kommunikation. Das Denken sollte als ein Prozess des systematischen Aufgreifens und Weiterentwickelns von Ideen gesehen werden, der spiralförmig verläuft, damit sich daraus schließlich Denkmodelle oder ganze Szenarien entwickeln.

Abbildung 6: Spiralische Kommunikation

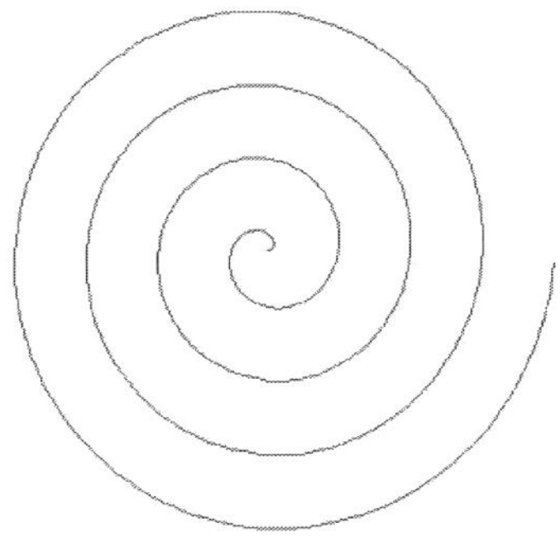

Eine gute und effiziente Kommunikation sollte sich nicht als dialektischer Prozess abspielen, also nicht als Kommunikationen durch These (Argument dafür), Antithese (Argument dagegen) und Synthese (Kompromiss).

Aus diesem Grunde kennzeichnet sich eine effiziente Kommunikation durch einen integralen Verzicht auf die Sprachform des „Ja, aber ... “. Die Verwendung dieses Ausdrucks leitet normalerweise eine ausführliche und ausschweifende Gegenargumentation ein, deren Ziel nicht darin besteht, einen konstruktiven Lösungsansatz einer Problemstellung zu bewirken, sondern seine eigene Position darzustellen und die Position des Gegenübers zu diskreditieren.

Vorteilhafter wäre es, eine Diskussionsform (z.B. für jedes aufgedeckte Szenario) ähnlich einer Spirale zu entwickeln, wobei jeder Diskussionsteilnehmer möglichst neutral das, was sein Vorredner gesagt hat, aufgreift und weiterführt, und dann wiederum der nächste Teilnehmer etc., bis zu dem Punkt, an dem es aus argumentativen oder logischen Gründen nicht mehr weitergeht oder die Diskussion an einen Widerspruchspunkt angelangt ist oder die optimale Lösung gefunden wurde.

Gute Kommunikation versucht, das dialektische Schema zu durchbrechen und strebt nach einer spiralförmigen Denk- und Kommunikationsform. Sie besteht darin, einen Gedanken aufzunehmen und ihn in einer dialogischen Form und einer sachlichen Perspektive weiterzuentwickeln, „weiterzuspinnen“. Beim Denken in Spiralen sieht man den Kommunikationspartner nicht als Gegner an und das Ziel von Kommunikation besteht nicht darin, ständig die Ansichten anderer zu widerlegen, sondern es geht um die Entwicklung eines neuen, innovativen Gedankenganges zur Lösung eines Problems, nicht aber um die Darstellung der eigenen Person oder die Durchsetzung des eigenen Standpunktes.

Eine spiralförmige Weiterentwicklung der einzelnen Szenarien entspricht einer gedanklichen Realisierung, bei dem Lösungswege gemeinsam begangen und entsprechend gestaltet werden.

Auch hier liefert der Architekt ein gutes Beispiel. Er hört den anderen Geschworenen zu, nimmt deren Argumente auf und entwickelt sie weiter, um so einer Lösung etwas näher zu kommen und nicht etwa, um die anderen argumentativ oder rhetorisch zu besiegen.

Auch der Geschworene #9 schafft es, in Spiralen zu denken, indem er eine Geste des Geschworenen #4 aufgreift. Dieser legt, nachdem er die Sachlage für den Jungen aus seiner Sicht noch einmal resümiert hat, seine Brille nieder und reibt sich die Augen. Diese Situation nimmt der alte Mann auf und zieht daraus neue Schlüsse. Er erinnert sich daran, dass auch die Dame im Zeugenstand Abdrücke von einer Brille an ihrer Nase hatte und befragt den Geschworenen #4 nach diesen Druckstellen an der Nase. Daraufhin sieht der Geschworene #4 ein, dass normalerweise kein Mensch mit der Brille auf der Nase schläft und er muss daraus den Schluss ziehen, dass die Zeugin mit hoher Wahrscheinlichkeit auch ohne Brille im Bett liegt und den Mord somit, wenn überhaupt, ohne Brille beobachtet haben muss. Durch dieses „Denken in Spiralen“ tritt bei dem Geschworenen #4 ein begründeter Zweifel auf und er ändert konsequenterweise sein Votum.

- Konstruktivistisches Denken

In einer konstruktivistischen Perspektive geht es darum, durch eine entsprechende Kommunikation neue Gedankenwelten zu erschaffen. Die Beteiligten erkennen, dass es nicht nur eine Realität gibt, sondern, dass die Perspektive oft verantwortlich ist für die Wahrnehmung einer Situation. Durch diese Erkenntnis können mehrere Wahrheiten nebeneinander existieren, es bestehen mehrere Möglichkeiten oder Wahrscheinlichkeiten, aber keine absoluten Gewissheiten.

Der Geschworene #9 gibt zu bedenken, dass der alte Mann im Zeugenstand sich möglicherweise nur deshalb so genau zu dem Vorfall äußert, weil er jetzt zum ersten Mal im Leben im Mittelpunkt steht. Dies würde keineswegs bedeuten, dass er lügt, sondern, dass er sich seine eigene Wahrheit geschaffen hat, die jedoch nicht unbedingt die einzige Möglichkeit darstellen muss.

- Systemisches Denken

Im systemischen Denken wird versucht, die Interaktionen und das gegenseitige Bedingen der einzelnen Teile, die ein System ausmachen, zu erkennen und im Denken und Handeln zu berücksichtigen. Nur wenn man alle Faktoren einer Sachlage miteinander verknüpft und deren Interaktionen nachvollzieht, kann man die richtigen Schlüsse daraus ableiten und das große Ganze sehen.

Ein Beispiel aus der Kunst: Wenn man ganz nahe vor einem Bild aus der Zeit des Pointillismus steht, wie *Ein Sonntagnachmittag auf der Insel La Grande Jatte* von Georges Seurat, dann sieht man nur unendlich viele einzelne Farbpunkte, man kann aber keine Objekte erkennen. Erst wenn man sich einige Meter davon entfernt, kann man das Bild als Ganzes erkennen (*helicopter-view*).

Der Architekt verknüpft die Aussagen der einzelnen Zeugen und sucht somit einen größeren Gesamtzusammenhang. Der alte Mann gibt an, gehört zu haben, wie der Körper des Vaters auf den Boden gefallen ist, obwohl die andere Zeugin von einem vorbei fahrenden Zug berichtet, der in dem Moment an ihrem Fenster vorbeifuhr. Durch den Vergleich dieser beiden Zeugenaussagen macht der Architekt deutlich, dass eine der Aussagen nicht stimmen kann. Dies gelingt nur, weil er versucht, das Ganze zu sehen und alle Faktoren zueinander in Beziehung zu setzen.

Aber auch die äußeren Umstände spielen bei der Beratung der Geschworenen eine Rolle. Es soll der heißeste Tag des Jahres sein und der Ventilator ist in den ersten Stunden der Diskussion kaputt. Dies kann einer der Gründe sein für die aggressive Stimmung einzelner Geschworener. Die äußeren Umstände spielen immer eine wichtige Rolle bei der Entscheidungsfindung und sollten in einer systemischen Perspektive ebenfalls in die Überlegungen mit einfließen.

- Interdisziplinäres Denken

Wer interdisziplinär, also über die Grenzen der eigenen Disziplin, denkt, kann sich von seinen Denkmustern lösen und ist insgesamt kreativer. Nur im eigenen inhaltlich Saft zu schmoren und nur dort nach Lösungen zu suchen führt häufig nicht zu dem erwünschten Erfolg.

Unter den Geschworenen befinden sich Experten für verschiedene Fachbereiche. Durch diese Tatsache hat die Gruppe die Chance, den Sachverhalt aus verschiedenen Blickwinkeln zu betrachten. So kann der Geschworene #5 seine Erfahrungen im Messerkampf aufgrund seiner Herkunft in die Diskussion einfließen lassen und als Experte zu diesem Punkt auftreten. Aufgrund seiner Erfahrung und seines gemäßigten Auftretens vertrauen die anderen Geschworenen seiner Aussage und erfahren durch diese „Interdisziplinarität" eine Erweiterung ihres Horizonts.

- Methodisches Vorgehen

Eine zentrale Eigenschaft des methodischen Vorgehens ist das systematische Denken und Vorgehen sowie die Nutzung von Methoden, wie z.B. der Metaplan-Methode oder der SWOT-Analyse zur Diskussionsführung oder Projektmanagementmethoden zur Durchführung von Projekten. Solche Methoden erlauben ein strukturiertes Arbeiten und vermindern die Fehlerquellen, sie sind eine wertvolle Stütze beim Denken, Planen und Arbeiten in Gruppen.

Auch hier liefern „Die 12 Geschworenen" verschiedene Beispiele. Der schweizerische Geschworene beginnt seine Argumentation erst, nachdem er sich einige andere Geschworene angehört hat. Während ihrer Beiträge hat er sich Notizen gemacht und verfügt daher über eine Argumentation, die sehr gut ausgearbeitet ist und bereits mögliche Widerstände berücksichtig.

Auch der Architekt geht methodisch vor. Um dem Geschworenen #3 zu demonstrieren, dass man den Satz „Ich bringe Dich um!" auch sagen kann, obwohl man ihn nicht ernst meint (dies hatte der Geschworene #3 vorher eingehend bestritten), provoziert er diesen jähzornigen Geschworenen so lange, bis dieser dem Architekten mit den Worten „Ich bringe dich um!" droht. Natürlich meint er diesen Satz nicht ernst, doch genau dies wollte der Architekt ihm zeigen.

- Vorgehen in kleinen Schritten

Ein Beispiel für ein solches Vorgehen ist die Echternacher-Springprozession, eine religiöse Prozession, die jedes Jahr am Pfingstdienstag in der luxemburgischen Stadt Echternach stattfindet.

Während dieser Prozession tanzen oder besser springen die Teilnehmer/innen in einer Reihe (sie halten sich gegenseitig fest, indem immer zwei gemeinsam die Enden eines als Dreieck gefaltetes Taschentuch halten) zu verschiedenen Polkamelodien durch die Straßen der Stadt Echternach zu Ehren des Heiligen Willibrord, dessen Grab in der Echternacher Basilika liegt. In einer ursprünglichen Form der Prozession wurden im Takt einer Polkamelodie immer drei Schritte nach vorne gesprungen und zwei Schritte zurück.

Dieses Vorgehen ist natürlich nicht besonders effizient, denn die Prozession bewegt sich nur extrem langsam. Darüber hinaus wackeln diese Prozessionsreihen natürlich an allen Ecken und Enden – einem systematischen Voranschreiten entspricht diese Vorgehensweise nicht. Allerdings tritt durch die ständigen Springbewegungen eine gewisse Stabilität ein, da die einzelnen Teilnehmer fortwährend von einem Schritt zum anderen ihr Gleichgewicht anpassen und ihre Bewegungsrichtung korrigieren können. Ein nicht ganz optimaler Sprung in eine gewisse Richtung, kann durch den nächsten Sprung korrigiert werden. Somit kommen trotz allem die Prozessionsteilnehmer am Ziel an, auch wenn es etwas länger dauert und am Ende deutliche Ermüdungserscheinungen bei den Teilnehmern und Teilnehmerinnen auftreten.

Natürlich wäre es deutlich effektiver, einen langen Anlauf zu nehmen und die Distanz durch einen weiten Sprung zu überwinden. Aber wie in der sportlichen Disziplin des Weitsprungs, ist es ab dem Moment des Absprungs fast unmöglich die Richtung zu korrigieren. Dies gilt auch in der Kommunikation: Es ist besser, sich langsam vorwärts zu tasten als mit beiden Füßen sofort in ein Problemfeld zu springen. Die Argumente in kleinen Schritten darzubieten hat den Vorteil, dass die anderen Personen leichter folgen können und dann auch offen sind für neue Argumente. Ein kommunikativer Weitsprung führt aber normalerweise dazu, dass die Kommunikationsteilnehmer/innen gar nicht gedanklich hinterherkommen und deswegen die Vorstellung des Redners ablehnen werden.

Auch der Architekt geht in kleinen Schritten vor. Er zweifelt die vermeintlichen Beweise der anderen Geschworenen Schritt für Schritt an. Er ist dabei zum Teil argumentativ so langsam, dass die anderen ihn sogar auffordern, zum Punkt zu kommen. Doch genau durch dieses kleinschrittige Vorgehen schafft er es nach und nach, die Geschworenen zu überzeugen.

- Illustrationen

Bei diesem Punkt geht es um die Einbeziehung von bildlichen Darstellungen und Demonstrationen, die es in einer Kommunikation ermöglichen sollten, Gedankengänge oder Sachverhalte erfassbar – und damit verständlicher – zu machen.

Wieder ist es der Architekt, der sich dieses Prinzip zunutze macht. In einer Szene legt er dasselbe Messer wie die Tatwaffe auf den Tisch – das Messer, das angeblich so selten sein soll und das er am Vorabend in einer Pfandleihe erstanden hat. Hier kann er eindrucksvoll zeigen, dass das Messer eben nicht so selten ist wie behauptet.

In einer weiteren Szene lässt er den Grundriss der Wohnung des Zeugen bringen, der angibt, innerhalb von 15 Sekunden vom Bett aus seine Wohnungstür erreicht und geöffnet zu haben. Indem er die Szene nachstellt, kann er die Zeit, die der alte Mann für den Weg von seinem Bett bis zur Wohnungstür braucht, ziemlich genau messen und so zeigen, dass die Aussage dieses Zeugen kaum stimmen kann oder zumindest nur unter Vorbehalt akzeptiert werden sollte.

- Metakommunikation

Zu einer guten Kommunikation gehört, über die Kommunikation kommunizieren zu können – also Metakommunikation zu betreiben. Das ist die Auseinandersetzung über die Art und Weise des kommunikativen Umgangs miteinander. Eine Metakommunikation ist beispielsweise die Frage „Wie haben Sie das gemeint?“, „Haben Sie mich verstanden?“ oder aber auch die Szene im Film, in der Geschworener #11 aufgrund einer Aussage von #10 bemerkt, dass es „grammatikalisch richtig sprechen“ und nicht „grammatisch richtig sprechen“ heißt.

In einer Szene bedient sich der Vorsitzende auch einer metasprachlichen Mahnung: „Wenn wir uns streiten, kommen wir doch nicht weiter!" Dadurch kann er die Gruppe wieder auf die Sachebene zurückbringen.

- Nonverbale Kommunikation (Mimik und Gestik)

Bei einer guten und effizienten Kommunikation geht es nicht nur um inhaltliche Aspekte, sondern auch um das breite Spektrum der nonverbalen Elemente. Durch die Signale des Körpers (Gesichtsausdruck, Körperhaltung, Gestik ...) werden verbale Botschaften ergänzt. Indem ein Sprecher beispielsweise Augenkontakt zu seinem Gesprächspartner hält, ist die Wirkung der Argumente stärker, weil der Sprecher zeigt, wie überzeugt er von seiner Position ist und wie wichtig er sein Gegenüber nimmt.

Der Architekt setzt seine nonverbalen Kommunikationsmöglichkeiten sehr sparsam und bewusst ein, z.B. indem er seine Aussagen durch Handbewegungen unterstützt und so die Aufmerksamkeit der anderen Geschworenen aufrechterhält.

Funktional-pragmatischer Ansatz

Die Prinzipien einer effizienten Kommunikation sollten nicht einfach wie eine Checkliste in Kommunikationssituationen angewendet werden, sondern es ist notwendig, sie in eine auf die Situation angepasste Kommunikationsstrategie einzubetten. Eine Möglichkeit dafür bietet der funktional-pragmatische Ansatz in der Kommunikation, der auf den amerikanischen Pragmatiker John Dewey (Hickman, 2004) zurückgeht, und der als effiziente Problemlösestrategie in der Kommunikation gilt.

Aufbauend auf Gouran, Hirokawa, Julian & Leatham (1993; auch Gouran & Hirokawa, 1993) möchten wir diesen Ansatz im Folgenden darstellen:

1. Problemfeststellung

Am Anfang muss ein Problem oder eine Fragestellung identifiziert und konkretisiert werden.

Die Geschworenen nutzen an verschiedenen Stellen den funktionalen Ansatz der Kommunikation. Eine Problematik ist beispielsweise die Aussage der Zeugin, die den Mord gesehen haben will und die sich daraus ergebende Frage ist die nach der Glaubhaftigkeit dieser Aussage.

2. Problemanalyse

Als nächstes sollte eine genaue Analyse der Problemstellung erfolgen, d.h. die Situation muss in ihre Einzelteile zerlegt (Analyse) und wiederum als Ganzes zusammengeführt werden (Synthese). Die Diskussionsteilnehmer sollen dazu die Ursache und die Einflussfaktoren für das identifizierte Problem untersuchen. Während der Problemanalyse werden alle Informationen, die anhand von Gesprächen, Fragebögen, Kennzahlen, Dokumentenanalysen oder anderen Methoden zusammengetragen wurden, auf ihre Relevanz hin untersucht.

In der Diskussion der Jury bedeutet das, dass die Aussage der Frau gründlich und unter Zuhilfenahme aller zur Verfügung stehenden Möglichkeiten analysiert wird.

3. Festlegung der Zielsetzung

Nach der Problemanalyse sollten die zu erreichenden Ziele mitsamt den dazu gehörenden Kriterien zur Erfolgsmessung definiert werden. Es geht darum festzulegen, was das Ergebnis der Kommunikation sein soll. Dieses Vorgehen soll sicherzustellen, dass die Kommunikation einem roten Faden folgt.

Das Ziel der Analyse der Zeugenaussage der Frau besteht darin, herauszufinden, ob ihre Angaben Beweiskraft haben oder ob man daran zweifeln sollte und sie nicht für eine Verurteilung herangezogen werden sollten.

4. Entwicklung von alternativen Lösungsszenarien

Nachdem die Problemstellung identifiziert und die Ziele der Kommunikation festgelegt worden sind, geht es in dem nächsten Schritt darum, Lösungsansätze zu formulieren.

Jede dieser Ansätze sollte dann als Szenario weiterentwickelt werden, und zwar indem die einzelnen Aspekte in Form einer Spirale jeweils aufgenommen und weiterentwickelt werden, bis zu dem Punkt, wo sich keine Argumente mehr finden lassen, ein Widerspruch entsteht, die ganze Argumentation nicht mehr plausibel ist oder aber ganz einfach die Lösung des Problems gefunden wurde.

Was könnte verhindert haben, dass die Frau im Film den Mord wirklich beobachtet hat? Möglicherweise der zur Tatzeit vorbeifahrende Zug oder aber die nicht aufgesetzte Brille.

5. Evaluation der Szenarien

Im Schritt Evaluation wird jedes einzelne Szenario aufgegriffen und entweder mit Hilfe vorher festgelegter Kriterien, den bestehenden situativen Bedingungen oder anhand einer SWOT-Analyse untersucht. In dieser Phase müssen auch Prioritäten formuliert werden: Was ist wichtiger? Geht es darum die Kosten niedrig zu halten oder den Effekt einer Maßnahme maximal zu steigern?

Das Ergebnis dieser Evaluation, als Vergleich zwischen einem Ist- und einem Soll-Zustand sowie einem Vergleich der einzelnen Szenarien untereinander in Verbindung mit den Rahmenbedingungen, soll am Ende zu einer optimalen (aber nicht zu einer besten) Lösung führen. Diese Lösung sollte unabhängig sein von den Ansichten einzelner Teilnehmer, den Meinungsmonopolisten und anderen Störfaktoren einer problem- und sachorientierten Lösung.

Betrachten wir noch einmal die Zeugenaussage der Frau: Der Zug ist laut der Aussage des Geschworenen #10 ein unbeleuchteter Leerzug gewesen. Somit hätte die Zeugin durchaus den Mord durch die Fenster des Zugs beobachten können. Allerdings ist als Alternativinterpretation zur Bewertung der Aussage die vermutete Fehlsichtigkeit der Zeugin aufgekommen. Dieser Aspekt wird von dem Geschworenen #9 anhand einer spiralförmig verlaufenden Diskussion mit dem Geschworenen #4 weiterentwickelt und im Ergebnis haben immer mehr Geschworene einen begründeten Zweifel an der Schuld des Jungen.

6. Treffen von Entscheidungen

Es ist durchaus sinnvoll, für einen Entscheidungsprozess eine bestimmte Beratungsdauer festzulegen. Dies erhöht die Verbindlichkeit, auch tatsächlich eine Entscheidung zu treffen, andererseits wird Zeit gewonnen, da oft die sehr langatmigen und unerfreulichen persönlichen Ausführungen stark eingeschränkt werden und die Diskussionen vermehrt auf einer sachlichen Ebene stattfinden.

In diesem Stadium des funktionalen Vorgehens muss eine Entscheidung über das zu realisierende Szenario aufgrund der definierten Kriterien getroffen werden. Diese Entscheidung kann nicht perfekt sein, sie kann sich im Nachhinein als falsch erweisen. Sie sollte aber die bestmögliche und viabelste Entscheidung darstellen, d.h. sie sollte möglichst viele Bedingungen erfüllen, einen größtmöglichen Effekt erzielen sowie pragmatisch und umsetzbar sein.

Eine solche Entscheidung sollte nicht auf einem Abstimmungsergebnis oder einem Kompromiss aufbauen (wie es oft in der Politik vorkommt), sondern die Entscheidung sollte aus der Problemstellung, den Zielen, den formulierten Kriterien sowie der SWOT-Analyse abgeleitet werden.

7. Formulieren von Handlungsempfehlungen

Aufgrund der getroffenen Entscheidung sollten in dieser Etappe Handlungsempfehlungen in Form eines Strategieplans formuliert werden, indem festgelegt wird, welche Schritte von wem unter welchen Bedingungen (finanzielle, logistische ...) eingeleitet werden müssen. Es geht hier um die genaue Bestimmung und Planung der nächsten Schritte als Projekt auf dem Weg zur Realisierung.

8. Umsetzung der Entscheidung

Der letzte Punkt ist die Umsetzung der Entscheidung, bestehend aus den einzelnen Punkten des Strategieplans.

Tabelle 3: Funktional-pragmatischer Ansatz in der Kommunikation

1. Problemfeststellung
2. Problemanalyse
3. Festlegung der Zielsetzung
4. Entwicklung von alternativen Lösungsszenarien
5. Evaluation der Szenarien
6. Treffen von Entscheidungen
7. Formulieren von Handlungsempfehlungen
8. Umsetzung der Entscheidung

Kommunikationsprinzipien

Neben den erwähnten konstruktivistisch orientierten Kommunikationsprinzipien und der Berücksichtigung der Etappen entsprechend des funktional-pragmatischen Ansatzes in der Kommunikation ist es sinnvoll, einige weitere allgemeine Kommunikationsprinzipien zu berücksichtigen, um eine erfolgreiche oder effiziente Kommunikation zu fördern.

- Ich- statt Du-Botschaften

Häufig werden sog. Du-Botschaften verwendet, wenn man mit dem Verhalten einer anderen Person nicht einverstanden ist. Aber Du-Botschaften werden sehr oft als Vorwürfe, wenn nicht sogar als Drohungen verstanden und wirken störend auf die Beziehung der Gesprächspartner. Der Angesprochene verfällt in der Regel sofort in eine defensive Position. Dies ist der sicherste Weg in Richtung Konflikt.

Eine bessere Möglichkeit besteht darin, einer anderen Person mitzuteilen, was in einem selbst vorgeht und wie man eine Situation empfindet. Dafür eignet sich am besten eine Ich-Botschaft, bei der der Fokus auf der Person liegt, die die Botschaft sendet, nicht auf dem Gesprächspartner. Ich-Botschaften stellen keine Bedrohung dar, sondern ein Angebot zum Gespräch über eine als unbefriedigend empfundene Situation. So wäre es beispielsweise sinnvoller, einen Kollegen, der dauernd zu spät kommt, nicht mit einer Du-Botschaft „Können Sie nicht einmal pünktlich sein!" anzusprechen, sondern mit einer Ich-Botschaft „Für mich ist es wichtig, dass Meetings pünktlich beginnen."

- Briefing

Bci cincm Bricfing handclt cs sich um cinc Kurzbcsprcchung, in der relevante Informationen anhand einer präzisen und effizienten Kommunikation zu einem bestimmten Thema (und zu keinem anderen) ausgetauscht werden. Briefings sind eine Plattform für ein gemeinsames Verstehen und Handeln, indem alle Teammitglieder in einem sehr zeiteffizienten Verfahren auf den gleichen Wissensstand gebracht werden. Sie bieten die Möglichkeit, sich sachorientiert und kurz zu fassen.

- Debriefing

Ein Debriefing einer Situation oder einer Erfahrung stellt ebenfalls eine Kurzbesprechung dar und dient im Allgemeinen dazu, einen immediaten Lerneffekt aus einer gewonnenen Erfahrung zu generieren. So ist es beispielsweise sinnvoll, sich nach einer abgeschlossenen Aufgabe, einem kritischen Ereignis oder einer positiven Erfahrung im Team zusammenzusetzen, die Erfahrungen zu besprechen, um daraus zu lernen. Ein Debriefing hilft darüber hinaus, ein positives und vertrauenswürdiges Klima zu schaffen und die Leistung des Teams im Hinblick auf zukünftige Aufgaben zu steigern.

- Aktives Zuhören

Eine erfolgreiche und effiziente Kommunikation erfordert nicht nur, dass der Sender in der Lage ist, seine Gedanken und Empfindungen in die richtigen Worte zu fassen und durch eine entsprechend nonverbale Kommunikation zu unterstützen, sondern es bedarf auch seitens des Kommunikationsempfängers der Fähigkeit aktiv zuhören zu können.

Aktives Zuhören heißt den anderen darüber zu informieren, dass man den Ausführungen wirklich und mit Interesse zuhört, indem man dies sowohl durch seine verbale Kommunikation (gelegentliches Paraphrasieren oder Fragen stellen) als auch durch seine nonverbale Kommunikation (Kopfnicken, Mundbewegungen) zum Ausdruck bringt. Auch trägt ein solches aktives Zuhören wesentlich zur Herstellung eines Vertrauensverhältnisses bei.

Die aktiv zuhörende Person sollte intermittierend die Äußerungen der anderen Person möglichst neutral in eigenen Worten resümieren oder paraphrasieren, um der anderen Person zu zeigen, wie man die Botschaften verstanden hat. So können Unklarheiten und Missverständnisse ausgeräumt werden.

- Feedback

Es ist sinnvoll, Gesprächsteilnehmern/innen eine Rückmeldung darüber zu geben, wie ihr Verhalten auf andere wirkt. Es geht dabei darum, der anderen Person Auffälliges mitzuteilen, Hilfestellungen anzubieten und eventuell Konsequenzen von Verhaltensweisen zu erläutern mit dem Ziel, die Leistung der Person zu bewerten (im beruflichen Kontext) und konstruktive Vorschläge für Verhaltensänderungen zu formulieren.

Auf keinen Fall aber sollte sich ein Feedback an der Persönlichkeit einer Person orientieren oder aus abwertenden Kommentaren bestehen.

Dazu liefern Günther & Sperber (1993, S. 55 ff.) einige hilfreiche Empfehlungen:

Zuerst positive, dann negative Punkte nennen, d.h. was war gut, was geht;
Hinweise auf Folgen – positive wie negative – geben;
Ich-Du Botschaften formulieren, d.h. eigene Gefühle, Wahrnehmungen äußern;
Änderungsvorschläge einschließen;
Feedback so schnell wie möglich nach der entsprechenden Situation geben, dann hat es die größte Wirkung;
Der Feedbackempfänger sollte Verteidigungshaltungen vermeiden, d.h. sich nicht rechtfertigen, sondern zuhören, nachfragen und nachdenken.

- Fragetechniken

Um zu einer Erkenntnis zu gelangen, müssen Fragen gestellt werden. Durch die Formulierung der richtigen Fragen kommt man der Lösung eines Problems näher.

Durch das Stellen von Fragen in Verbindung mit dem aktiven Zuhören kann ein Gesprächsteilnehmer einen Sprecher wirklich verstehen.

Vor allem stellt der Architekt gute und hilfreiche Fragen. Es gelingt ihm dadurch, seine Gesprächspartner besser zu verstehen und Ansatzpunkte für weitere Argumente zu finden.

Dabei ist für das Gelingen einer guten Kommunikation entscheidend, auf welche Weise gefragt wird und welche Fragen gestellt werden.

Die Frageform der offenen Fragen soll die Gesprächspartner dazu veranlassen, sich ausführlicher zu einem Thema zu äußern. Dadurch soll eine Diskussion durch viele aufeinanderfolgende und sich aufeinander beziehende Kommunikationsakte in Gang gebracht werden.

Ineffiziente Kommunikation

Charakterisierung

Es kann davon ausgegangen werden, dass eine ineffiziente Kommunikation dann vorliegt, wenn das Sender-Empfänger-Modell gestört ist, d.h. eine optimale Nachrichtenübermittlung aus irgendwelchen

Gründen nicht gewährleistet ist und insbesondere die Ziele der Kommunikation nicht erreicht werden.

So wird eine Kommunikation ineffizient, wenn der Sender seine Kommunikationsabsicht nicht klar und eindeutig enkodieren oder formulieren kann, wenn der Empfänger nicht in der Lage ist, die Kommunikation zu dekodieren und zu verstehen, wenn die Kommunikation durch äußere Faktoren gestört wird, beispielsweise durch Hintergrundlärm akustisch nicht verstanden werden kann, wenn kein gemeinsamer Kommunikationskanal (Sprache) benutzt wird, wenn kein gemeinsamer Wille zur Kommunikation besteht.

Bei diesen Störungen handelt es sich um Kommunikationsbarrieren oder systematische Kommunikationsfehler, die einer effizienten Kommunikation im Wege stehen und bei denen nicht das Verstehen, sondern das Missverständnis zur normalen Kommunikationsform wird.

Bei den Kommunikationsbarrieren handelt es sich um Faktoren, die eine Kommunikation erschweren oder gänzlich unmöglich machen. Nur das Wissen um diese Faktoren kann uns helfen, diese Schwierigkeiten zu überwinden und sie durch geeignete Maßnahmen zu vermeiden.

Unter diesem Gesichtspunkt sollte hinsichtlich einer effizienten Kommunikation versucht werden, einige Fallen der Kommunikation tunlichst zu vermeiden, die wir in der Folge eingehender beschreiben möchten.

Merkmale

- Emotionalität

Unkontrollierte Gefühlsausbrüche stören die Effizienz einer Kommunikation nachhaltig. Jemand, der in einer Kommunikationssituation seinen Gefühlen freien Lauf lässt, riskiert es, die anderen Kommunikationsteilnehmer zu irritieren oder durch unüberlegte und daher möglicherweise verletzende Äußerungen völlig gegen sich aufzubringen.

In der Gruppe der 12 Geschworenen gibt es viele Beispiele für solche Äußerungen:

- Szene 1: Geschworener #10 zu #1: „So eine Albernheit, seien Sie doch kein Kind"!
- Szene 2: Geschworener #3: „Geheim? Das gibt es hier nicht! Geschworene haben keine Geheimnisse. Ich kann mir schon denken, wer es war!"
- Szene 3: Geschworener #10: „Ach was, ich schreie so viel ich will! Das muss ja mal gesagt werden!"
- Szene 4: Geschworener #9 zu #10: „Wenn Sie mich noch einmal in dieser frechen Art und Weise anschreien (...)!"
- Szene 5: Geschworener #3 zu #8: „Ich bringe den Kerl um!"

Hinweis: Das heißt natürlich nicht, dass man ganz auf seine Emotionen verzichten sollte. Es ist schon erlaubt, gelegentlich wütend zu werden und Emotionen zu zeigen – nur man sollte die Kontrolle über sich selbst behalten und aufpassen, dass man den *point of no return* nicht überschreitet.

- Kompliziertheit und Vagheit

Kompliziertheit und Vagheit erschweren die Kommunikation durch die damit verbundene Erhöhung des Risikos eines Missverständnisses.

Kompliziertheit ist nicht mit Komplexität zu verwechseln. Die Kompliziertheit bezieht sich auf die Tendenz, immer neue Schwierigkeiten einzuführen, immer neue Bedenken zu äußern, die Diskussion durch neue Aspekte zu erschweren.

Vage Äußerungen behindern gleichermaßen eine effiziente Kommunikation. Solche Äußerungen verschleiern die Position des Sprechers. Es handelt sich in der Regel um eine grundlegende Haltung, die das Ziel hat, alle Möglichkeiten offen zu lassen, um sich eben nicht festlegen zu müssen.

Hinweis: Die Kraft der Kommunikation liegt in der Präzision. Wie der französische Poet Nicolas Boileau (1636-1711) meinte: *Ce que l'on conçoit bien, s'énonce clairement, Et les mots pour le dire arrivent aisément.*[15]

---

[15] Was gut gedacht ist, kann auch klar ausgedrückt werden. Und die Wörter, um es zu sagen, kommen ganz leicht.

- Unterbrechungen

In einer Konstellation mit Unterbrechungen wird der Sprecher von seinem Gegenüber mehr oder weniger regelmäßig gestört. Er wird somit daran gehindert, das zu sagen, was er sagen wollte. Das löst beim Sprecher Unmut aus und führt normalerweise zum Ausdruck von Emotionen wie Wut oder Ärger. Unterbrechungen sind ein probates Mittel, um einen Streit vom Zaun zu brechen.

- Pausen

Während eines Gesprächs entstehen gelegentlich unangenehme Pausen. Sie erschweren den Wiedereinstieg in das Gespräch. Die Beteiligten empfinden hier oft Verlegenheit, wodurch der Gesprächsfluss noch nachhaltiger gestört wird.

Hinweis: Warum sollte man nicht über die Pause selbst sprechen und sie als Anlass für Metakommunikation nutzen? Oder durch einen kleinen Scherz die Schwere der Situation auflösen?

- Simultanes Sprechen

In einer solchen Situation sprechen mehrere Gesprächspartner gleichzeitig. Simultanes Sprechen tritt häufig nach einer Gesprächspause ein, wenn alle gleichzeitig das Gespräch wieder aufnehmen wollen. Wenn dann keine Einigung über die Koordination der Gesprächsbeiträge erfolgt, sprechen alle gleichzeitig und somit durcheinander. Im Ergebnis wird die Kommunikation ineffizient.

Hinweis: Hier ist ein Moderator gefragt, der den Gesprächsteilnehmern das Wort erteilt.

- Wiederholungen

Wiederholungen innerhalb eines Gesprächs verzögern den Wechsel der Sprecherrolle. Laut Galliker & Weimer (2006, S. 108) entstehen Wiederholungen aus „mangelnder Beachtung möglicher anderer Gesprächsbeiträge oder aus Unsicherheit". Auch dadurch wird der Gesprächsfluss gestört.

Hinweis: Nicht Wiederholungen mit Paraphrasieren verwechseln, sondern auf die Wiederholung hinweisen und zur Weiterführung des Gesprächs auffordern.

- Monologe

Wenn ein Sprecher in Anwesenheit eines Gesprächspartners einen Monolog führt, ist es für einen anderen Gesprächspartner schwer, zu Wort zu kommen. Der Zuhörer muss Geduld üben, das kann zu Unmut führen. Besonders wenn der Sprecher nicht auf nonverbale Signale des Zuhörers (wie Gähnen oder Abwenden des Blicks) reagiert und sich in seinem Redefluss nicht beirren lässt. Diese Emotionalisierung behindert das Gespräch nachhaltig.

Hinweis: Früher oder später muss man einen Monolog unterbrechen, aber auf eine sanfte Art und Weise, wie durch eine Nachfrage, eine Paraphrasierung, die Weitergabe des Wortes an einen anderen Gesprächsteilnehmer oder ganz einfach, indem man im Gesprächskontext handelt, beispielsweise etwas an die Tafel schreibt („Das ist eine wichtige Aussage, das sollten wir besser festhalten!" – „Habe ich jetzt ihren Gedanken richtig formuliert?"). Der Dampfplauderer verliert dann den Faden und sein Redefluss wird unterbrochen.

- Formalistische Orientierung

Bei einer formalistischen Orientierung geht es nur um die Form und nicht um die Inhalte. Eine formalistische Orientierung ist beispielsweise der Versuch, in einem Unternehmen Personalentwicklung nur nach dem Arbeitsrecht gestalten zu wollen. Hier handelt es sich in einer nomokratischen Perspektive um die vorrangige Einhaltung von Normen oder Regeln und nicht um die Lösung von konkreten Problemen durch eine adäquate Kommunikation.

Hinweis: Man sollte die formalistischen Aspekte als ein wichtiges, aber nicht als einziges Szenario durch einen entsprechenden Hinweis festhalten.

- Mangelnde Konsistenz

Eine ineffiziente Kommunikation zeichnet sich oft dadurch aus, dass die Ansichten der Beteiligten ständig wechseln. Dadurch entsteht ein Gefühl der Unsicherheit.

So ist beispielsweise die mangelnde Konsistenz in den Aussagen des Geschworenen #3 zu erwähnen. Auch wenn er von sich selbst behauptet, dass er nur Fakten sprechen lassen möchte und er persönlich völlig uninteressiert sei, bewegt er sich ständig auf einer emotionalen Ebene, die ihn dazu verleitet, sich selbst permanent und offensichtlich zu widersprechen und damit seine Glaubwürdigkeit zu untergraben.

Ein anderes Beispiel von Inkonsistenz ist der Geschworene #12, der gleich zweimal seine Meinung ändert.

Hinweis: Ein entsprechend wohlformuliertes Resümee der Situation dürfte den roten Faden wieder erkennbar werden lassen.

- Sturheit, Uneinsichtigkeit, Trotz

Sturheit und Uneinsichtigkeit sind ebenfalls Persönlichkeitseigenschaften, die für eine erfolgreiche Kommunikation hinderlich sind. Wenn jemand nicht dazu bereit ist, neue Argumente zu hören, dann kann keine erfolgreiche Kommunikation aufkommen.

Diese Sturheit lässt sich bei mehreren Geschworenen feststellen. Zum einen zeigt sich diese Eigenschaft, als der Geschworene #1 von dem lauten und intoleranten Geschworenen #10 provoziert und seine Äußerungen in Frage gestellt werden. Nach dem Streit ist es ihm „egal, was gemacht wird“. Aus dieser Aussage spricht Trotz. Er versucht zwar sein Bestes zu geben, um die Gruppe zusammenzuhalten und den Gesprächsverlauf zu koordinieren, so dass eine schnelle Entscheidung gefällt werden kann, aber als dann Kritik an ihm geübt wird, lässt sich seine Sturheit erkennen und er beschwert sich in einem unsachlichem Ton.

Hinweis: Eine direkte Konfrontation des Betroffenen mit diesem Verhalten ist wenig sinnvoll, man kann hier nur Geduld haben. Die Gruppe wird auf dieses Verhalten früher oder später reagieren. Um der Sturheit und Uneinsichtigkeit eines Geschworenen zu entkommen, stehen schließlich alle Geschworenen auf und sammeln sich auf der anderen Seite des Tisches.

- Vorurteile

Vorurteile sind stark vereinfachte, generalisierte und negative Werturteile. Sie müssen ständig hinterfragt werden, um nicht zu falschen Entscheidungen zu führen.

Der Geschworene #10 äußert z.B. an zahlreichen Stellen seine vielen Vorurteile:

– „Ich kenne diese Banditen, ich habe mein ganzes Leben unter ihnen gelebt, denen darf man nicht glauben was sie sagen. Das wissen Sie! Diese Bengel sind doch geborene Lügner.“

- „Mann, Sie haben ja so Recht. Alles was aus diesem Milieu kommt ist Abschaum. Damit will ich nichts zu tun haben, zum Teufel.“
- „Sie wissen doch, wie diese Banditen lügen. Das ist angeboren! Aber das brauche ich ihnen ja gar nicht erst zu erzählen. Die können einfach kein wahres Wort sagen und, glauben sie mir, die brauchen keinen besonderen Grund zu haben, um jemanden umzubringen. Die nicht! Die Kerle betrinken sich, das sind alles Quartalssäufer. Das wissen sie auch. Und peng liegt einer tot in der Gosse. Wir machen ihnen ja keinen Vorwurf weil wir wissen, dass sie von Natur aus so sind. Sie sind von Haus aus gewalttätig. (…) Ein Menschenleben bedeutet für sie nicht so viel wie für uns.“

Hinweis: Es ist wichtig, seine eigenen Vorurteile regelmäßig an der Realität zu überprüfen und sich mit Vorurteilen, denen man selbst begegnet, direkt auseinanderzusetzen.

- Persönliche Implikation

Die persönliche Implikation ist ebenfalls einer effizienten Kommunikation abträglich, da sie zu sehr die eigenen Empfindungen, Erfahrungen oder Meinungen in den Vordergrund stellt.

Der Geschworene #3 erzählt beispielsweise von seiner eigenen Kindheit. Er berichtet, dass er stets großen Respekt vor seinem Vater gehabt und ihn gesiezt habe: „Welcher Junge hat heute noch Respekt vor seinem Vater?“ Er bedient sich seiner Erfahrungen, um seine Botschaft zu formulieren. Im Verlauf der Beratung ist zu erkennen, dass er sehr stark von seinen Gefühlen beeinflusst wird und sein Urteil im vorliegenden Fall im Wesentlichen auf den Erfahrungen mit seinem Sohn basiert. Sein Sohn, den er zu einem „Mann“ erziehen wollte, hat sich von seinem strengen und autoritären Vater abgewandt.

Diese Szene soll die tiefsitzende Enttäuschung des Vaters zeigen, der die emotionale Bindung zu seinem Sohn verloren hat. Er projiziert seine eigene Trauer und Wut auf den Angeklagten, da er sich in Wahrheit in einem schweren inneren Konflikt über den Verlust seines Sohnes befindet. Dieser Geschworene ist der letzte, der seine Meinung ändert. Er entscheidet sich erst für „nicht schuldig“, als ihm klar wird, dass seine persönliche Situation ursächlich für seine Meinung war.

Hinweis: Man sollte seine persönlichen Implikationen möglichst zu Hause lassen oder aber sie zumindest von Anfang an offen legen, damit die anderen Gesprächsteilnehmer sich darauf einstellen können, oder sogar helfen können, sie zu überwinden.

- Pausenclown spielen

Im Film lässt sich schnell erkennen, wer die Rolle des „Pausenclowns" einnimmt. Es handelt sich um den Geschworenen #7, der alles versucht, um pünktlich zu seinem Baseballspiel zu kommen. Er nimmt alles auf die leichte Schulter und witzelt herum, doch wohl eher nur um seine Unfähigkeit zu verbergen, sich wirklich intellektuell mit diesem Fall auseinanderzusetzen.

- „Dann würde ich vorschlagen, dass wir uns häuslich einrichten. Und der Wächter da draußen soll uns ein Kartenspiel bringen und dann spielen wir Meine Tante, Deine Tante."
- „Es scheint so, als würden Sie meinen Schwager kennen!"
- „Ach, jetzt hat noch jemand Flügel gekriegt."
- „Sie sollten Chef der Haarspalterinnung werden."

Hinweis: Man kann solche Kommunikationsformen am ehesten abstellen, indem man nicht auf sie eingeht. Der Clown wird sehen, dass seine Kommunikationsform nicht ankommt und daraufhin die Häufigkeit automatisch reduzieren. Sollte das keinen Erfolg zeigen, ist ein Vier-Augen-Gespräch angebracht.

- Persönliche Angriffe

In vielen Fällen werden in heftigen Diskussionen Äußerungen getätigt, die als beleidigend oder verletzend aufgefasst werden, beispielsweise durch unsachgemäße Kommentare, Unterstellungen, Anzweifeln der Kompetenz der Teilnehmer, Vermengung von Meinungen und Fakten, irreführende Annahmen und anschließende Empörung, Über- oder Untertreibungen, Zynismus und Arroganz. Das Ziel solcher Angriffe ist es oft, von der eigenen Unsicherheit oder Unfähigkeit abzulenken.

Zu fragen ist, ob es sinnvoll ist, solche Angriffe zu thematisieren oder aber dem Beispiel des Architekten zu folgen, der diese Versuche ignoriert und sich konsequent und unaufgeregt auf inhaltliche Aspekte konzentriert.

Die hohe Kunst der persönlichen Angriffe wird im Übrigen von dem Philosoph Peter Sloterdijk im Zusammenhang eines öffentlichen Konfliktes, den er mit einem anderen Professor hatte, folgendermaßen beschrieben:

> Das Verfahren, das unser Professor für seine Auslassungen wählt, ist gewiss nicht neu: Er erfindet eine abstruse These, um sich über sie aufregen zu können – und indem er seine Hysterie exhibiert, wünscht er, eine möglichst große Zahl von Uninformierten in seine Aufgeregtheit mitzunehmen. Üblicherweise funktioniert so etwas hierzulande ziemlich gut, bevor eine genauere Lektüre zur Entzerrung des Geschehens führt.[16]

[16] Quelle: http://www.faz.net/s/RubCF3AEB154CE64960822FA5429A182360/Doc~ECBEDDC9B25CD497DA85BEBF7625D0483~ATpl~Ecommon~Scontent.html

Lehreinheit 4: Sozialpsychologische Verhaltenserklärungen

Die bloße Anwesenheit anderer Menschen beeinflusst unser Verhalten. Sind drei oder mehr Menschen zusammen, die miteinander interagieren, treten besondere Effekte auf, die umgangssprachlich mit „Gruppendynamik“ umschrieben werden. Das gezeigte Verhalten entsteht nicht zufällig oder willkürlich – auch wenn man manchmal als Beteiligter überrascht wird. Das aktuelle Geschehen in Gruppen hängt ab von Faktoren wie der Persönlichkeit der Teilnehmer, Beziehung der Gruppenmitglieder, vergangene Konflikte und der Rollenverteilung.

Die Sozialpsychologie beschäftigt sich als Teildisziplin der Psychologie mit der Beschreibung, Erklärung und Vorhersage von Erleben und Verhalten im sozialen Kontext. Somit finden ihre Erkenntnisse unmittelbare Anwendungen in allen sozialen Situationen. Die Erkenntnisse helfen, Situationen und damit auch die beteiligten Personen sowie die Gründe für ihr Verhalten besser zu verstehen. Sozialpsychologische Erkenntnisse können auch dazu beitragen, Konflikte zu vermeiden und Gruppenprozesse effektiver und zielorientierter zu gestalten.

Im Folgenden werden relevante soziale Theorien anhand von Beispielen aus dem Werk „Die zwölf Geschworenen“ vorgestellt. Die Erklärungen sind jeweils verbunden mit Anregungen für die Diskussion und Übungen.

Thema Szene 2: Small Talk

Erläuterung der Szene

Die 12 Geschworenen begeben sich ins Geschworenenzimmer. Sie suchen sich ihre Plätze und reden in Zweiergruppen miteinander. Die Gesprächsthemen sind eher belanglos: Für den einen ist es das erste Mal, der andere ist froh, bei einem Mordprozess dabei sein zu können, einer fragt, ob es etwas Neues gibt und erzählt, was er beruflich macht (was seinen Nachbarn nicht im Geringsten interessiert), ein weiterer Geschworener erzählt von seiner Freude über die Karten für das Baseball-Spiel, die er für den gleichen Abend hat.

Nur ein Geschworener (#8) steht gedankenverloren am Fenster und schaut in die Ferne. Er beteiligt sich nicht am Small Talk.

Sozialpsychologische Erklärung

Der Small Talk hat in der Kommunikation eine zentrale Funktion: Er erlaubt es uns, in eine Gesprächssituation hineinzukommen, indem man sich mit unverfänglichen Äußerungen dem Gesprächspartner annähert und ihn so kennenlernt. Der Small Talk soll verhindern, dass sich der Gesprächspartner bedrängt oder überfordert fühlt, wodurch *in fine* eine Kommunikation bewusst oder unbewusst beendet wird.

Eine alltägliche Kommunikationssituation: Ein/eine Mitarbeiter/in trifft eine/n andere/n Mitarbeiter/in morgens im Unternehmen und folgendes Gespräch findet statt:

- „Hallo!“
- „Hallo!“
- „Wie geht's?“
- „Gut!“
- „Schönes Wetter heute!“
- „Ja, wirklich!“

Diese Konversation ist inhaltlich nicht sehr komplex und scheint ziellos. Warum findet sie dann überhaupt statt? Warum beginnen beide überhaupt das Gespräch mit der Interjektion „Hallo“? Eine Erklärung erster Ordnung verweist auf die gesellschaftlichen Konventionen zur Begrüßung, die in dieser sozialen Gruppe herrschen. Eine Erklärung zweiter Ordnung könnte die Absicht sein, ein erstes soziales Signal zu senden, um in einem zweiten Schritt vorsichtig eine Interaktion zu eröffnen, indem mit einer neutralen, wenig informativen und daher auch wenig missverständlichen Äußerung begonnen wird.

Falls die andere Person darauf eingeht, stehen bleibt, ein freundliches Gesicht aufsetzt, die andere Person ansieht und adäquat zur Einladung oder Aufforderung zum Gespräch reagiert, fühlt sich der erste Sprecher ermutigt, das Gespräch fortzuführen. Falls die Reaktion der angesprochenen Person aber aus einem bloßen Murmeln und hastigem Weitergehen besteht, wird das Gespräch vermutlich enden.

Nehmen wir an, das Gespräch geht weiter: Auf die Frage „Wie geht's?" wird als Antwort „gut" erwartet, nicht aber eine grundehrliche und detaillierte Antwort über den tatsächlichen Gesundheitszustand des Gesprächsteilnehmers (Stellen Sie sich einmal vor, ihr Gesprächspartner würde Ihnen als Antwort auf diese Frage ein ausführliches Gesundheitsbulletin aufzählen).

Nach diesem eher formelhaften Abschnitt des Gesprächs folgt eine weitere Phase, in der normalerweise ein sehr allgemeines und vor allem unproblematisches Thema aufgebracht wird, in diesem Fall das Wetter. Scheint draußen die Sonne, ist die Wertung „schön" angebracht und wird vermutlich auf Zustimmung des Gegenübers treffen. Das Ziel dieser Aussage ist es, Übereinstimmung mit dem Gesprächspartner als Basis für weiteren Austausch zu schaffen. Liegt man hier daneben und der Gesprächspartner hat beispielsweise eine Allergie und freut sich gar nicht über das Wetter, führt das zu einer Abwehrhaltung und eventuell einer emotionalen Reaktion, die zu einem Gesprächsabbruch führen kann. Intendiert ist allerdings mit der Äußerung über das Wetter, dass der Gesprächsteilnehmer den Faden aufnimmt, antwortet und im besten Fall den Inhalt des Gesprächs erweitert.

So kommt eine Konversation in Gang. Durch Äußerungen über offensichtliche Dinge und Belanglosigkeiten können wir uns langsam an den Gesprächspartner herantasten, um von Etappe zu Etappe neu einzuschätzen, ob das Gespräch weitergeführt werden kann, um damit auch ein Ziel zu erreichen. Das Ziel könnte sein, bestimmte Informationen zu bekommen, eine Beziehung zum Gesprächspartner aufzubauen (Networking) oder die Unterstützung für ein Projekt zu bekommen.

Ein weiteres mögliches Ziel ist oft, mit einem noch unbekannten Gesprächspartner eine freundschaftliche Beziehung zu beginnen, so dass das unmittelbare Ziel des Gesprächs die Anbahnung weiterer Kontakte ist. In einer solchen Situation wäre es nicht sinnvoll, sofort nach dem „Hallo" nach der Handynummer zu fragen, sondern es ist angebrachter, das Gespräch durch eine hoffentlich lächelnd und amüsant bis witzig vorgetragene Ouvertüre zu lancieren. Der Gesichtsausdruck und die Körperhaltung der angesprochenen Person verraten dann oft, ob und in welche Richtung das Gespräch weitergeht.

Die Auswahl des richtigen Themas für einen Small Talk ist nicht einfach: Es sollten Themen sein, zu denen jeder etwas sagen kann, die aber nicht persönlich sein dürfen oder polarisieren. Damit scheiden Themen um Religion, Politik und Gehalt fast immer aus. Am einfachsten ist es, wenn man sich über die Situation unterhalten kann, z.B. über das gemeinsame Warten an einer Haltestelle oder das Essen bei einer Konferenz. Ein guter Einstieg ist auch, eine offene Frage zu stellen, weil man damit Interesse am anderen zeigt und keine wertenden Vorgaben macht, die der andere ablehnen könnte.

Small Talk ist ein wichtiger Teil der Kommunikation, denn *Reden ist auch Vermeiden von Schweigen.* Es ist für die meisten Menschen nicht angenehm, wenn sie sich in einer Situation mit anderen Menschen befinden und alle schweigen. Small Talk ist angenehmer als nur so vor sich hinzustarren, was als unfreundlich, unangenehm, wenn nicht gar belastend empfunden wird.

Des Weiteren nutzt der Small Talk den sog. *Primacy Effect* oder den guten ersten Eindruck. Wer in der Lage ist, locker, offen und der Situation angemessen ein belangloses Gespräch anzufangen, macht in der Regel sofort einen guten Eindruck und wirkt sympathischer als jemand, der nicht offen auf andere zugeht.

Drittens wird durch einen Small Talk eine gewisse Nähe zum Gesprächspartner suggeriert, was wiederum sehr förderlich für das Fortkommen des Gesprächs oder die Herstellung einer Beziehung ist.

Exkurs 10: Guy de Maupassant *Propos des rues*

<table>
<tr><td colspan="2">In diesem Stück beschreibt Maupassant zwei Herren, die in Paris auf einem Boulevard flanieren und sich gegenseitig kommunikative Nettigkeiten austauschen. Maupassant kommentiert des Geschehen mit folgenden Worten:</td></tr>
<tr><td>Et des prêtres savants disent qu'ils ont une âme !
Et que s'il est un signe où l'on voit sûrement.
Qu'un Dieu fit naître l'homme au-dessus de la bête,
C'est qu'il mit la pensée auguste dans sa tête,
Et que ce noble esprit progresse in-</td><td>Und so sagen die gelehrten Priester, dass sie eine Seele haben!
Und wenn es ein Zeichen gibt, woraus wir sicherlich ersehen,
Dass ein Gott den Menschen über dem Tier gebar,
dann ist es das feierliche Denken, das er in seinen Kopf verlegte,
Und dass dieser edle Geist auf ewig</td></tr>
</table>

cessamment ! Mais voilà si longtemps que ce vieux monde existe, Et la sottise humaine obstinément persiste ! Entre l'homme et le veau si mon coeur hésitait, Ma raison saurait bien le choix qu'il faudrait faire ! Car je ne comprends pas, ô cuistres, qu'on préfère La bêtise qui parle à celle qui se tait !	fortschreitet! Aber, nun besteht diese alte Welt schon so lange, Und die menschliche Dummheit setzt sich hartnäckig fort! Zwischen dem Menschen und dem Kalb, wenn mein Herz zögern sollte, Meine Vernunft würde sehr wohl wissen, welche Wahl zu treffen wäre! Denn ich verstehe nicht, O Ihr Pedanten, warum man die Dummheit, die spricht, der Dummheit, die schweigt, bevorzugt![17]
Maupassant, G. d. (2001). *Oeuvres poétiques complètes: Des vers et autres poèmes*. Rouen: Presses Univesitaires Rouen. S. 95-98.	

Der Small Talk sollte aber nicht die Mehrheit der eigenen Gespräche ausmachen. Mehl et al. (2010) sind in einer Untersuchung der Frage nachgegangen, welche Menschen glücklicher sind, jene die ihr Leben mit Small Talk füllen oder diejenigen, die eher zu tiefergreifenden Konversationen neigen. Dazu haben sie ihren Probanden für mehrere Tage ein kleines Aufnahmegerät um den Hals gehängt, das in regelmäßigen Abständen (alle 12,5 Minuten) die Äußerungen einer Person (für jeweils 30 Sekunden) aufgenommen hat. Diese wurden dann dahingehend untersucht, ob sie eher der Kategorie Small Talk oder eher der Kategorie echtes Gespräch zugeordnet werden können.

Die Resultate dieser Untersuchung zeigen, dass diejenigen Personen glücklicher sind, die weniger Zeit (25% weniger als die unglücklichen Personen) alleine sind und mehr Zeit im Gespräch verbringen (70% mehr), und zweitens, dass die glücklicheren Teilnehmer doppelt so viel echte inhaltliche Gespräche und zwei Drittel weniger Small Talk führten als unglückliche Menschen. Für Partnerschaften konnte festgestellt werden, dass tiefergehende Konversationen eine sinnstiftende Funktion haben.

[17] Übersetzung durch die Autoren dieser Zeilen.

Small Talk hat einen wichtigen Platz in der Kommunikation, er hilft uns, eine Gesprächssituation langsam und behutsam anzugehen. Eine effiziente Kommunikation sollte bemüht sein, diese Phase zügig zu durchschreiten und in die inhaltlichen Phasen eines Gesprächs überzugehen.

Diskussion

Welche Arten von Small Talk kennen Sie und erleben Sie in Ihrem Alltag?
In welchen Lebenssituationen ist Small Talk angebracht und erwünscht, in welchen nicht?
Wann ist es angenehm, wenn ist es lästig?
Wie kann Small Talk trainiert werden? Warum fällt Small Talk manchen Leuten schwer und manchen nicht?

Thema Szene 2: Gruppendynamik

Erläuterung der Szene

Als sich die Geschworenen in den Beratungsraum zurückziehen, sieht man, dass noch kein Gruppengefühl vorhanden ist. Im Gerichtssaal ist jeder für sich dem Prozess gefolgt, doch von nun an geht es darum, ein einstimmiges Votum herbeizuführen.

Als alle an ihrem Platz sitzen, stellt der Vorsitzende die Geschworenen vor die Wahl, ob sie zuerst den Fall besprechen und dann abstimmen wollen oder aber ob sie zuerst abstimmen, um zu sehen, wo jeder steht. Sie einigen sich darauf, zuerst abzustimmen und die erste Abstimmung wird durchgeführt. Da diese aber nicht zu dem von einigen gewünschten eindeutigem Resultat führt, kommt es zu Unmut in der Gruppe. Der Geschworene #10 zeigt dies offenkundig, da seiner Meinung nach immer einer aus der Reihe tanzt. Der Geschworene #8 verteidigt sein Verhalten. Es ginge ihm im Kern nicht um die Frage, wie abzustimmen sei, sondern darum, dass er den Fall nochmals diskutieren wolle, inklusive aller Fakten, bevor er seine endgultige Entscheidung fällt. Es sei schließlich eine schwerwiegende Entscheidung, da es um ein Todesurteil für einen jungen Angeklagten ginge.

Erneut erfährt der Geschworene #8 lautstarken Widerstand seitens des Geschworenen #7, der verspricht, seine Ansicht nicht zu ändern, auch nicht in hundert Jahren.

#8 schlägt vor, sich mindestens eine Stunde Zeit zu nehmen, um die Angelegenheit eingehender zu besprechen. Er greift als erstes das Thema des sozialen Hintergrundes der Angeklagten auf und die Kindheit, was aber nur zu weiteren rassistischen Äußerungen seitens des Geschworenen #10 führt. #8 lässt sich aber nicht beirren und fährt mit seinen sachlichen Erläuterungen fort.

Anhand dieses Vortrages kommt nun eine Diskussion unter den Geschworenen zustande und die Gruppe fängt allmählich an, sich mit dem Fall zu beschäftigen.

Um die Entscheidung zu beschleunigen, schlägt der Geschworene #12 vor, dass sich jeder der 11 Geschworenen ein oder zwei Minuten Zeit nehmen sollte, um den Geschworenen #8 von der Schuld des Jungen zu überzeugen. Die Geschworenen beginnen mit der Darstellung ihrer Sichtweisen, wenn es auch einigen etwas schwerfällt, weil sie solche Gespräche offensichtlich nicht gewöhnt sind.

Ab einem gewissen Punkt wird die Diskussion chaotisch, da sich niemand mehr an die abgesprochene Abfolge der Redner hält. Dennoch gelingt es dem Geschworenen #8 jedes der Argumente zu entkräften.

Die Gruppe agiert von nun an als feste Gruppe mit einer informalen Struktur und einer Rollenverteilung.

Sozialpsychologische Erklärung

Bei der Gruppe der Geschworenen handelt es sich um eine soziale Gruppe. Eine Gruppe besteht aus mehr als zwei Individuen, die über gemeinsame Normen, Zielsetzungen und Verhaltensformen sowie über eine gemeinsame Identität verfügen. In einer Gruppe stehen die einzelnen Gruppenmitglieder unmittelbar über eine längere Zeitspanne hinweg mit den anderen Gruppenmitgliedern in Verbindung, wobei sich sowohl eine Rollendifferenzierung als auch ein Zusammengehörigkeitsgefühl entwickelt. Rosenstiel, Molt & Rüttinger (2005, S. 123) definieren eine Gruppe als

> eine Mehrzahl von Personen ..., die relativ überdauernd in direkter Interaktion stehen, durch Rollendifferenzierung und gemeinsame Normen gekennzeichnet sind und die ein Wirgefühl verbindet. (Rosenstiel, Molt & Rüttinger, 2005, S. 123)

Eine Gruppe entwickelt sowohl ein Gefühl der Zusammengehörigkeit als auch eine Identifikation mit den Zielsetzungen der Gruppe und den anderen Gruppenmitgliedern. Sie verfügt normalerweise über eine mehr oder weniger ausgeprägte Hierarchie, sie verteilt Aufgaben und weist den einzelnen Mitgliedern Rollen zu. Innerhalb der Gruppe entsteht eine hohe Kommunikationsintensität, die sich von der Kommunikation mit der Außenwelt sowohl qualitativ als auch quantitativ unterscheidet.

- Gruppendynamik

Ein besonderes Merkmal einer Gruppe ist ihre Gruppendynamik – ein Begriff der von dem bedeutenden Sozialpsychologen Kurt Lewin (1935) eingeführt wurde und der sich auf diverse Gruppenprozesse und deren wissenschaftliche Untersuchung bezieht. Das Studium der Gruppendynamik bezieht sich auf Themen wie Rollenverhalten, Entstehung sozialer Hierarchien und Gruppenstrukturen, Herausbildung von Leit- oder Führungsverhalten sowie Gruppen- und Verhaltensnormen oder auch Kommunikation, Emotionen und soziale Zusammenhänge.

Ausgangspunkt ist die Feststellung, dass eine Veränderung des Verhaltens seitens eines Individuums erfolgt, je nachdem ob das Individuum auf sich selbst gestellt ist oder ob es sich in einem interaktiven Kontext einer Gruppe befindet. Für Lewin ist daher aufgrund gruppendynamischer oder wechselwirkender Prozesse das Ganze (d.h. die Gruppe) mehr als die Summe ihrer Teile (d.h. der Individuen).

Man kann verschiedene Formen von Gruppen unterscheiden: formelle und informelle Gruppen (Arbeits- oder Projektgruppen, Qualitäts- oder Denkzirkel, bzw. Freundeskreise, spontane Zusammenkünfte), offene und geschlossene Gruppen (ohne oder mit Zugangsbedingungen), Gruppen, die mit anderen Gruppen interagieren oder zusammenarbeiten. Zur Beschreibung einer Gruppe kann man folgende Merkmale und ihre Ausprägungen nutzen: die Zielsetzung, die zugrunde liegenden Werte und Normen, die Struktur und der Organisationsgrad, die impliziten und expliziten Regeln oder Rituale, die Zusammensetzung und Größe, die Rollenverteilung und die Ausprägung der Gruppenkohäsion sowie die Kommunikationsformen und das Konformitätsniveau.

- Vor- und Nachteile von Gruppen

Angesichts der ständigen Vermehrung von Gruppenarbeit im Unternehmen ist eine der wichtigsten Fragen, ob diese Arbeitsform der Einzelarbeit vorzuziehen ist. Gruppen haben gegenüber der Arbeit von Individuen Vorteile:

- Es können komplexere Aufgabenstellungen bearbeitet werden, die nicht mehr von einem einzigen Individuum bewältigt werden können.
- Die Lösungen sind vielfältiger und kreativer, dadurch dass verschiedene Sichtweisen zusammenkommen.
- Gruppen sind leistungsfähiger bei der Entwicklung und Anwendung von Problemlösestrategien durch die Nutzung von Synergien oder dem Einbringen von neuen Sichtweisen.
- Mitglieder der Gruppe können ihre persönliche Leistung steigern durch den positiven Einfluss und den Lerneffekt seitens einer Gruppe.
- Gruppen vermitteln ein Gefühl von sozialer Sicherheit und Geborgenheit.
- Durch die Gruppe findet eine Sozialisation der Gruppenmitglieder statt. Es entsteht ein Wir-Gefühl und dadurch eine größere Leistungsbereitschaft.
- Gruppen haben einen positiven Effekt auf das Selbstwertgefühl und die Motivation der Gruppenmitglieder.
- Das Bedürfnis nach Respekt und Anerkennung wird in Gruppen befriedigt.

Andererseits sind Gruppen nicht immer und unter allen Bedingungen individuellen Leistungen vorzuziehen, da die Gruppenarbeit auch einige gravierende Nachteile aufweist:

- In Gruppen gibt es ein erhöhtes Konfliktpotentials durch Konkurrenzdenken, Streit und Äußerung von Emotionen.
- Konformität und ein spezielles Risikoverhalten in Gruppen beeinflussen das Entscheidungsverhalten.

- In Gruppen gibt es soziales Faulenzen und die Trittbrettfahrerhaltung.
- Es können negative Effekte auftreten durch die Dominanz und Diskriminierung von Gruppenmitgliedern.
- Gruppen können von Absentismus oder Mobbing betroffen sein.

Gruppenarbeit ist kein Allheilmittel, da in vielen Fällen die Gruppenleistung nur der Leistung des besten Gruppenmitglieds entspricht. Gruppen werden nur dann leistungsfähiger, wenn bestimmte Bedingungen erfüllt sind.

Die Aufgabenstellung sollte sich für eine Gruppenarbeit eignen, die Gruppe sollte nicht zu groß und nicht zu homogen zusammengesetzt sein und die Gruppenmitglieder den Willen und die Fähigkeit zur Zusammenarbeit haben. Die Ziele müssen klar und eindeutig formuliert und allen kommuniziert werden. Es muss eine Rollenverteilung und -akzeptanz geben. Die Regeln in der Gruppe müssen explizit formuliert und von den einzelnen Mitgliedern akzeptiert werden. Auch spielen die Organisationsform und die Kommunikationskultur eine große Rolle, genauso wie das Vorhandensein ausreichender Mittel und Ressourcen. Bei der Zusammenstellung der Gruppe sollten die Funktionen und Rollen der Teilnehmer von vorneherein geklärt sein (z.B. eine notwendige technische Kompetenz oder eine hierarchische Position). Gruppenprozesse sollten aktiv gestaltet werden und die Teilnehmer sollten selbst die Arbeit in der Gruppe für sinnvoll halten.

- Entwicklung von Gruppen

Gruppen entwickeln sich entweder nach expliziten Regeln, die festgelegt sind, oder nach impliziten Regeln, die sich praktisch ergeben. Die Regeln dienen dazu, die Aufgaben einer Gruppe besser zu erledigen, den Gruppenmitgliedern Sicherheit und Orientierung zu verleihen. Normen und Regeln entstehen entweder absichtlich aufgrund von Verhandlungen oder unwillentlich durch Gewohnheiten oder kritische Ereignisse.

Die Gruppennormen liefern eine Indikation über die allgemein akzeptierte Erwartungshaltung der anderen Mitglieder der Gruppe bezüglich der Art und Weise, wie ein Gruppenmitglied sich zu verhalten oder sogar zu denken hat (Rosenstiel, 2007, S. 294). Verstöße gegen diese Erwartungen führen zu Sanktionen, Konflikten oder zu Mobbing, und können zum Ausschluss aus der Gruppe führen.

Kommen die Mitglieder einer Gruppe zusammen, findet zunächst eine Rollenverteilung und -differenzierung statt. Jedes Mitglied nimmt eine mehr oder weniger explizite Position ein und ordnet sich der Gruppenhierarchie unter, die von der Gruppenstruktur und den entsprechenden Gruppenprozessen geprägt wird.

Darüber hinaus ist die Gruppenkohäsion als Ausdruck des Ausmaßes des kollektiven Einheitsgefühls von Bedeutung. Je homogener die Gruppe, desto höher die interne Kohäsion. Sie hängt von der Quantität und der Qualität der Kommunikation zwischen den einzelnen Gruppenmitgliedern und dem Grad der Zielerreichung der Gruppe als Ganzes ab. In kohärenten, attraktiven und demokratisch geführten Gruppen werden die Gruppennormen eher eingehalten und das Wohlgefühl der einzelnen Gruppenmitglieder gesteigert.

So gesehen ist die Gruppenzusammenstellung in „Die 12 Geschworenen" problematisch. Die Gruppe ist sehr heterogen zusammengestellt, die Mitglieder haben sehr unterschiedliche Interessen und sind auch unterschiedlich stark daran interessiert, eine Lösung zu finden. Die Gruppenkohäsion ist am Anfang sehr niedrig und die Bereitschaft, wirklich miteinander an einem gemeinsamen Ergebnis zu arbeiten, sehr begrenzt. Die Zusammenarbeit erweist sich als schwierig und die einzelnen Beiträge zur Gruppenleistung sind überschaubar. Die Leistungsstärke der Gruppe wird hier durch die vielen Gruppenprozesse eher verringert als gesteigert.

Der Zusammenhang zwischen der Kohäsion und der Leistungsfähigkeit einer Gruppe wurde z.B. in experimentellen Studien von Schachter et al. bereits im Jahre 1951 untersucht. In diesem Experiment wurde eine Gruppe bestehend aus drei Frauen, aufgefordert, Bastelarbeiten durchzuführen. Die Gruppenkohäsion wurde verändert, indem den Frauen verschiedene Mitteilungen darüber gegeben wurden, wie sympathisch sich die Gruppenmitglieder waren. Gleichzeitig wurden ihnen Zettel gereicht, auf denen sie zu einer hohen oder zu einer niedrigen Leistungsbereitschaft aufgefordert wurden. Die Studie zeigte, dass die Leistungswerte bei einer Gruppe mit einer ausgeprägten Gruppenkohäsion höher waren.

Eine Gruppe stellt kein statisches Gebilde dar, sondern sie verändert sich. Nach Tuckmann (1965) entspricht die Gruppenbildung einem Prozess, der damit beginnt, dass sich die Gruppe bildet (*forming*). In dieser Phase kennen sich die Gruppenmitglieder noch nicht sehr gut und die Ziele sind noch nicht eindeutig geklärt. Die Gruppenmitglieder lernen sich nun kennen und schätzen einander ein. In der nächsten Phase (*storming*) kristallisieren sich die Rollen langsam heraus und die Ziele werden im Verlauf von Verhandlungen festgelegt. Durch die Herausbildung von gemeinsamen Werten und Erwartungen bilden sich langsam eine Gruppenkohäsion, eine Gruppenidentität und eine Gruppenstruktur heraus, die sich mit der Zeit verfestigt (*norming*). In der nächsten Phase beginnt die Arbeitsphase der Gruppe (*performing*), in der die Gruppe und ihre Mitglieder daran arbeiten, die gesteckten Ziele durch entsprechende Rollen- und Aufgabenverteilungen zu erreichen. Die letzte Phase ist die Auflösung der Gruppe (*adjourning*).

- Erfolgsfaktoren für Gruppen

Die Größe der Gruppe hat einen Einfluss auf die soziale und psychologische Distanz zwischen den Mitgliedern, die Homogenität ihrer Kompetenzen sowie ihr Engagement, das gezeigte Vertrauen und die Offenheit gegenüber anderen. Somit ist die Gruppengröße ein wichtiger Einflussfaktor für die Effektivität einer Gruppe. Üblicherweise besteht eine Gruppe aus mindestens drei Personen. Um effizient arbeiten zu können, sollte aber die Gruppe nicht zu groß sein (etwa 7-12 Mitglieder). Bei größeren Gruppen wird der Kooperationsaufwand aufwendiger und die Kommunikation schwieriger. In einer kleineren Gruppe (5-6 Mitglieder) ist die Gruppenkohäsion ausgeprägter, die Produktivität überproportional höher, die Kommunikation intensiver, der Kontakt enger und das Vertrauen größer. In einer größeren Gruppe (12-14 Mitglieder) dagegen ist die Problemlösekompetenz größer, die Gruppenleistungen sind kreativer, der Wissensstand ausgeprägter, die Akzeptanz für Entscheidungen breiter, ebenso aber auch die Konformität, das Mitläufertum, die Konfliktbereitschaft sowie der Zeitaufwand für die Gruppenarbeit insgesamt.

Ein weiterer wichtiger Punkt ist die Kommunikation innerhalb einer Gruppe. Sie ist essentiell für alle Aspekte der Gruppenarbeit. Die formelle Kommunikation soll die Erreichung der Gruppenziele unterstützen, die informelle Kommunikation dient der Gruppenkohäsion. Kommunikation kann einen starken positiven oder negativen

Einfluss auf die Gruppe haben. Deswegen ist es notwendig, sich damit intensiv zu beschäftigen.

Ein weiterer Einflussfaktor sind die Eigenschaften der Gruppenmitglieder selbst. Eine heterogene Gruppe ist besser für die Erarbeitung kreativer Lösungen, für stark standardisierte Gruppenarbeiten sind homogene Gruppen besser geeignet. Die Mitglieder einer Gruppe unterscheiden sich durch ihr Wissen, ihre Kompetenz, ihre Erfahrung, ihre Motivation, ihr Engagement.

Die Qualität einer Gruppe hängt weiterhin von der Rollenaufteilung und deren Akzeptanz durch die Mitglieder ab. Die einzelnen Gruppenmitglieder nehmen unterschiedliche Positionen in der Gruppe ein und üben somit einen entsprechend unterschiedlichen Einfluss auf die Gruppe aus. Dies ist aber nur dann gegeben, wenn die einzelnen Rolleninhaber einerseits die Rollenerwartungen erfüllen können und andererseits sich selbst mit der zugewiesenen Rolle identifizieren. Zu unterscheiden sind die Führungsrolle, die Spezialistenrolle, die Moderatorenrolle, die Unterstützerrolle und die Teilnehmerrolle.

Rollenkonflikte können entstehen, wenn der Rolleninhaber den Rollenerwartungen nicht genügen kann, wenn die Möglichkeiten einer Rolle seinen Erwartungen nicht entsprechen, wenn mehrere Mitglieder die gleiche Rolle einnehmen (wollen) oder wenn Gruppenmitglieder die Rollenverteilung nicht akzeptieren.

Bezug zu „Die 12 Geschworenen“

Die von Tuckman beschriebenen Gruppenentwicklungsphasen gelten auch für „Die 12 Geschworenen“.

- Forming

In dieser Phase lernen sich die Geschworenen kennen. Sie ziehen sich nach der Beweisaufnahme in das Geschworenenzimmer zurück. Bevor die Geschworenen mit der Besprechung des Falles beginnen, unterhalten sich einige Geschworene und haben hier zum ersten Mal die Gelegenheit, sich kennenzulernen. Als die Besprechung beginnt, stimmen die Geschworenen zunächst offen ab und begründen dann ihre Position.

- Storming

Am Anfang verlaufen die Diskussionen etwas turbulent und der Geschworene #1 unternimmt den Versuch die Gruppe zu leiten.

- Norming

Der Vorsitzende der Gruppe spricht die Art des Verlaufs der Diskussion mit den übrigen Geschworenen ab.

- Performing

Die Gruppenmitglieder erledigen ihre Aufgabe, ein einstimmiges Votum zu erledigen. Zu diesem Zweck diskutieren sie ausführlich den Fall unter den Aspekten, die die Gruppenmitglieder einbringen.

- Adjourning

Die Gruppe hat ihre Aufgabe erledigt und geht wieder auseinander.

Diskussion

Bei welchen Aufgaben ist Gruppenarbeit, bei welchen Aufgaben Einzelarbeit zu bevorzugen? Warum?
Wie sollte sich ein/e Gruppenleiter/in auf seine/ihre Aufgabe vorbereiten? Wie sollte er/sie vorgehen, um möglichst effizient zu handeln? Welche Aspekte sollte er/sie berücksichtigen, bzw. welche Fehler sollte er/sie möglichst vermeiden?
Wie sollten Gruppenmitglieder in eine neue Gruppe starten? Kann man sich auf so eine Situation vorbereiten?
Warum, glauben Sie, arbeiten viele Menschen nicht gerne in Gruppen? Was kann man dagegen tun?

Thema Szene 3: Konformität

Erläuterung der Szene

Es fällt bei der ersten Abstimmung auf, dass insbesondere der Geschworene #9 seine Hand nur zögernd erhebt. Er schaut zuerst in die Runde, um herauszufinden, wie die anderen Geschworenen abstimmen, ehe er sein Votum abgibt. Es sieht so aus, als würde er seine Entscheidung nicht aufgrund seiner persönlichen Überzeugung treffen, sondern eher weil er sich den anderen Geschworenen anpassen und nicht aus der Rolle fallen möchte. Möglicherweise glaubt er auch, dass die anderen Geschworenen es besser wissen als er und es damit einen Grund gibt, sich der vorherrschenden Meinung anzupassen.

Sozialpsychologische Erklärung

Es handelt sich bei dem Verhalten des Geschworenen #9 um ein gruppenkonformes Verhalten.

Experimente zur Konformität und zum Gruppendruck wurden in den fünfziger Jahren von dem amerikanischen Sozialpsychologen Solomon Asch (1951, 1952, 1956) durchgeführt. Er wollte mit seinen Experimenten herausfinden, ob sich Menschen auch dann konform verhalten – das heißt sich der Meinung der Gruppe unterwerfen, wenn die Urteile der anderen offensichtlich falsch sind.

In dem Versuch wurden einer Gruppe von 7 Versuchspersonen 3 unterschiedlich lange Linien gezeigt und die Personen sollten angeben, welche genau so lang war wie eine Referenzlinie (Linie X). Zur Auswahl standen Linie A, B und C und eine war jeweils genau so lang wie die Referenzlinie, die anderen beiden länger oder kürzer. Die Aufgabe erschien recht leicht (in einer Kontrollgruppe betrug die Fehlerquote 0,7%) (Van Avermaet, 2003).

Während des Experiments saßen die 7 Personen in einem Halbkreis und wurden gebeten, ihr Urteil laut abzugeben und zwar in der Reihenfolge, in der sie saßen. Von den 7 Versuchspersonen war aber nur eine Person eine richtige Versuchsperson. Die anderen waren vorher zu einem bestimmen Verhalten aufgefordert worden. Sie waren Konfidenten, deren Antwortverhalten vorher festgelegt wurde. In den ersten Durchgängen gaben sie korrekte Antworten, dann nannten alle eine übereinstimmend eine falsche Linie als Lösung. Die echte Versuchsperson antwortete jeweils an 6. Stelle, d.h. sie hatte vorher die falschen Antworten der anderen gehört. Sowohl der Versuchsleiter als auch die Konfidenten haben sich während des ganzen Experiments ziemlich unpersönlich und formell verhalten (Van Avermaet, 2003). Sie zeigten keinerlei Überraschung über eine die Antworten oder negative Reaktionen. Die wirklichen Versuchspersonen zeigten natürlich, dass ihnen die Situation unangenehm war: Sie warfen den anderen Personen nervöse Blicke zu, schwitzten oder gestikulierten auffällig.

Im Ergebnis machten 75% der Versuchspersonen mindestens einen Fehler, in der Kontrollgruppe ohne die Gruppenbeeinflussung waren es nur 5%.

Abbildung 7: Versuchsanordnung des Asch-Experiments

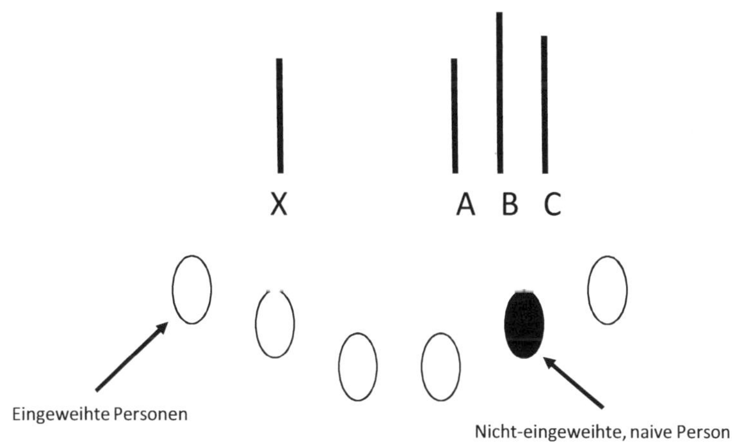

Im Anschluss an das Experiment wurden alle Teilnehmer über den Hintergrund der Studie informiert und zu ihrer Gefühlslage befragt. Die meisten Teilnehmer hatten sich in einer ungewohnten Situation befunden, in der ihre eigene Wahrnehmung nicht mit der von anderen Personen übereinstimmte – was in vielen Fällen Unbehagen hervorgerufen hat. Die beschriebenen Gefühlsreaktionen ersteckten sich auf einer Skala, die sich von mäßiger Angst bis zu ausgesprochenen Depersonalisierungserlebnissen erstreckte.

Selbst jene Teilnehmer, die sich nicht der Gruppenmeinung unterwarfen, berichteten fast alle über ihren Zweifel darüber, ob sie nicht doch vielleicht im Unrecht gewesen seien. Eine typische Bemerkung während des Versuchs war: „Ich glaube, recht zu haben, aber mein Verstand sagt mir, dass ich nicht recht haben kann, denn ich kann nicht glauben, dass so viele andere sich irren können und ich allein recht habe."

Andere Versuchspersonen fanden für sich andere Erklärungen, anhand derer alle Menschen versuchen, einen Zustand der Desinformation, der das Vertrauen in die Wirklichkeitsauffassung bedroht, zu beenden. So dachten manche an eine körperlichen Ursache („Ich befürchte, dass etwas mit meinen Augen nicht in Ordnung war.") oder vermuteten besondere Umstände (etwa eine optische Täuschung), während andere schließlich mit einem Übermaß an Misstrauen reagierten und zum Beispiel annahmen, dass die nach Abschluss des Versuchs gegebene Erklärung selbst Teil des Experiments und ihr daher nicht zu trauen war.

Asch schlussfolgerte aus diesen Untersuchungen, dass die Personen, die eine „falsche" Antwort gegeben haben, sich einem normativen sozialen Druck ausgesetzt fühlten, der sich in der Angst ausdrückt, nicht den Normen der Gruppe zu entsprechen und zu riskieren, von der Gruppe nicht akzeptiert, als Außenseiter angesehen oder von ihr ausgeschlossen zu werden.

> (…) im Gegensatz zu informativen sozialen Einfluss führt normativer Druck gewöhnlich zur öffentlichen Compliance (Zustimmung) ohne private Akzeptanz – die Menschen passen sich der Gruppe an, sogar dann, wenn sie nicht an das glauben, was sie tun, oder sie es für falsch halten. (Aronson, Wilson & Akert, 2008, S. 283)

Dieses angepasste Verhalten entspricht dem grundlegenden Bedürfnis des Menschen, konfliktfrei und in Harmonie mit der Gruppe und ihren Mitgliedern zu leben (Van Avermaet, 2003). Die Teilnehmer wollen in der Gruppe kein Außenseiter sein und haben entsprechend Angst davor, ausgegrenzt zu werden (Stichwort Mobbing), so dass sie eher dazu tendieren, sich konform zu der Gruppe zu verhalten.

Wenn Menschen in Anwesenheit anderer eine Beurteilung eines Objekts abgeben sollen, spielen zwei Aspekte eine große Rolle: Die Menschen wollen das Richtige tun und sie möchten auf andere einen guten Eindruck machen. Üblicherweise nutzen bei einem Urteil die

Menschen zwei Informationsquellen: Das, was sie selbst, beispielsweise über Sinneseindrücke, erfahren und das, was andere Menschen sagen. Wir haben gelernt, dass beide Informationsquellen ihre Bedeutung haben und zur Entscheidungsfindung beitragen können.

Wir können uns – je nach Situation mehr oder weniger – auf die Urteile anderer verlassen. Das Konformitätsexperiment führt dazu, dass Botschaften der beiden Informationsquellen – Sinneseindrücke und das, was andere sagen – sich widersprechen. Die Versuchsperson muss also zwischen zwei eigentlich zuverlässigen Quellen entscheiden. Entscheidet sich die Versuchsperson jetzt für die falsche Antwort der anderen, unterliegt sie dem informativen Einfluss (Van Avermaet, 2003). Sie gibt den anderen nach und vertraut deren Urteil mehr als dem eigenen. Wir neigen aber auch deswegen dazu, die Urteile anderer höher zu bewerten, weil Menschen von anderen Menschen abhängig sind und es wichtig ist, möglichst viel Sympathie zu erhalten. Wenn Übereinstimmung mit anderen zu positiver Bewertung und Aufrechterhaltung von Beziehungen führt und mangelnde Übereinstimmung die Gefahr des Ausschlusses aus der Gruppe in sich birgt, verhalten sich Menschen aus normativen Gründen eher konform gegenüber den Urteilen anderer. Konformität beruht auf einem normativem Einfluss und wird verursacht durch das Bedürfnis nach Sympathie und Anerkennung sowie durch das Bestreben zur Vermeidung von Ablehnung. Über den informativen und normativen Weg üben Gruppen Einfluss auf ihre Mitglieder aus.

Diskussion

In welchen Situationen ist es normal, sinnvoll oder angebracht, dass sich Personen konform zu der Gruppe verhalten, in welchen nicht?
Welche Vorteile und Nachteile ergeben sich aus einem gruppenkonformen Verhalten?
Was kann man tun, um gruppenkonformes Verhalten zu unterbinden?
Wie kann man gruppenkonformes Verhalten nutzen?
Wie beurteilen Sie unter dem Aspekt der Konformität die Tendenz, mehr Entscheidungen in Gruppen zu treffen (in Managementgremien, in der Politik)?

Thema Szene 3: Gruppendenken – Group Think

Erläuterung der Szene

Während der ersten Abstimmung hebt nicht nur der Geschworene #9 zögernd seine Hand, sondern auch die Geschworenen #2, #5, #6, #10 und #11 scheinen ihre Position nicht offen zeigen zu wollen. Sie sagen sehr wenig, befürchten vielleicht, bloßgestellt und von den Wortführern wegen ihrer Meinung abgewertet zu werden. Aus ihrer Sicht scheint es besser zu sein, kein Risiko einzugehen und abzuwarten, wie sich die Situation entwickelt.

Sozialpsychologische Erklärung

Eine Weiterentwicklung des Konzeptes der Konformität erfolgte im Zusammenhang der *Groupthink*-Untersuchungen (Gruppendenken) von Irving L. Janis (1972, 1982; Janis & Mann, 1977), der *Groupthink* als Grundlage von Gruppenentscheidungen ansah. Seine Überlegungen basierten auf Untersuchungen politischer und militärischer Entscheidungen. Er beschrieb die extreme Unvernunft von Gruppen, die trotz hoher Qualifikation der Mitglieder, zu falschen – und folgenschweren Ergebnissen – kamen.

Der Prozess des Gruppendenkens ist gekennzeichnet durch fehlerhafte oder ineffiziente Entscheidungen von Gruppen aufgrund einer Anpassung der einzelnen Positionen an eine vermutete Gruppenmeinung. Die Entscheidungen sind in diesen Fällen fehlerhaft, obwohl die einzelnen Gruppenmitglieder durchaus über die entsprechende Kompetenz verfügen, adäquatere oder bessere Entscheidungen zu treffen.

Janis‘ wahrscheinlich bekanntestes Beispiel ist die Entscheidung über die amerikanische Invasion in der Schweinebucht 1961 (Van Avermaet, 2003), die er ausführlich analysierte.

Exkurs 11: Das Fiasko in der Schweinebucht

> Ursprünglich hatte der amerikanische Vize-Präsident Nixon den Plan gefasst, Exil-Kubaner auszubilden und in Kuba einmarschieren zu lassen, um die Regierung von Fidel Castro zu stürzen. Nixons politischer Gegner, Präsident John F. Kennedy, übernahm diesen Plan auf Anraten wichtiger Mitarbeiter des CIA. Vorher war der Plan im Sicherheitsrat, dem eine Reihe angesehener, erfahrener und exzellent ausgebildeter Fachleute angehörten, lange und intensiv diskutiert worden.
>
> Am 17. April 1961 kreuzten 1.400 Exil-Kubaner mit Unterstützung amerikanischer Truppen vor Kuba an der sog. „Schweinebucht" auf, wo sie bereits von rund 20.000 kubanischen Soldaten erwartet wurden. Keines der vier Schiffe konnte landen, zwei wurden von den Kubanern versenkt, die beiden anderen flohen. Die wenigen Soldaten, die an Land kamen, wurden sofort von den kubanischen Soldaten gefangen genommen. Die Aktion scheiterte jämmerlich.
>
> Danach ließ sich nicht mehr verheimlichen, dass die amerikanische Regierung hinter dem Plan stand. Kennedy und seine Berater bekannten sich öffentlich dazu und schon nach kurzer Zeit konnte keiner mehr erklären, wie es zu der politisch unsinnigen wie moralisch fragwürdigen Entscheidung gekommen war. Die Gruppe vertraute auf Kennedy, und Kennedy vertraute auf den Geheimdienst und die Militärs. Robert Schlesinger, Pressesprecher und Mitglied der Gruppe meinte dazu später: „Unsere Besprechungen fanden in einer eigentümlichen Atmosphäre stillschweigend angenommener Übereinstimmung statt ... aufgrund der Umstände, unter denen die Diskussionen stattfanden, hat niemand den ganzen Unsinn abgeblasen." (Janis, 1972, S. 39 ff., zit. n. Nerdinger, Blickle & Schaper, 2011, S. 101)

Gruppendenken entsteht, wenn das Streben nach Konsens den Entscheidungsprozess in einer Gruppe mit hoher Gruppenkohäsion und sehr homogener Struktur dominiert und die Mitglieder daraufhin in ihrer Realitätswahrnehmung beeinträchtigt sind (Van Avermaet, 2003). Es stellte sich heraus, dass dieses Phänomen vermehrt auftaucht, wenn die Gruppe über einen starken Gruppenleiter mit Sanktionspotential verfügt, die situativen Faktoren Stress und Unsicherheit indizieren, keine klaren Entscheidungsfindungsprozesse vorgegeben sind, ein starkes Wir-Gefühl und ein hoher Konformitätsdruck vorherrschen, alternative Meinungsbilder als störend empfunden werden, der Zugang zu Informationsquellen absichtlich oder zufällig begrenzt ist und das eigene Handeln als generell höherwertig angesehen wird. Diese Rahmenbedingungen führen vermutlich dazu, dass eine Illusion der eigenen Unverwundbarkeit entsteht. Lösungsansätze, die mit der favorisierten Entscheidungsalternative übereinstimmen, werden rationalisiert, während mit der eingeschlagenen Richtung nicht korrespondierende Lösungen abgewertet werden (Van Avermaet, 2003). Diese Prozesse laufen sowohl auf der intra- als auch der interindividuellen Ebene ab. Wenn Gruppenmitglieder Vorbehalte haben, werden sie diese vermutlich nicht äußern.

Diese Denk- und Handlungsformen gehen einher mit einem vermehrten Risiko von Wahrnehmungs- und Informationsverarbeitungsfehlern: Man nimmt nur einen bestimmten Teil der Realität wahr, alternative Lösungsansätze sind nicht erwünscht und werden deswegen auch nicht gesehen, man lügt sich so durch fehlerhafte Interpretationen der Wirklichkeit in die Tasche und steigert sich in der Gruppe in positive Annahmen über die Konsequenzen der Entscheidungen hinein. Dieses Verhalten wird bedingt durch sehr ausgeprägte Gruppennormen und den Wunsch nach Kohäsion.

Jedes abweichende Verhalten würde als störend für das positive Selbstbild und den Willen der Gruppe nach Einigkeit angesehen. Wesentlich sind nicht die Inhalte der Argumente einer Diskussion, sondern ob die Argumente oder Entscheidungen den Gruppenzusammenhalt oder das Wir-Gefühl gefährden. Damit verbunden ist oft der Aufbau eines Feindbildes.

Exkurs 12: Der Film *Thirteen Days* von und mit Kevin Costner

Der Film schildert die Ereignisse der Kuba-Krise aus der Perspektive der amerikanischen Regierung. Eine zumindest teilweise Übereinstimmung mit den Ereignissen der Schweinebucht-Krise aus dem Jahre 1961 ist wahrscheinlich.

Aufgrund der entdeckten Stationierung von sowjetischen nuklearen Mittelstreckenraketen auf Kuba, die weite Teile der USA direkt bedrohen, ruft der amerikanische Präsident John F. Kennedy seinen Beraterstab zusammen und erörtert mit seinen Regierungsmitgliedern, Beratern und militärischen Befehlshabern die Lage.

Der Film zeigt die Diskussionen innerhalb der amerikanischen Regierung sowie die Positionen der einzelnen involvierten Entscheidungsträger, die teilweise genau das Verhalten zeigen, das Janis beschrieben hat.

Das Phänomen des Gruppendenkens entsteht dadurch, dass sich die Gruppenmitglieder als unangreifbar, unverletzbar, allwissend und nicht kritikfähig ansehen und das durch gegenseitige Bekräftigung verstärkt wird. Gegenargumente werden von vorne herein als unwichtig abgetan oder mit einer Abwertung der Person als „Störenfried“ verbunden, die mit Sanktionen rechnen muss. Das führt zu einer höheren Risikobereitschaft der Gruppe und erhöht den Druck zur Selbstzensur (intraindividueller Prozess).

Das Resultat dieser Prozesse sind Entscheidungen, die von allen getragen werden, die sich jedoch deutlich unterscheiden von Entscheidungen, die nach rationaler Informationssuche und ergebnisoffener Analyse getroffen worden wären (Van Avermaet, 2003).

Durch geeignete Präventivmaßnahmen kann man das Problem zumindest reduzieren. Eine Möglichkeit ist die Konzentration auf eine konstruktivistische Kommunikationsform, indem Alternativen erforscht, Szenarien entwickelt und die Vor- und Nachteile aufgrund von feststehenden Kriterien eruiert werden. Es sollten die Prinzipien der Relativität, der Kontingenz und der Emergenz beachtet werden. Wirklich offene Diskussionen sollen zur Wahrnehmung neuer Aspekte und Lösungsalternativen führen. Außerdem sollte der funktionale Ansatz in der Kommunikation hervorgehoben werden, wonach sich jedes Gruppenmitglied offen und frei äußern können sollte. Eine weitere Möglichkeit zur Vorbeugung besteht darin, mehrere Gruppen verschiedene Aspekte eines Problems beleuchten zu lassen und externe Experten hinzuzuziehen.

Diskussion

Suchen Sie Beispiele aus Politik und Wirtschaft, wo es wahrscheinlich ist, dass das Phänomen des Gruppendenkens eine Rolle spielt. Erarbeiten Sie konkrete Strategien, um diese Problematik in praktischer Hinsicht im beruflichen Alltag zu überwinden.

Thema Szene 4: Führungsverhalten

Erläuterung der Szene

Der Geschworene #1 ist der Vorsitzende der Jury und hat damit formal die Führungsrolle inne. In der Debatte um einen möglichen Schuldspruch versucht er eine gewisse Autorität auszuüben und eine formale Vorgehensweise einzuhalten. Allerdings ist der Geschworene #1 ziemlich unzureichend auf seine Aufgabe und auf die Situation vorbereitet, so dass es ihm im Endeffekt nicht gelingt, die Diskussionen erfolgreich zu führen und eine strukturierte Gesprächsatmosphäre zu schaffen. Mit Gegenvorschlägen kann er nicht gut umgehen, sie verunsichern ihn sichtlich. Auf Kritik an seiner Person und seiner Vorgehensweise reagiert er beleidigt, indem er sofort einem anderen Geschworenen den Vorsitz anbietet. Außerdem hält er sich mit seiner eigenen Meinung zurück, obwohl auch diese in der Debatte gefragt ist. Ihm gelingt es nicht, die Reihenfolge der Gruppenbeiträge und die abgesprochene Vorgehensweise durchzusetzen. Gleich zu Anfang zieht er sich verärgert zurück und überlässt zunehmend die Führung der Gruppe dem Geschworenen #8, der langsam zur Schlüsselperson des Geschehens wird.

Sozialpsychologische Erklärung

Unter dem Begriff der Führung oder *Leadership* wird im Allgemeinen die bewusste und zielorientierte Einflussnahme auf andere Personen zur Erfüllung von Aufgaben oder zur Erreichung von Zielen in strukturierten Situationen verstanden. Die zu führenden Personen sollen die Zielvorstellungen teilen und dadurch motiviert werden, sich aktiv und produktiv an dem Prozess der Zielerreichung zu beteiligen. Führungsverhalten wird beeinflusst durch die Persönlichkeit des Führenden, sein Verhalten, besonders im Bereich Kommunikation, die Rollenverteilung in der Gruppe und die umgebenden Organisationsstrukturen.

Im Folgenden sollen wichtige Führungstheorien mit ihren Auswirkungen auf die Praxis überblicksartig dargestellt werden, um Ansatzpunkte sowohl für die Bewertung als auch für die Weiterentwicklung von Führungsverhalten zu geben.

- Eigenschaftstheorien der Führung

Das Thema Führung im unternehmerischen Kontext wird seit Anfang des zwanzigsten Jahrhunderts systematisch behandelt. Eine der ersten Theorien, die entwickelt wurden, ist das sog. Eigenschaftsmodell oder *trait theory*. Es ging dabei um die Frage, was Führung überhaupt ist und wie Führungsverhalten systematisch in der organisationalen Praxis entwickelt werden kann. Diese Aspekte drängten sich auf angesichts des Eintritts der USA in den Ersten Weltkrieg, wodurch sehr kurzfristig mehrere hunderttausend Personen von der amerikanischen Armee eingezogen und von Vorgesetzten *geführt* werden mussten. Um den optimalen Auswahlprozess für diese Führungskräfte zu finden, wurden die Biografien großer amerikanischer Persönlichkeiten untersucht (*great men theory*). Die Vorstellung war, anhand der Persönlichkeitsstrukturen erfolgreicher Männer aus der amerikanischen Geschichte Merkmale zu identifizieren, die typisch für ein erfolgreiches Führungsverhalten sind und die entweder als Kriterien für einen Auswahlprozess oder als Grundlage für die Entwicklung von Führungskräften dienen können.

Die Forscher waren der Ansicht, dass alle Führungspersönlichkeiten über stabile Persönlichkeitszüge (*traits*) verfügen, anhand derer man eine Führungskraft von jemandem nicht geeigneten unterscheiden könne. Am meisten interessierten sich die damaligen Forscher für Persönlichkeitseigenschaften wie:

- Physische Eigenschaften: Größe, Aussehen, Alter, äußere Erscheinung;
- Fähigkeiten: Intelligenz, Wissen, Redegewandtheit;
- Persönlichkeitsmerkmale: Dominanzstreben, Wortflüssigkeit, emotionale Kontrolle, Introversion / Extraversion.

Allerdings konnten die zu diesem Zeitpunkt durchgeführten empirischen Untersuchungen keinen eindeutigen Zusammenhang zwischen Leadership und Persönlichkeitsmerkmalen herstellen, so dass sich wegen dieses Mangels an probaten Resultaten die Leadership-Forschung von diesem Ansatz zunächst abwendete.

Erst weitere Untersuchungen seit den 1970er Jahren (Stogdill, 1974; Bass 1990; Yukl, 1998) konnten unter dem Einsatz verfeinerter statistischer Verfahren eine Korrelation zwischen Persönlichkeitsmerkmalen und Führungsverhalten feststellen – auch wenn sich diese Korrelationen allgemein als schwach erwiesen. Aus diesen zahlreichen Untersuchungen geht hervor, dass Personen, die als Führungspersönlichkeit bezeichnet werden können, mit höherer Wahrscheinlichkeit über einige der folgenden Merkmale verfügen. Es sind dies nach Shermerhorn, Hunt & Osborn (2002):

- Intelligenz: Es besteht nur eine gering ausgeprägte direkte Beziehung zwischen Intelligenz und Leadership.
- Persönlichkeit: Es gibt einen nicht ganz eindeutig interpretierbaren Zusammenhang zwischen Selbstvertrauen, Intelligenz, Integrität, Dominanzstreben einerseits und Leadership andererseits.
- Aufgabenbezogene Merkmale: Eine Führungspersönlichkeit wird im Allgemeinen als Persönlichkeit beschrieben, die über eine ausgeprägte Leistungsmotivation, viel Initiative, technische Kompetenzen und einen starken Willen Verantwortung zu übernehmen verfügt.
- Kommunikative und soziale Fähigkeiten: Eine Führungspersönlichkeit ist normalerweise in der Lage, mehrere Tätigkeiten gleichzeitig auszuüben, dass sie mit sehr vielen anderen Menschen in Kontakt steht und sie bereit ist zu kooperieren und viel zu kommunizieren.

Zwischen physischen Merkmalen wie Alter, Erscheinungsbild, Auftreten, Größe und Gewicht sowie Ausbildung und soziale Position und erfolgreichem Führungsverhalten konnten keine signifikanten Zusammenhänge festgestellt werden.

Weil sich der Zusammenhang zwischen Persönlichkeitseigenschaften und Führungserfolg als nur sehr schwach erweist, ist es keineswegs sicher, dass eine Person, die über alle diese Fähigkeiten verfügt, auch deswegen automatisch zu einer erfolgreichen Führungspersönlichkeit wird. Die Anforderungen an Führungskräfte sind zu unterschiedlich und zu vielfältig, als dass sich daraus ein kohärentes Bild von Eigenschaften ableiten ließe.

Nichtsdestotrotz erfreuen sich die Eigenschaftsmodelle aufgrund ihrer scheinbaren Plausibilität, die sie in der Führungs- und Personalpraxis erlangt haben, einer großen Beliebtheit. Sie finden heute noch in Methoden wie Assessment-Centern oder Personalbeurteilungsbögen ihre Anwendung (Sturm, Opterbecke & Gurt, 2011).

- Verhaltenstheoretische Konzepte der Führung

Da die Suche nach den optimalen Eigenschaften zuerst kein einheitliches Bild ergab, haben sich die Leadership-Forscher in den Jahren 1940-1960 anderen Faktoren zugewendet und das von Führungskräften gezeigte Verhalten untersucht. In der Folge dieses Ansatzes sind eine Reihe von verhaltenstheoretischen Konzepten entwickelt worden, um effizientes und erfolgreiches Leadership-Verhalten zu beschreiben.

Die ersten Studien zu diesem Thema, die an den Universitäten von Michigan und Ohio durchgeführt wurden, haben insbesondere zwei Arten von Verhaltensweisen herausarbeiten können (Mengel, 2008):

- Der aufgabenzentrierte Ansatz
  Beim aufgabenzentrierten Ansatz steht die adäquate Durchführung von Aufgaben zur Erreichung bestimmter Ziele im Mittelpunkt. In dieser Hinsicht soll eine Führungskraft den Mitarbeitern die zu erledigenden Aufgaben klar und deutlich erklären, Zeitpläne und zu erreichende Qualitätsnormen festlegen und die Ergebnisse der Mitarbeiter überprüfen.

- Der personenzentrierte Ansatz
  Dieser zweite Ansatz bezieht sich auf ein Verhalten, das zu einem positiven vertrauenswürdigen Arbeitsklima führt, in dem Kommunikation, Respekt und Unterstützung im Mittelpunkt stehen. Die Führungskraft kümmert sich um ihre Mitarbeiter, sie unterstützt die sozialen Beziehungen, sie berücksichtigt die persönlichen Bedürfnisse der Mitarbeiter und sie hört zu. Das Verhalten ist gekennzeichnet durch Offenheit, Freundschaftlichkeit und Zugänglichkeit. Die Führungskraft interessiert sich für das Wohlbefinden ihrer Mitarbeiter am Arbeitsplatz.

Es hat sich gezeigt, dass beide Dimension unabhängig voneinander sind und somit beide eigenständig zur Verbesserung von Effizienz beitragen können. Idealerweise beherrscht ein Leader beide Verhaltensweisen und ist in der Lage, im richtigen Augenblick das entsprechende Verhalten zu zeigen.

Aufbauend auf dieser zweidimensionalen Sichtweise haben die Untersuchungen von Blake und Mouton (1982) zu einer fünfgliedrigen Stufung von Leadership-Verhaltensweisen geführt. Ihr Modell sieht zwei Achsen (aufgaben- und personenzentriert) entlang einer neungliedrigen Skala vor. Der erste Grad steht für ein geringes Interesse der Führungskraft, der neunte Grad für ein großes Interesse. Der Führungsstil ergibt sich aus der Kombination der Ausprägung der Verhaltensweisen entlang der beiden Achsen, wobei der optimale Stil dem Wert 9-9 entspricht, ein ineffizienter Stil dem Wert 1-1.

Daraus ergeben sich fünf Führungsstile:

- Autokratischer Führungsstil (9-1): Es besteht ein maximales Interesse an der Aufgabenstellung (9), ein minimales Interesse an der Person (1). Es besteht eine Orientierung am Erreichen von Zielen, es existiert keine Berücksichtigung der persönlichen und individuellen Bedürfnisse.
- Paternalistischer Führungsstil (1-9): Es besteht ein maximales Interesse an der Person (9), ein minimales Interesse an der Aufgabenstellung (1). Es besteht eine Orientierung an einer guten Beziehung zu den Mitarbeitern, die Produktivitätsaspekte treten in den Hintergrund.
- Anemischer Führungsstil (1-1): Es besteht ein minimales Interesse sowohl an Aufgaben als auch an Personen. Der Aufbau von Beziehungen zu Mitarbeitern und das Treffen von Entscheidungen wir vermieden.
- Demokratischer Führungsstil (9-9): Es besteht ein maximales Interesse an Aufgaben und an Personen. Es gibt eine Orientierung sowohl an Zielen als auch an vertrauensbildenden Maßnahmen, an Produktivität als auch am Wohlbefinden der Mitarbeiter.
- Ausgeglichener Führungsstil (5,5): Es besteht ein ausgeglichenes Verhältnis zwischen ausreichender Arbeitsleistung und Bedürfnissen der Mitarbeiter/innen.

Allerdings ist bei genauerem Hinsehen festzustellen, dass die empirische Überprüfung dieses Ansatzes nicht ganz gegeben ist und dass darüber hinaus situative Faktoren (Eigenschaften der Mitarbeiter, Gruppenprozesse, Organisationsstrukturen, Strukturiertheit der Aufgabe) nicht berücksichtigt werden. Blake und Mouton (1982) liefern zwar eine Beschreibung verschiedener Kategorien von Leadership-Verhalten, aber sie unterlassen es anzugeben, in welchen Situationen welches Leadership-Verhalten am besten geeignet ist.

- Kontingenztheorien

Aufgrund der Unzulänglichkeiten der verhaltenstheoretischen Konzepte bezieht sich eine dritte Kategorie von Leadership-Theorien vermehrt auf die Bedeutung der Situation (Kontingenz).

Fiedler (1967) geht in seiner Kontingenztheorie davon aus, dass der Führungserfolg von zwei Faktoren abhängt und dass das Zusammenpassen dieser beiden Faktoren entscheidend ist für den Führungserfolg:

- Die Günstigkeit der Situation
  Macht und Autorität der Führungsposition, Grad der Strukturiertheit der Aufgabe, Persönliche Beziehung zwischen Vorgesetztem und Mitarbeiter spielen eine Rolle. Fiedler unterscheidet nach diesen drei Teilkomponenten zwischen acht unterschiedlich günstigen Situationen. In sehr günstigen und sehr ungünstigen Führungssituationen soll ein aufgabenorientierter Führungsstil die besten Erfolge erzielen, in mäßig günstigen soll ein mitarbeiterorientierter Stil besonders erfolgreich sein.

- Der gewählte Führungsstil
  Fiedler sieht bei seinem Ansatz nur eine Führungsverhaltensdimension vor, d. h. er geht davon aus, dass man entweder aufgabenorientiert (autoritär) oder mitarbeiterorientiert (kooperativ) führt. Vereinfacht ausgedrückt ergibt sich die Kongruenz von Führungsstilen und Situationen nach Fiedler dadurch, dass in einer sehr eindeutig strukturierten Situation ein aufgabenorientierter Führungsstil zu bevorzugen ist, wobei in einer mittelmäßig strukturierten Situation, ein personenbezogener Führungsstil zu größerem Erfolg führen würde.

- Beispiele
  Beispiel 1: Die Aufgabe des Teams ist zu überprüfen, ob eine Abteilung des Unternehmens den ISO 9000 Normen entspricht (Standard im Qualitätsmanagement). Für diese Überprüfung ist eine strikte Prozedur einzuhalten, es bedarf also weniger Kommunikation, sondern eher Konzentration auf die Aufgabenstellung. Hier ist ein aufgabenorientierter Führungsstil angebracht.
  Beispiel 2: Ein Unternehmen möchte eine neue Strategie entwickeln. Dabei ist es wichtig, dass alle leitenden Mitarbeiter/innen mit einbezogen werden. Hier wäre es günstiger, eine personenorientierte Vorgehensweise zu wählen.

Die Bedeutung dieser Theorie für die Praxis besteht darin, dass sie aufzeigt, dass die situativen Bedingungen und die Interaktionen zwischen Führungskraft und Mitarbeiter Auswirkungen auf den zu wählenden Führungsstil haben.

Hersey und Blanchard (1988) gehen in ihrer Führungstheorie ebenfalls von einer Aufgaben- und einer Beziehungsorientierung des Führungsverhaltens aus. Sie unterscheiden vier Führungsstile, wobei auch sie darauf hinweisen, dass die Wahl eines optimalen oder effizienten Führungsstils von der Situation abhängig ist. Zusätzlich führen sie als dritte Dimension den Reifegrad des Mitarbeiters ein.

Führungsstile nach Hersey und Blanchard (1988):

- Autoritärer Führungsstil (*telling*),
- Integrierender Führungsstil (*selling*),
- Partizipativer Führungsstil (*participating*),
- Delegationsstil (*delegating*).

Der Reifegrad des Mitarbeiters oder der Mitarbeiterin wird durch den Vorgesetzten mittels tätigkeitsbezogener Indikatoren wie Leistungsorientierung und Kenntnisstand sowie psychologischer Indikatoren wie Selbstvertrauen bestimmt.

Die Grundannahme bei dieser Theorie ist, dass mit steigender Mitarbeiterreife der Bedarf für den aufgabenorientierten Führungsstil abnimmt. Der Bedarf an beziehungsorientiertem Führungsverhalten ist dagegen besonders bei mittelmäßigem Reifegrad des Mitarbeiters hoch und nimmt sowohl für reifere als auch für weniger reifere Mitarbeiter ab.

Besitzt ein/e Mitarbeiter/in in Bezug auf eine Aufgabensituation einen geringen Reifegrad, so muss der/die Vorgesetzte ihm/ihr möglichst präzise und überschaubare Aufgaben geben. Er muss den Mitarbeiter in der Aufgabenausführung unterweisen, im Ergebnis einen direktiven Führungsstil wählen.

Einem Mitarbeiter mit mäßiger Reife, also z.B. ein Mitarbeiter mit mangelnden Fähigkeiten aber mit hoher Motivation, muss die Aufgabe in anderer Form angetragen werden. Der Vorgesetzte führt durch rationale Argumentation und emotionale Unterstützung, er wendet den integrierenden Führungsstil an.

Der partizipative Führungsstil ist dann der effektivste Stil, wenn der Mitarbeiter einen höheren Reifegrad in Form von Fachkompetenz besitzt, aber nur eine geringe Motivation. Der Vorgesetzte muss hier durch aktive Beteiligung führen und versuchen, die Motivation des Mitarbeiters zu erhöhen.

Fähige und reife Mitarbeiter sollten selbständig arbeiten können. Deshalb beschränkt sich bei ihnen die effektivste Führung auf gelegentliche Überprüfung der Ergebnisse ihrer Arbeit. Der Vorgesetzte führt hier durch Delegation.

Auch Reddin (1981) geht davon aus, dass der optimale Führungsstil situationsabhängig ist. Nach seiner Ansicht ist die Führungskraft dafür verantwortlich, die Situation zu analysieren und daraufhin den passenden Führungsstil auszuwählen.

Um die Führungssituation zu bestimmen, unterscheidet Reddin (1981) fünf Variablen: Arbeitsweise, Mitarbeiter, Kollegen, Führungskraft, Organisation.

Die fünf Situationsvariablen werden Grundstilanforderungen zugeordnet. Aus den Dimensionen Aufgabenorientierung und Beziehungsorientierung leiten sich dann die folgenden vier Grundstile ab:

- Beziehungsstil
  Der beziehungsorientiert führende Manager betont die guten zwischenmenschlichen Beziehungen und berücksichtigt die Mitarbeiterbedürfnisse. Er delegiert als Förderer so viel und so umfassend wie möglich, da er von dieser Form der Mitarbeiterentwicklung eine langfristige bessere Aufgabenerfüllung erwartet. Die konkrete Erledigung von Aufgaben rückt in den Hintergrund in der Überzeugung, dass zufriedene Mitarbeiter mehr leisten.

- Integrationsstil
  Der integrationsorientiert führende Manager hat Mensch und Aufgabe gleichermaßen im Fokus. Er entscheidet und führt kooperativ, motiviert und fördert seine Mitarbeiter dabei zielorientiert. Konfrontationen werden möglichst gemieden. Um es allen Beteiligten Recht machen zu können, werden häufig Kompromisse eingegangen, die zum Teil die Erfüllung der Aufgabe beeinträchtigen.
- Verfahrensstil
  Der verfahrensorientiert führende Manager verlässt sich hauptsächlich auf Verfahren, Methoden und Systeme. Er bevorzugt stabile Umweltbedingungen und beherrscht sehr gut Routineprozesse durch die genaue Einhaltung von Regeln und Richtlinien, auf deren Einhaltung er besteht.
- Aufgabenstil
  Dem aufgabenorientiert führenden Manager sind gute Leistungsergebnisse wichtig und er denkt produktivitätsorientiert. Er verfügt über überlegenes Expertenwissen und setzt anspruchsvolle, aber realistische Ziele. Er beharrt auf seiner Amtsautorität und überfordert häufig seine Mitarbeiter, was zu Widerständen, wie beispielsweise Fluktuation oder Absentismus führen kann.

Nach Reddin können alle vier Stile je nach Situation erfolgreich und effizient sein, wenn die Führungskraft in der Lage ist, die konkrete Führungssituation zu analysieren, um daraufhin den geeigneten Führungsstil zu wählen. So ergibt sich beispielsweise für den Umgang mit dem Mitarbeiter der Integrationsstil oder für die Organisation der Verfahrensstil.

Eine Führungskraft sollte alle vier Grundstilarten beherrschen, um effektiv führen zu können. Allerdings besteht das Problem darin, dass viele Führungskräfte nur einen Hauptstil (einen der vier Grundstile) beherrschen. Dazu verfügen sie über eine gewisse Stilbandbreite, die der Fähigkeit entspricht, neben einem Hauptstil noch einen oder mehrere andere Grundstile auszuüben. Durch gezieltes Training gilt es, diese Stilbandbreite zu vergrößern sowie Situationsmanagement zu vermitteln.

Kritisch ist anzumerken, dass die Eigenschaften der Mitarbeiter unberücksichtigt bleiben und die Einschätzung der Situation durch dieselbe Person erfolgt, die später auch den Führungsstil festlegt. Das kann zu Fehlentscheidungen bei der Wahl des Führungsstils führen.

- Transaktions- und Transformationstheorien

Die Transaktions- und Transformationstheorien können als eine Weiterentwicklung der vorangegangenen Theorien angesehen werden.

Transaktionstheorien (Interaktionstheorien) betrachten nicht nur das Verhalten der Führungskraft gegenüber den Mitarbeitern als ausschlaggebendes Kriterium für den Führungserfolg, sondern stellen die wechselseitigen interpersonalen Beziehungen (Interaktionen) zwischen Führungskräften und Mitarbeitern in den Mittelpunkt der Analyse.

Das transaktionale Führungsmodell von Burns (1978) beruht auf der Grundlage von Leistung und Gegenleistung (Transaktionen). Führung wird hier im Wesentlichen als Austauschprozess verstanden. Die Führungskraft bietet Kompetenz, Einsatz bei der Aufgabenerfüllung und Konformität mit den Gruppennormen. Sie erhält dafür im Austausch Gehorsam, Unterstützung und Anerkennung von den Untergebenen.

Die Aufgabenerfüllung erfolgt durch:

- klare Vorgaben der Erwartungen und Ziele durch die Vorgesetzten,
- klare Benennung der Belohnungen (Anreizsystem),
- Eingehen auf Wünsche / Interessen der Mitarbeiter.

Effektives Führungsverhalten wird bei Burns charakterisiert durch Belohnen der guten und Sanktionieren der schlechten Leistungen.

Bei der transformationalen Führung stehen Vision und Mission im Mittelpunkt. Werte und Motive der Mitarbeiter werden auf eine höhere Ebene „transformiert“ und dadurch deren Bedürfnisse und Präferenzen in der gewünschten Richtung verändert. Man konzentriert sich auf visionäre, anregende Inhalte. Die Führungskraft lockt nicht mit extrinsischen Belohnungen, sondern weckt Begeisterung für die gelebten Werte in der Gruppe, die übergeordneten Ziele und die konkreten Aufgaben.

Bass (2008) unterscheidet vier Dimensionen des transformationalen Führungsstils:

- Idealisierter Einfluss durch Charisma
  Der/die Vorgesetzte wirkt als Vorbild für die Mitarbeiter/innen. Die Folge dieses Einflusses ist, dass die Mitarbeiter sich mit der Führungsperson identifizieren und ihr nacheifern, weil sie ihr vertrauen und sie die Aufgaben zu einer Mission erhebt und ihnen eine Vision bietet.
- Inspirierende Motivation
  Unter einer inspirierenden Motivation wird die Vermittlung einer attraktiven Vision verstanden. Dabei belegen empirische Befunde, dass eine inspirierende Motivation hoch mit einem idealisierten Einfluss korreliert, so dass beide in der Praxis oft gemeinsam auftreten. Kollegen und Mitarbeiter werden motiviert, ihre eigenen Interessen dem Wohl der Gruppe unterzuordnen.
- Intellektuelle Stimulation
  Eine intellektuelle Stimulation beinhaltet die Förderung von kreativen Lösungen durch das Hinterfragen der bestehenden Gegebenheiten und des Status Quo. Bei Kollegen und Mitarbeitern wird das Interesse stimuliert, ihre Arbeit aus einer neuen Perspektive zu sehen.
- Individuelle Behandlung
  Unter diesem Begriff wird die Zuwendung und Unterstützung des Einzelnen entsprechend seiner/ihrer individuellen Bedürfnisse zusammengefasst. Als Folge dieser Berücksichtigung entsteht ein Gefühl der persönlichen Förderung seitens des Geführten, wodurch die intrinsische Motivation gesteigert wird.

Die Sicht, Führung als wechselseitigen, sozialen Austauschprozess zu sehen, bedeutet einen Bruch mit den Ansätzen, die Führung als einen einseitig gerichteten Beeinflussungsprozess eines Vorgesetzten auf Untergebene betrachten. Führung ist hier keine Einbahnstraße, sondern ein sozialer Interaktionsprozess.

- Charismatische Führungstheorien

Eine weitere Gruppe von Theorien konzentriert sich auf die Kompetenzen der charismatischen Führungskraft, die sich durch folgende Merkmale auszeichnet:

- Fähigkeit zur Selbstkritik und Fähigkeit Probleme aufzuspüren und Problemlösungsansätze vorzuschlagen;
- Fähigkeit Visionen zu entwickeln, kreatives Denken zu fördern und Veränderungsprozesse zu konzipieren;
- ausgeprägte Kommunikationsfähigkeit;
- modellhaftes Verhalten, einen gewissen Habitus, gepflegtes Auftreten;
- Fähigkeit Mitarbeiter zum selbstständigen Arbeiten anzuleiten, Vorgabe hoher Ziele, hohe Erwartungen an Effizienz, partizipative Entscheidungsfindung, Verringerung des Bürokratieaufwands, Initiierung eines Belohnungssystems.

Das Problematische an der charismatischen Führungskraft ist, dass einige die Tendenz haben, zu charismatisch zu werden und die *followers* ihr nicht mehr aus rationalen, sondern eher emotionalen Erwägungen folgen.

Der US-amerikanische Managementtheoretiker Peter Drucker äußert seine Kritik an charismatischen Führungskräften so:

> I have seen Mao, I have seen Hitler and I have seen Stalin. So, I have seen enough Charisma for the rest of my live.

- Super- und Meta-Leadership-Theorien

Eine sechste Gruppe von Führungstheorien sind die Super- und Meta-Leadership-Theorien (Manz & Sims, 1989). Nach diesen Theorien besteht die Fähigkeit einer erfolgreichen Führungskraft darin, andere zu führen, damit diese lernen, sich selbst oder andere zu führen.

Um dieses Ziel erreichen, müssen eine Reihe von Bedingungen erfüllt sein:

- Ehe eine Person andere Personen führen kann, muss die Person gelernt haben, sich selbst zu führen und sich für ein zielgerichtetes selbstständiges Handeln zu motivieren. Sie sollte sich selbst gut kennen, ihre persönliche Effizienz und Effektivität erhöhen wollen und in der Lage sein ein Selbstmonitoring durchzuführen. Selbstbeobachtung als Grundlage für eine bessere Selbststeuerung führt zu einem effektiveren Handeln. Durch eine konstruktive Selbstbewertung des Handelns, in Verbindung mit der Definition von persönlichen Zielen und der Festlegung einer Strategie zur Umsetzung der eigenen Ziele wird das Handeln effizienter. Neben der Arbeit am Verhalten sollte ein weiterer Fokus auf der kognitiven Ebene liegen: Der/die angehende Superleader sollte lernen, seine/ihre kognitiven Strategien zu reflektieren. Dabei geht es um Fragen wie: Gibt es Denkmuster, die mir helfen oder mich hemmen, bestimmte Dinge zu tun? Was geht in mir vor, wenn ich besonders produktiv oder besonders ineffizient bin?

- Dieses Führungsverhalten wird nun zum Verhaltensmodell für andere, indem diese vom Superleader lernen.
- Der Superleader setzt sich realistische und motivierende Ziele.
- Der Superleader sollte dabei eine positive gedankliche Grundeinstellung entwickeln und sie gegenüber den Mitarbeitern kommunizieren und danach handeln (z.B. durch ausgewählte Selbststeuerungsstrategien, durch Anleitung und Ermunterung, durch beispielhaftes Handeln, durch positives und konstruktives Feedback, durch Schaffung einer positiven Atmosphäre und eines gesunden Arbeitsklimas, durch Unterstützung eines selbstregulierenden Verhaltens in der Gruppe, durch Zieldefinitionen und -evaluationen).
- Der Superleader muss darauf achten, systematisch (aber nicht andauernd) seine Mitarbeiter positiv zu verstärken und zu motivieren, um die Leistungsbereitschaft auf einem hohen Niveau zu halten. Fehlleistungen müssen als Ausgangspunkt für konstruktive und kritische Selbstreflexion dienen.
- Das Konzept Superleadership muss sich auf die Gruppe übertragen und dort gelebt werden, wobei die Gruppe als Arbeits-, Projekt- oder Expertenteam sich zu einem selbststeuernden System entwickeln sollte.

Dazu muss eine Superleadershipkultur in der gesamten Organisation eingeführt werden, die integrierend wirkt, Initiativen und Innovationen fördert und auf die Bedürfnisse der Selbstentfaltung der Mitarbeiter Rücksicht nimmt.

- Sozialkonstruktivistische Führungstheorien

Als siebte und letzte Kategorie der Führungstheorien soll der sozialkonstruktivistische Ansatz vorgestellt werden. Der Sozialkonstruktivismus als Denkmodell geht davon aus, dass Wirklichkeit und Wissen von der handelnden selbst Person konstruiert wird, und nicht einfach eine Kopie der Realität darstellt. Führung wird hier so gesehen:

> The key notion in this definition is that leadership is about learning together, and constructing meaning and knowledge collectively and collaboratively. It involves opportunities to surface and mediate perceptions, values, beliefs, information, and assumptions through continuing conversations; to inquire about and generate ideas together; to seek to reflect upon and make sense of work in the light of shared beliefs and new information; and to create actions that grow out of these new understandings. Such is the core of leadership" (Lambert, 1998, S. 5-6).

Nach Peter Senge (1990, 1997) handelt es sich dabei um einen gemeinsamen Lernprozess, der von den Führungspersonen angeleitet wird und der nicht zu objektiven, sondern zu viablen Lösungen führen soll. In diesem Sinne sollen Organisationen *communities of leaders and learners* darstellen, deren Mitglieder in einem kontinuierlichen und kritischen selbstreflexiven Dialog stehen und sich selbst und die Organisation als Ganzes in die Lage versetzen, sich permanent weiterzuentwickeln und die definierten Ziele zu erreichen.

Darüber hinaus wird in dieser Perspektive Leadership als ein Sinngebungsprozess verstanden. Durch die entsprechende Kommunikation entsteht eine neue Sinnhaftigkeit, eine neue Bedeutung des eigenen Tuns und Handelns im Unternehmen. In Anlehnung an K.R. Popper (1980) hat das Tun und Handeln im Unternehmen keinen eigentlichen Sinn, aber es ist durch eine entsprechende (konstruktivistische) Kommunikation möglich, diesem Tun und Handeln einen Sinn und damit eine Zielgerichtetheit und Orientierung zu verleihen. In dieser Perspektive wird Leadership als ein interaktiver Vorgang verstanden, in dem alle Teilnehmer und Teilnehmerinnen Partner in einen Prozess des gemeinsamen Reflektierens, Lernens, Entscheidens und Handelns einsteigen.

> ... that leadership is part of the interactive process of sense-making and creation of meaning that is continuously engaged in by organizational

> members.... Taking this view, leadership is about learning together and constructing meaning and knowledge collectively and collaboratively. (Harris, 2003, S. 314).

Aus dieser Perspektive heraus ist das Leadershipverhalten im Zusammenhang von Organisationsentwicklungsprozessen als ganzheitliches-konstruktivistisches Vorgehen zu verstehen, das zum Ziel hat, Aspekte wie Eigenverantwortlichkeit, Selbstreflexivität, Selbsteinschätzung oder auch Kooperation im Zusammenhang des unternehmerischen Handelns in den Vordergrund zu stellen (Ant, 2008). Gleichermaßen kommen kommunikativ-pragmatische sowie kognitive Aspekte zur Geltung: Kreativität, Offenheit, Flexibilität, Sensibilität, Handlungsorientierung in einem sozialen Kontext, soziokulturelle Prägung, persönliche und berufliche Lebenserfahrung, Wissen, Motivationen, Einstellungen.

Es wird in diesem Zusammenhang davon ausgegangen, dass management- und organisationsrelevante Aspekte wie Wissen, Motivation, Einstellungen oder Selbstwertgefühl durch eine aktive und subjektive Konstruktion von Ideen, Vorstellungen und Konzepten entstehen.

So richtet sich der Fokus auf das Erlernen und Reflektieren von *skills and strategies* (Honebein, Duffy & Fishman, 1991). Führungskräfteverhalten ist ein aktiver und selbstkonstruierter Veränderungsprozess, der durch Anleitung und Begleitung stattfindet, aus Unterstützungsmaßnahmen und dem Geben von Impulsen besteht, ohne dabei den Konstruktionsprozess gänzlich zu bestimmen.

Es wird dabei von sowohl den Führungskräften als auch den Mitarbeitern/innen verlangt, Veränderungsprozesse selbst zu initiieren und zu steuern, und zwar vor dem Hintergrund einer individuellen und kollektiven Konstrukthaftigkeit der Wirklichkeit. Dazu gehört, andere Sichtweisen zu akzeptieren mit dem Ziel, innovative, originelle und viable Problemlösestrategien zu entwickeln und umzusetzen (Kleve, 2003).

Die zentrale Aufgabe der Führungsperson besteht darin, Personen durch Aktivierung, Vermittlung von Metawissen, Förderung, also durch Kommunikation sowie durch metakognitives Reflektieren zu stimulieren, d.h. ihre eigenen Denkprozesse zu reflektieren (Kaiser & Kaiser, 1999). Diese sozialkonstruktivistische Sichtweise soll dazu beitragen, die eigene Beobachtung einer zweiten, expliziten und quasi übergeordneten Beobachtung auszusetzen, um sich darüber klar zu werden, dass die eigene Beobachtung relativ und nicht absolut ist. Durch die eingeleitete Unterstützung ist es möglich, sich aus der eigenen Gedankengefangenschaft zu befreien.

In dieser sozial-konstruktivistisch orientierten Vorgehensweise wird davon ausgegangen, dass es eine „unglaubliche Veränderbarkeit der Menschen“ gibt (Devilder, 2001). Eigentlich aus dem Therapiekontext stammende Prinzipien lassen sich auch auf das Verhalten gegenüber Mitarbeitern anwenden: Gemeinsam mit den Teilnehmern wird herausgearbeitet, dass man seine Konstrukte der Wirklichkeit selbst wählen kann. So kann man im berufsbezogenen Kontext andere, hilfreichere Konstruktionen entwickeln. Es geht bei dieser Form der Intervention um die Analyse von Sprach-, Denk- und Handlungsmustern, die nicht einfach als „richtig“ oder „falsch“ abgekanzelt werden können. Das Ziel besteht darin, einen angeleiteten Vergleich zwischen den eigenen Konstrukten und den sozialen Rahmenbedingungen herbeizuführen. Durch diesen umfassenden Ansatz sollen auch kognitive, emotionale und verhaltensbezogene Aspekte berücksichtigt werden.

Durch eine Analyse des bestehenden Selbstbildes sollen die bestehenden kognitiven Schemata oder Landkarten ausgebaut werden. So wird das bestehende Wissen weiter strukturiert und trägt somit zu einer Verbesserung der angewandten Problemlösestrategien bei.

Ein solches Setting führt zu einer ausgeprägten Berücksichtigung individueller Unterschiede und ist daher zur Vermittlung komplexer Fähigkeiten geeignet.

- Bewertung der Führungstheorien

Es gibt Anzeichen dafür, dass es möglich ist, Führungsverhalten zu erlernen, und zwar durch entsprechend praktisch orientierte Trainings. Dies kann aber nur erfolgreich sein, wenn die Führungskräfte bereit sind, ihr Verhalten zu reflektieren. Führung ist kein Thema nur für die Geschäftsleitung, sondern sollte auf allen hierarchischen Ebenen thematisiert werden.

Die einzelnen Theorien bauen aufeinander auf und sind deswegen hier auch im Zusammenhang dargestellt worden. *In fine* geht es darum, die Persönlichkeitsmerkmale, das Verhalten der Führungspersonen sowie situative Aspekte mit gemeinsamen Kommunikationsstrategien, Erfahrungen und Reflexionen adäquat zu verbinden.

Bezug zu „Die 12 Geschworenen“

Der Geschworene #1 soll die Beratungen leiten. Zu Beginn zeigt er, dass er sich seiner Führungsposition bewusst ist und sich der Aufgabe stellen will. Er organisiert und leitet die erste Abstimmung. Es fällt jedoch auf, dass er bei Schwierigkeiten schnell unsicher wird und nicht mit Kritik oder Störungen wie unsachlichen Bemerkungen umgehen kann.

Wichtig für eine Führungsperson ist aber gerade das zielorientierte Handeln. Man bemerkt hier nicht, dass #1 das ihm gesetzte Ziel, eine einstimmige Entscheidung herbeizuführen, stringent verfolgt. Er versucht nicht, das Problem zu strukturieren oder einen Lösungsprozess zu entwickeln. Er lässt die anderen Geschworenen eher frei agieren, praktiziert damit mehr oder weniger ungewollt einen *Laissez-Faire-Laissez-Aller*-Führungsstil. Er selbst wird dabei zunehmend passiv und steuert so die Gruppe fast gar nicht mehr. Diese Art, die Gruppe zu führen, induziert kein Wir-Gefühl und auch keine Gruppenkohäsion, so dass der gezeigten Aggressivität und den geäußerten Vorurteilen durch den Geschworenen #1 nichts entgegengesetzt wird.

Als Führungsperson ist er nicht in der Lage, die Gruppe dazu zu bringen, das vorgegebene Ziel konsequent zu verfolgen und die erforderlichen Diskussionen durch entsprechende Regeln und Interventionen wirklich zu leiten, Einfluss zu nehmen und eine Lösung auszuarbeiten, die über einen Kompromiss oder ein Votum hinaus geht.

Er zeigt weder ein mitarbeiterorientiertes (bzw. teilnehmerorientiertes) Führungsverhalten, noch verhält er sich besonders aufgabenorientiert. Er versucht zwar am Anfang die Debatte zu kontrollieren, doch aufgrund eines Mangels an Führungstechniken (was angesichts seiner Tätigkeit als Lehrer und Trainer eigentlich überrascht) und mangelnder Motivation gelingt das nicht. Auch unter dem Blickwinkel einer transformationalen Führungstheorie schafft es der Geschworene #1 nicht, seine Kollegen über die Sinnvermittlung zu motivieren.

Hinsichtlich seiner Persönlichkeit verfügt er nicht über die erforderlichen Eigenschaften. Er kennzeichnet sich nicht durch Charisma, Überzeugungskraft oder durch besondere Fähigkeiten im Umgang mit Menschen aus. Er kann den Geschworenen die enorme Wichtigkeit ihrer Entscheidung nicht vor Augen führen, er hält sich nicht an das abgesprochene Vorgehen, er kann keine Konflikte lösen, er greift nicht ein, wenn die Diskussion abgleitet, er ist schnell beleidigt. Auch ist er nicht in der Lage, die Situation genauer zu analysieren oder zu reflektieren.

Während er die formale Rolle als Vorsitzender behält, ergreift #8 nach und nach die Rolle im informalen Kontext.

Diskussion

Welches Führungsverhalten wäre in dieser Situation angemessen gewesen?
Wie könnte aus dem Geschworenen #1 noch eine gute Führungskraft werden?
Welches Führungsverhalten zeigt der Geschworene #8?

Thema Szene 5: Risikoschub – Risky Shift

Erläuterung der Szene

Bei einer Geschworenenentscheidung als Kollektiventscheidung kann man diskutieren, ob die Positionen zu Beginn anders gewesen wären, wenn es sich um Einzelentscheidungen gehandelt hätte, wenn jeder Geschworene also gewusst hätte, dass seine persönliche Entscheidung auch die endgültige Entscheidung für „nicht schuldig“ oder „nicht schuldig“ gewesen wäre. Es scheint so zu sein, dass eine Gruppe eher bereit ist, eine folgenschwerere Entscheidung zu treffen als eine einzelne Person. In einer Gruppe kann sich das Individuum auf ein Gruppenvotum berufen, was dazu führen kann, dass eine riskantere Entscheidung getroffen wird.

Sozialpsychologische Erklärung

Das Konzept des *Risky Shift* (Risikoschub-Phänomen oder Gruppenpolarisierung) geht auf J.A.F. Stoner zurück, der 1965 das Entscheidungsverhalten zwischen Gruppen und Einzelpersonen in Bezug auf riskante Situationen verglich.[18] Er untersuchte die Frage, ob Gruppen risikofreudiger sind als Einzelpersonen.

Stoner führte unter 218 Versuchspersonen eine Befragung durch, bei der sie sich in 12 lebensnahen Situationen zwischen zwei Handlungsalternativen entscheiden mussten. Von den Handlungsalternativen war jeweils eine eher erfolgsversprechend, die andere eher risikoreich. In einer Situation wurde der Fall eines Mannes geschildert, der sich aufgrund einer schweren Herzerkrankung zwischen einer eingeschränkten alltäglichen Lebensführung und einer schwierigen, eventuell fatal endenden Operation entscheiden musste. Aus den Antworten wurde die Risikobereitschaft der Versuchspersonen wurde auf einer Skala von 0 bis 10 ermittelt (Sader, 2008).

Anschließend wurden zum gleichen Thema Gruppendiskussionen durchgeführt und die Gruppe sollte den Fragebogen nochmals ausfüllen. Im Ergebnis waren die Gruppen risikofreudiger als der Einzelne.

Als Erklärung für dieses Phänomen wird angegeben, dass in der Gruppe eine Risikodiffusion stattfindet und sich niemand mehr persönlich für die Konsequenzen der Entscheidung verantwortlich fühlt (Fischer & Wiswede, 2002). Außerdem scheinen in Gruppendiskussionen risikofreudige Personen attraktiver und einflussreicher zu sein. Und da Risikobereitschaft in unserer Kultur grundsätzlich etwas Positives ist, wollen Gruppenmitglieder sich möglicherweise auch gegenseitig darin übertreffen.

Diskussion

Inwiefern trifft dieses Phänomen auf die Entscheidungsbereitschaft der Gruppe der Geschworenen zu?

---

[18] Die ursprüngliche Arbeit von Stoner, eine Magisterarbeit, die er als Student verfasste, wurde nie veröffentlicht. Mitglieder des Prüfungsausschusses erwähnten später seine Ergebnisse in ihren Publikationen (Sader, 2008).

Unter welchen Gesichtspunkten sollte man dann überhaupt folgenschwere Gruppenentscheidungen durchführen?
Wie könnte das Auftreten dieses Phänomens verhindert oder wenigstens verringert werden?

Thema Szene 6: Prosoziales Verhalten

Erläuterung der Szene

Der Vorsitzende liest das Ergebnis der geheimen Abstimmung vor und die zehnte von elf vorgelesenen Stimmen lautet „nicht schuldig". Wie von dem Geschworenen #8 erhofft, hat ein Geschworener seine Ansicht geändert. Der ältere Mann, Geschworener #9, gibt zu, dass er es war, der seine Position geändert hat. Er habe das getan, weil er die Unabhängigkeit des Denkens von #8 respektiere und weil dieser Herr alleine gegen alle anderen gestanden habe. Er sehe ein, dass es nicht einfach sei, sich der Lächerlichkeit auszusetzen, so dass der Geschworene #8 auf Unterstützung spekulierte – die er ihm habe geben wollen.

Sozialpsychologische Erklärung

Prosoziales Verhalten (oder Altruismus) liegt vor, wenn jemand versucht, einer anderen Person zu helfen, obwohl keine Verpflichtung dazu besteht (Bierhoff, 2003). Die Sozialpsychologie nähert sich dem Phänomen unter unterschiedlichen Blickwinkeln: Es existieren verschiedene Erklärungsmodelle für die biologische, die individualistische, die interpersonale und die sozialsystemische Analyseebene. Ein einziges Erklärungsmodell, das das Phänomen als Ganzes erklärt, besteht allerdings nicht.

Wir wollen uns hier wegen des engeren Bezugs zur Alltagswirklichkeit auf den Ansatz konzentrieren, der sich auf soziale Systeme bezieht. Die Norm der sozialen Verantwortung besagt, dass Menschen anderen Menschen, die von ihrer Hilfe abhängig sind, helfen sollten. Diese Norm steht im Gegensatz zur Norm der Selbstgenügsamkeit, nach der Menschen nur auf sich selbst achten sollten. Normative Überzeugungen werden im Laufe des Sozialisationsprozesses erworben. Menschen unterscheiden sich darin, wie sie Werte und Regeln lernen und so verfügt jeder über eine einmalige kognitive Konfiguration, die aus individuellen Werten und normativen Überzeugungen besteht. Diese Werte und Regeln treffen auf Situationen, in denen prosoziales Verhalten gefordert ist und woraufhin eine Aktivierung stattfindet. Dieses Verhalten wird in einem Prozessmodell als Altruismus beschrieben (Schwartz & Howard, 1981, zitiert nach Bierhoff, 2003). Der Prozess besteht aus den fünf Schritten Aufmerksamkeit, Motivation, Bewertung, Abwehr, Verhalten. Der Prozess beginnt, wenn eine Person merkt, dass andere Personen Hilfe benötigen:

- Aufmerksamkeitsphase
  Dazu gehören das Erkennen der Notlage und die Wahl einer effektiven und konkreten Handlung der Hilfeleistung. Außerdem muss der potentiell Helfende sich selbst auch zutrauen zu helfen.
- Motivationsphase
  Das Gefühl der moralischen Verpflichtung entsteht.
- Bewertung der erwarteten Konsequenzen
  Hier schätzt der möglicherweise Helfende die Kosten und Nutzen seines Einsatzes ab. Zu den erwarteten Kosten zählen soziale Kosten wie Missbilligung oder Ausschluss aus einer Gruppe, physische Kosten wie Schmerz, Beeinträchtigung des Selbstkonzepts (Verletzung des Selbstbildes) und moralische Kosten (diese Kosten resultieren aus der Verletzung persönlicher Normen).
- Abwehr
  In dieser Phase kann die Person Gründe dafür finden, nicht zu helfen. Sie kann die eigenen Interessen höher bewerten, die Forderung nach Hilfe als ungerecht empfinden, es kann einen Widerspruch zu anderen Verpflichtungen geben oder die Person stellt fest, dass sie gar keine Hilfe leisten kann.
- Verhalten
  Der letzte Schritt besteht aus dem Handeln (eben der Hilfeleistung) oder dem Nichthandeln.

Im vorliegenden Fall hat der Geschworene #9 den anderen Geschworenen unterstützt trotz der erwarteten Konsequenzen der sozialen Ausgrenzung und Beschimpfung in der Gruppe. Er hat diese sozialen Kosten abgewogen gegen die moralischen Kosten, die er tragen müsste, wenn er nicht geholfen hätte. Er hätte nämlich seine individuellen Werte und Überzeugen verletzt, wenn er dem Zweifler, der in der Gruppe mit dem Rücken zur Wand stand, nicht beigestanden hätte. In dieser Abwägung ist er lieber seinen eigenen Normen treu geblieben.

Zahlreiche Faktoren haben Einfluss auf prosoziales Verhalten: Dazu zählen eine positive Stimmung, die Kosten des Helfens und Nicht-Helfens, aber auch die Anwesenheit von anderen. Die bloße Anwesenheit von anderen Menschen kann zur Verantwortungsdiffusion führen, weil sich der Einzelne nicht mehr für das Geschehen verantwortlich fühlt. Oder es kommt zu pluralistischer Ignoranz (Gollwitzer & Schmitt, 2009). Dabei wird das Handeln anderer zur Entscheidung, ob man selbst hilft, herangezogen. Handeln andere nicht, kann das bedeuten, dass es gar nichts zu tun gibt oder es gar nicht so schlimm ist. Zu der Verantwortungsdiffusion und der pluralistischen Ignoranz kommt Bewertungsangst, wenn man in der Öffentlichkeit vor anderen etwas tun soll, bei dem man unsicher ist. Hinzu kommt schließlich die Kosten-Nutzen-Abwägung, die ebenfalls zu der Entscheidung beiträgt, ob jemand ein prosoziales Verhalten zeigt oder nicht.

Diskussion

Wie würden Sie eine prosoziale Persönlichkeit beschreiben?
Welchen anderen Mitgliedern aus der Gruppe der Geschworenen hätten Sie zugetraut, dieses Verhalten zu zeigen?
Worin besteht der Unterschied zwischen pluralistischer Ignoranz und Verantwortungsdiffusion? Welche öffentlichen Kampagnen thematisieren dieses Phänomen?
Welche Kosten des Helfens wiegen Ihrer Ansicht nach am schwersten in dieser konkreten Situation?

Thema Szene 7: Soziales Faulenzen – Social Loafing

Erläuterung der Szene

Der Geschworene #8 erläutert sein Verständnis der Zeugenaussage mit dem vorbeifahrenden Zug, bis ihm auf einmal auffällt, dass die Geschworenen, die am oberen Teil des Tisches sitzen, seinen Ausführungen nicht mehr zuhören und sich ihre Zeit mit einem Tic-Tac-Toe-Spiel vertreiben. Als er dies sieht, geht er auf diese kleine Gruppe von Geschworenen zu und entreißt ihnen das Papier.

Sozialpsychologische Erklärung

Leisten Personen in einer Gruppe weniger als sie alleine leisten würden, spricht man vom Ringelmann-Effekt (1913). Der französische Agraringenieur Ringelmann stellte gegen Ende des 19. Jahrhunderts fest, dass beim Tauziehen zwei Personen zwar jeweils eine 100%-Leistung erbringen, dass sich diese Leistung jedoch in ihrer Summe verringert, wenn auf jeder Seite mehrere Personen ziehen. In der Gruppe ziehen die einzelnen Personen mit einer geringeren Kraft, so dass bei zwei Personen auf jeder Seite keine kumulierte Leistung von 200% entsteht, sondern nur von 170%.

Die Ergebnisse weisen darauf hin, dass die Gesamtleistung der Gruppe bei einer steigenden Anzahl von Mitgliedern nicht linear und proportional ansteigt, sondern in ihrer Summe sinkt, je größer die Gruppe wird (Kravitz & Martin, 1986).

Der beschriebene Ringelmann-Effekt ist ein Beispiel für das soziale Faulenzen (*social loafing*) (Latané, Williams & Harkins, 1979; George, 1992). Dieser Effekt beschreibt die Tendenz von Personen, ihre Motivation zur Leistungserbringung in einer Gruppensituation wesentlich zu reduzieren, und zwar insbesondere, wenn für die einzelnen Gruppenmitglieder nicht ersichtlich ist, inwiefern ihre persönliche Leistung zum Gruppenerfolg beiträgt.

In einer Metaanalyse zeigen Karau & Williams (1993), dass Personen in Gruppen gleichermaßen weniger leistungsmotiviert sind als diejenigen, die alleine arbeiten.

Diese Leistungsminderung tritt nicht erst auf, wenn die Gruppe die Arbeit begonnen hat, sondern bereits im Vorfeld bei der individuellen Vorbereitung auf eine Gruppenarbeit (Ohlert, 2009). Wenn das einzelne Gruppenmitglied aber seinen Beitrag zur kollektiven Leistung erkennen kann und es dafür Anerkennung bekommt, steigt auch die Leistungsmotivation.

Soziales Faulenzen wird man nie ganz verhindern können. Der Effekt kann aber verringert werden durch eine Aufgabenstrukturierung, die individuelle Beiträge hervorhebt, durch individuelle Rückmeldungen der Arbeitsleistung, durch das zeitweise Teilen des Teams in Tandems, wodurch die soziale Verbindlichkeit erhöht wird.

Diskussion

Wie kann das soziale Faulenzen erkannt werden?
Welche konkreten Maßnahmen können in einer Gruppensituation ergriffen werden, um das soziale Faulenzen zu überwinden?
In welchen Gruppen ist das soziale Faulenzen ausgeprägter als in anderen?

Thema Szene 8: Regulation von Emotionen

Erläuterung der Szene

Die Atmosphäre ist angespannt: Während einige Geschworene sich um eine sachliche Diskussion bemühen, gibt es Störungen durch andere Teilnehmer.

So kann sich der Geschworene #10 die Bemerkung nicht verkneifen, dass der Angeklagte nicht einmal *grammatisch* richtig Englisch sprechen könne, woraufhin er vom eingewanderten Geschworenen #11 korrigiert wird: Es hieße, *grammatikalisch* richtig Englisch sprechen.

In diesem Moment ändert der Geschworene #5 seine Meinung in „nicht schuldig“, was #7 wiederum zu einer Myriade von Kommentaren veranlasst.

Der Geschworene #8 erwähnt immer wieder, dass sich die Tat so oder auch anders abgespielt haben könne. Das bringt andere Geschworene auf die sprichwörtliche Palme, diesmal #10.

Sozialpsychologische Erklärung

In dieser Szene geht es um die Frage nach der Regulation von Emotionen.

Emotionen sind im menschlichen Körper ein komplexes Phänomen. Sie bestehen aus verschiedenen Komponenten: aus physiologischer Erregung wie Hitze, aus motorischem Ausdruck wie einer geballten Faust, aus Handlungstendenzen wie der starke Wunsch, jemandem um den Hals zu fallen und aus subjektiven Gefühlen wie Ärger oder Trauer (Scherer, 2003). Wir wollen uns hier auf die Regulation von Emotionen konzentrieren.

Wir können davon ausgehen, dass in dem Beratungszimmer der Geschworenen zu diesem Zeitpunkt annähernd alle ein starkes subjektives Gefühl der Erregung verspüren, vielleicht auch des Ärgers oder der Wut. Dieses Gefühl wird bei den Teilnehmern unterschiedlich stark sein und einige schaffen es offensichtlich nicht, diese Emotionen zu regulieren und sich angemessen („vernünftig") zu verhalten.

Emotionen werden, sobald sie ausgelöst worden sind, reguliert, kontrolliert oder manipuliert. Jeder Mensch versucht, mit seinen Emotionen umzugehen, hat Verhaltensmuster wie Unterdrückung oder mal richtig Lospoltern. Oft ist man sich selbst dieser Verhaltensmuster nicht bewusst – dafür können sie andere sehr gut beobachten. Wir wissen oft vorher, wie andere Menschen in bestimmten Situationen reagieren werden.

Eine Möglichkeit der Regulation von Emotionen ist es, die Reaktionen zu verhindern. Man versucht, die Bewertung eines Ereignisses, das möglicherweise eine Emotion hervorrufen könnte, bewusst zu kontrollieren (Scherer, 2003). Wir können uns beispielsweise überzeugen, dass das, was passiert, doch nicht so dramatisch ist und es uns besser nicht beeinflussen sollte. Wir nehmen dann eine Neubewertung des Ereignisses vor.

Eine weitere Möglichkeit besteht darin, bereits herbeigeführte Emotionen zu unterdrücken. Manche sozialen Normen fordern, dass man in bestimmten Situationen keine oder nur bestimmte Emotionen zeigt. Der Gesichtsausdruck lässt sich zumindest in Teilen kontrollieren, physiologische Erregungen wie ein erhöhter Pulsschlag lassen sich allerdings nicht so einfach verändern. Ein unterdrückter Ausdruck eines Gefühls kann kurzfristig zu einer Senkung der Intensität des Gefühls führen, die Unterdrückung kann aber auch dazu führen, dass dieses niedrige Niveau über längere Zeit anhält. Man hat im Ergebnis also länger mit dem angenehmen oder unangenehmen Gefühl zu kämpfen.

Ein unkontrollierter Gefühlsausdruck, bei dem auch die Motorik nicht unterdrückt wird, indem beispielweise kräftig mit der Faust auf den Tisch gehauen wird, lässt das Gefühl eher stärker werden – allerdings klingt die ausgelöste Erregung auch schneller wieder ab. Kurzfristig steigert also der Ausbruch die Gefühlsintensität, die sich aber normalerweise wieder schnell auflöst.

Bei allen Überlegungen zur Regulation von Emotionen sollte nicht vergessen werden, dass deren Komponenten eng miteinander verbunden sind, dass eine Reaktion im motorischen Bereich auch Folgen auf die anderen Komponenten hat.

Diskussion

Warum wäre in der Situation die Regulation von Emotionen angebracht? Wie könnte dies erreicht werden?

Warum reagieren Menschen in der gleichen Situation unterschiedlich?

Wie und mit welchen Auswirkungen beeinflussen Emotionen – positive wie negative – die Arbeit in Gruppen?

Wie sollte in einem Unternehmen mit Emotionen umgegangen werden?

Thema Szene 9: Einfluss von Minderheiten

Erläuterung der Szene

Es ist sehr charakteristisch für den Geschworenen #8, dass er seine Meinung ruhig und entschieden vertritt, dass er sachlich bleibt und versucht, seine Emotionen unter Kontrolle zu halten. Er scheint keine voreingenommene Meinung zu haben, sondern er will nur noch einmal über den Fall reden. Er hält den Angeklagten weder eindeutig für schuldig, noch behauptet er das Gegenteil, sondern er hegt gewisse Zweifel, denen er nochmals nachgehen möchte.

Seine bedächtige und überlegte Vorgehensweise bewirkt seitens der anderen Geschworenen ebenfalls einen Veränderungsprozess, den einige von ihnen dazu nutzen, etwas tiefergehender über diesen Fall nachzudenken und Überlegungen anzustellen, die sie wohl ohne den Architekten nicht angestrengt hätten. Andere Geschworene nehmen dagegen eine ablehnende bis aggressive Haltung ein. Im Endeffekt gelingt es dem Architekten aber dennoch, bei allen Geschworenen einen berechtigten Zweifel durch einen Einstellungsveränderungsprozess hervorzurufen, indem er vorurteilsfrei an die Beweise herangeht und einen Geschworenen nach dem anderen in seiner Position zum Wanken bringt.

Es ist dabei wichtig, dass der Geschworene #8 relativ früh einen Verbündeten in der Person des alten Mannes, der neben ihm sitzt, bekommt. Dieser ändert beim zweiten Votum seine Meinung in „nicht schuldig", wohl weniger aus Überzeugung, sondern weil er die Unabhängigkeit des Denkens von #8 respektiert und den Architekten unterstützen möchte.

Gestärkt durch diese Unterstützung geht der Architekt unbeirrt seinen Weg, indem er weiter ruhig und besonnen argumentiert, in Frage stellt, illustriert und demonstriert.

Die Veränderung, die in der Gruppe schließlich eintritt, ist auf das innovative Verhalten des Geschworenen #8 zurückzuführen, das sich durch den ganzen Film zieht. Er bleibt in jeder Szene ruhig, sachlich, überlegt, vorurteilsfrei, objektiv und uneitel. Und so überzeugt er die Geschworenen auch mit der neuen Idee, die Szene, die der alte Mann im Zeugenstand geschildert hat, nachzuspielen.

Sozialpsychologische Erklärung

Die Sozialpsychologen Bibb Latané (1981) und Serge Moscovici (1969, 1972) untersuchten den Einfluss von Minderheiten auf Mehrheiten in Gruppenprozessen. Dieses Phänomen wird in der Sozialpsychologie als Innovation oder innovatives Verhalten bezeichnet. Die sozialpsychologische Innovation bezieht sich auf den Einfluss von Minderheiten auf Mehrheiten und stellt somit den Gegensatz zum Konformitätsverhalten dar.

Der Ausgangspunkt dieses Ansatzes stellt die von Latané (1981) entwickelte *Social-Impact-Theory* dar, die sich mit den sozialen Beeinflussungsprozessen von Minderheiten beschäftigt. Diese Theorie vergleicht den sozialen Einfluss mit der Anziehungskraft eines Körpers auf einen anderen. Entscheidend für die Intensität der Anziehungskraft sind dabei die Stärke (*strength*), die Nähe (*immediacy*) und die Anzahl (*number*) der Einflussquellen, wobei der Einfluss einer Einflussquelle umso geringer wird, je mehr Einflussquellen vorhanden sind. So zeigt der sog. *bystander-effect*, dass sich bei einem Unfall die einzelnen Personen umso weniger genötigt sehen helfend einzugreifen oder den Notarzt zu rufen, je mehr Zuschauer bei einem Notfall vor Ort sind (Darley & Latané, 1968).

Den Einfluss von Minderheiten erforschte ebenfalls der französische Sozialpsychologie Serge Moscovici (Moscovici et. al., 1969). In einer Versuchsanordnung, die der von Asch ähnelte, wurden 32 Gruppen von Personen untersucht, die jeweils aus vier nichteingeweihten und zwei eingeweihten Versuchsteilnehmern bestanden. Anders als bei Asch befanden sich in diesem Experiment die echten Versuchspersonen in der Mehrheit. Den Versuchsteilnehmern wurde zu Beginn mitgeteilt, dass sie an einer Untersuchung zur Farbwahrnehmung teilnehmen würden und daher Aussagen bezüglich der Farbe und Helligkeit von Dias machen sollten. Es wurden dazu eine Reihe von 6 Dias 36mal vorgeführt und die Teilnehmer mussten nach jedem Durchgang Helligkeit und Farbe bewerten. Die eingeweihten Versuchsteilnehmer, die in der Minderheit waren, versuchten ihren Einfluss auf die Mehrheit in der Versuchsgruppe dadurch auszuüben, dass sie systematisch die aufleuchtende Farbe als grün bezeichneten, obwohl die gezeigten Farben sich lediglich in ihrer Helligkeit und nicht in ihrer (blauen) Farbe unterschieden.

In der ersten Versuchsbedingung verhielten sich die eingeweihten Versuchsteilnehmer konsistent – sie benannten alle 36 Farben als grün. Bei der zweiten Bedingung allerdings waren die Minoritätsurteile inkonsistent. Jede eingeweihte Versuchsperson nannte in zufälliger Reihenfolge 24mal „grün" und 12mal „blau".

Im Ergebnis wurde die Mehrheit tatsächlich durch die Minderheit beeinflusst. In den Gruppen, in denen die Minderheit kontinuierlich „grün" sagte, gelang es ihnen bei immerhin 8,42 Prozent der Antworten der Mehrheit auch die Entscheidung „grün" zu bekommen. Hingegen zeigten in den Gruppen, in denen sich die Minderheit uneinheitlich verhielt, lediglich 1,25 Prozent „grün" an. Dadurch wird deutlich, dass der Verhaltensstil der Minderheit entscheidend für den Einfluss ist.

Moscovici & Personnaz (1980) untersuchten außerdem in einem weiteren Farbexperiment, ob der Einfluss der Minderheit nicht nur zu einer oberflächlichen oder verbalen Anpassung führt, sondern auch zu einer Veränderung der Farbkategorisierung seitens der Versuchspersonen. Dazu wurden die Unterschiedsschwellen für Grün- und Blau-Antworten an den Versuchspersonen der Kontrollgruppe und einem Teil der Versuchspersonen aus der Gruppe mit der konsistent handelnden Minderheit getestet. Bei diesem Versuch wurden 16 Reize unterschiedlicher Farbe aus den Bereichen grün und blau gezeigt. Diese Serie wurde 10mal in zufälliger Reihenfolge wiedergegeben und die Versuchspersonen wurden aufgefordert, nicht nur mündlich, sondern auch schriftlich und unbeeinflusst ihr Urteil zur Farbe abzugeben. Dabei konnte gezeigt werden, dass die Annahme richtig war – die Farbkategorisierung der Versuchspersonen hat sich geändert, so dass Farben, die sie vorher als „blau" bezeichnet hätten, nun als „grün" bezeichnet wurden. Darüber hinaus stellte sich bei einer Analyse der Daten heraus, dass diese Verschiebung auch bei denjenigen Versuchspersonen aufgetreten ist, die ihr abzugebendes Urteil über die Farbe nicht der Minderheit angepasst haben. Dieses Ergebnis zeigt zusätzlich, dass der Einfluss der Minderheit auf der latenten Ebene sogar noch stärker war als auf der reinen Verhaltensebene.

Einige Jahre nach dem ersten Experiment zu den Minderheiten haben Moscovici und Lage (1976) die Farbexperimente repliziert und einige zusätzliche Bedingungen eingefügt, um einen direkten

Vergleich von Mehrheits- und Minderheitseinfluss zu bekommen. Die neuen Versuchsbedingungen hatten drei verschiedene Ausprägungen in der Gruppenzusammensetzung. Es gab ein konsistentes Individuum (jeweils drei echte Versuchspersonen und eine eingeweihte Versuchsperson, die konsistent bei „grün" blieb), eine einstimmige Mehrheit (eine echte Versuchsperson und drei eingeweihte Versuchspersonen, die immer „grün" angaben) und schließlich eine nicht einstimmige Majorität (zwei echte Versuchspersonen und vier eingeweihte Versuchspersonen).

Die Ergebnisse der Experimente zeigten eindeutig, dass eine konsistente Minderheit von mindestens zwei Personen notwendig ist, um das Mehrheitsverhalten beeinflussen zu können. Schließlich wurde noch festgestellt, dass der weitaus größte Einfluss von der konsistent handelnden Mehrheit ausgeübt wurde. Jedoch wurde deutlich, dass eine konsistent handelte Minderheit genauso viel Einfluss ausüben konnte wie eine uneinheitlich handelnde Mehrheit.

Völlig anders allerdings sind die Ergebnisse im Bereich der latenten Änderungen. Im Anschluss an diese Untersuchungen, bei denen die Teilnehmer ihr Urteil vor dem Rest der Gruppe abgeben mussten, wurde – ebenfalls wie beim ersten Experiment – von allen Versuchsteilnehmern eine Beurteilung von Reizen aus dem Grün- und Blaubereich verlangt, um ihre Grün-Blau-Schwelle noch einmal zu bestimmen. In diesem Fall wurde eine Verschiebung der Kategoriengrenze für grün ausschließlich in der Versuchsanordnung festgestellt, die eine konsistente Minorität beinhaltete (Moscovici & Personnaz, 1980).

Im Anschluss an die Experimente bekamen die Versuchspersonen einen Fragebogen, in dem sie unter anderem die anderen Gruppenmitglieder beurteilen sollten. Interessanterweise wurden die Angehörigen der konsistent handelnden Minderheit keineswegs als kompetenter wahrgenommen als die echten Versuchsteilnehmer. Allerdings wurde ihnen eine größere Urteilssicherheit bescheinigt. Daraus ließ sich schließen, dass eine abweichende Minderheit also nicht grundsätzlich abgelehnt wird.

- Innovation

Die Grundlage für eine soziale Beeinflussung stellt in den meisten Fällen eine Innovation dar, weil die Vorstellungen einiger weniger oder manchmal sogar nur einer einzelnen Person zu völlig neuen Vorstellungen führt, die im Laufe der Zeit von der Mehrheit akzeptiert werden.

Dabei stellt sich die Frage, aufgrund welcher Voraussetzungen eine Minderheit in der Lage ist, eine Mehrheit von ihrer Innovation zu überzeugen.

Es ist davon auszugehen, dass sogenannte *abweichende Botschaften*, die bewusst oder nicht bewusst wahrgenommen und die anhand eines langsamen und schleichenden Prozesses dargeboten werden, dazu führen können, die Sichtweisen und Einstellungen von einzelnen Personen, zusammengesetzten Gruppen oder sogar ganzen Gesellschaften zu verändern.

Dabei wird sich zwar jede einzelne Person der veränderten Einstellung bewusst, man glaubt aber, mit dieser neuen Einstellung mehr oder weniger alleine da zu stehen. Letztendlich werden dann die neuen Ideen und Vorstellungen für alle an der Oberfläche offensichtlich, ohne dass deren Entstehung für den Betrachter hinreichend nachzuvollziehen wäre.

Einer der wichtigsten Aspekte für eine erfolgreiche Beeinflussung ist der Verhaltensstil der Minderheit. Moscovici unterstreicht in diesem Zusammenhang die Bedeutung der Konsistenz des minoritären Verhaltens. Demzufolge kann eine Minderheit nur dann die Meinung einer Mehrheit zu ihren Gunsten verändern, wenn sie dies auf eine konsistente und persistente Art und Weise tut, also ohne sich von ihrem Weg abbringen zu lassen. Durch diese Vorgehensweise wird die Mehrheit in ihrem Urteil verunsichert. Die Verhaltensalternative, die von der Minderheit so konsequent dargeboten wird, führt bei den Mitgliedern der Mehrheit zu einem kognitiven Konflikt, die zunehmend zwischen der eigenen Position und den Argumenten der Minderheit hin- und hergerissen sind. Dieses Gefühl entsteht nur, wenn es einen offensichtlichen Konflikt zwischen der Mehrheit und der Minderheit gibt und die Minderheit in der Lage ist, der Mehrheitsposition einen wirklich alternativen Standpunkt entgegenzusetzen. Besonders hilfreich ist für die Minderheit, wenn seitens der Mehrheitsfraktion keine einheitliche Position besteht oder diese Einigkeit leicht zu stören ist.

Andere Forscher wie Nemeth et al. (1974) konnten zeigen, dass eine kompromissbereite Minderheit besonders geeignet ist, eine

Mehrheit zu überzeugen. Mugny (1982) untersuchte den Einfluss von Verhaltensstil und Verhandlungsstil auf die Überzeugungskraft von Minderheiten. Eine Minderheit verfügt demnach über besonders gute Chancen, eine Verhaltensveränderung der Mehrheit zu bewirken, wenn sie einerseits einen konsistenten Verhaltensstil und andererseits einen flexiblen Verhandlungsstil an den Tag legt.

Darüber hinaus muss das Verhalten der Minderheit als Innovation, als wirkliche Alternative von der Mehrheit akzeptiert werden. Minderheiten, die Auslöser von Innovationen sind, werden im Allgemeinen zwar nicht gemocht, aber zumindest bewundert und respektiert. Es ist anzunehmen, dass diese positive Bewertung aus dem Mut zur Nonkonformität und auch der Authentizität der handelnden Personen resultiert. Das Beharren der Minderheit auf ihrem Standpunkt wird dabei häufig als Überzeugtheit und Selbstsicherheit interpretiert. Die dennoch niedrige Attraktivität dieser Gruppe muss wohl den Ängsten zugeschrieben werden, die generell gegenüber Neuerungen zum Ausdruck kommen.

Es besteht aber die Gefahr, dass das Beharren, die demonstrative Selbstsicherheit und Überzeugtheit als Rigidität und Unbelehrbarkeit interpretiert wird. Wenn die Konsistenz und Persistenz tatsächlich von einem rigiden Verhaltensstil begleitet wird, so ist der Einfluss der Minderheit deutlich kleiner. Das trifft besonders dann zu, wenn das Verhalten der Minderheit auf idiosynkratrische, soziale und psychologische Charakteristiken zurückgeführt wird.

Ein weiteres Hindernis für einen erfolgreichen Einfluss der Minderheit auf die Mehrheit kann darin bestehen, dass die Mehrheit hinter dem Standpunkt der Minderheit eigene Interessen vermutet. In diesem Fall werden Konsistenz und Persistenz auch bei einem kompromissbereiten Verhandlungsstil als unglaubwürdig angesehen. Die Ziele sollten, wenn die Minderheit überzeugen will, uneigennützig sein.

Wenn die Mehrheit nun tatsächlich von der Minderheit soweit beeinflusst wurde, dass sie deren Standpunkt übernimmt, dann kann nach der Konversionstheorie von Moscovici & Personnaz (1980) eine sogenannte *public compliance* oder eine *private acceptance* vorliegen. Eine *public compliance* entspricht einer Beeinflussung, die dadurch erfolgt, dass die Mitglieder der Mehrheit eben nicht durch einen anderen Standpunkt auffallen wollen. Sie stimmen daher nach außen hin mit der Position der Mehrheit überein, ohne jedoch ihre wirkliche, innere Einstellung preiszugeben, die tatsächlich ganz anders sein kann. Es handelt sich also um eine oberflächliche Verhaltensanpassung. Die *private acceptance* dagegen entspricht einer tatsächlichen Meinungs- oder Einstellungsveränderung. In diesem Fall wollen die Mitglieder der Mehrheit der allgemeinen Position nicht einfach so zustimmen, sondern sie setzen sich vielmehr mit den Ansichten und Argumentationen der Minderheit auseinander und überlegen, ob und inwiefern sie dieser divergierenden Position zustimmen können. Nur unter dieser Voraussetzung kann die daraufhin erfolgende Anpassung der eigenen Meinung an die Minderheit zu einer Konversion oder Veränderung der inneren Einstellung führen.

Bezug zu „Die 12 Geschworenen"

Der Prozess der Innovation wird eindeutig induziert durch den Geschworenen #8. Er ist sicherlich am Anfang des Diskussionsprozesses als einziger in der Lage, neue Gedanken in die Diskussion einzubringen, einen eigenen Standpunkt einzunehmen und einen systematischen Zweifel zum Ausdruck zu bringen.

Bezüglich der Schuldfrage des Angeklagten hat er sich weder festgelegt, noch unterwirft er sich dem Diktat der Gruppe, sondern er will ganz einfach noch einmal über den Fall und dessen Eigenarten nachdenken, bzw. reden. Er zeigt in seinem Verhalten deutlich die drei Innovationsphasen.

Während zu Anfang die Mehrheit der Geschworenen von den Schlussfolgerungen der Anklage völlig überzeugt ist, verändern sich nach und nach ihre Positionen und Einstellungen aufgrund der davon abweichenden Botschaften. Die anderen Geschworenen lassen sich durch das konsistente und schlüssige kommunikative Verhalten des Geschworenen #8 in ihren Positionen beeinflussen. Sie beginnen sich mit der Problematik auseinanderzusetzen und entwickeln eigene Ansätze und Ideen. Der Veränderungsprozess kommt in Gang. Es handelt sich um eine langsame Entwicklung, zu Anfang möchte niemand aus der Rolle fallen. Durch die Darstellung seiner Bedenken vermittelt der Architekt den anderen das Gefühl, mit ihren Zweifeln nicht mehr alleine zu sein. Er stellt sich ihnen als Verbündeter zur Verfügung.

Laut Moscovici & Personnaz (1980) reicht eigentlich eine einzelne Person als Minderheit nicht aus, um tatsächlich einen Einfluss auf die Mehrheit ausüben zu können. Der Architekt erfährt aber relativ früh eine Unterstützung seitens des Geschworenen #9, auch wenn dieser sich zunächst weiter zurückhält und sein Votum nur damit begründet, dass er dem Geschworenen #8 die Möglichkeit geben möchte, seinen Standpunkt ausführlicher darzulegen. Erst allmählich entwickelt der ältere Mann seinen eigenen Standpunkt, so dass er sich zu einem wirklichen Verbündeten für den Architekten entwickelt. In Verbindung mit der persistenten Darbietung des abweichenden Standpunktes stellt dieses Unterstützerverhalten den Grundstein für eine erfolgreiche Einflussnahme auf die Mehrheit dar. Vom ersten bis zum letzten Moment bleibt der Geschworene #8 als Sprecher der Minderheit bei seiner Position. Er betont, dass er nicht wisse, ob der Angeklagte „schuldig" oder „unschuldig" sei. Seine ganze Argumentation baut auf der Methode des begründeten Zweifels auf und sie erlaubt es ihm, bei der Mehrheit einen Konflikt hervorzurufen. Die Konfliktherde sorgen durch die zahlreichen emotionalen Ausbrüche dafür, dass die Front der Mehrheit bröckelt und ihr Bollwerk immer instabiler wird – ein weiterer Erfolgsfaktor für eine tatsächliche Einstellungsänderung.

Darüber hinaus sind sowohl der Verhaltens- als auch der Verhandlungsstil des Architekten als kompromissbereit und flexibel zu bezeichnen. Er trägt begründete Zweifel an der Schuld des Angeklagten vor, er beharrt nicht auf seinem Standpunkt (obwohl er in inhaltlicher Hinsicht konsistent ist), er lässt andere Meinungen zu und er kommentiert die Äußerungen der anderen nicht, sondern versucht ihre Ansichten zu verstehen. Er ist bereit zu diskutieren, aber er hält seinen Verhaltensstil vom Anfang bis zum Ende stringent bei. Durch die Kombination zwischen einem konsistenten und persistenten Verhaltensstil und einem gleichzeitig flexiblen und kompromissbereiten Verhandlungsstil hat er die Möglichkeit, tatsächlich auf das Meinungsbild der Mehrheit der Geschworenen Einfluss zu nehmen.

Auch liegt der Architekt mit seiner Vorgehensweise im Normtrend, da er darauf hinweist, dass es sich bei dem zu leistenden Urteilsspruch nicht um eine abstrakte Schuldzuweisung handelt, sondern um ein Todesurteil. Der Geschworene #8 erinnert die anderen Geschworenen an die Wichtigkeit ihrer Aufgabe. Sie müssen sich eingestehen, dass er seine Aufgabe sehr viel ernster nimmt als sie. Den meisten Teilnehmern geht es nur darum, die Diskussion im Geschworenenzimmer schnell hinter sich zu bringen, um dann wieder zu ihren alltäglichen Aufgaben zurückkehren zu können.

Der Geschworene #8 handelt aus Überzeugung, die anderen sind durchaus bereit, ihm dafür einen gewissen Respekt zu zollen. Hinter seinem Standpunkt steckt auch kein Eigeninteresse. #8 geht es um die optimale Erfüllung der gestellten Aufgabe. Im Gegensatz dazu ist davon auszugehen, dass die Geschworenen #3 und #7 ein eigenes Interesse an der Verurteilung des Angeklagten haben. #3 denkt bei dem Angeklagten an seinen eigenen Sohn, von dem er sich abgelehnt führt. Er muss allerdings erkennen, dass er die Probleme mit seinem Sohn nicht durch ein striktes Verhalten in diesem Fall lösen kann. #7 verfolgt eigennützige Ziele, weil er schnell fertig werden will, um zu seinem Spiel zu kommen.

Als der Geschworene #8 nach und nach die verdeckten Beweggründe der anderen entlarvt und damit zeigt, dass ihre Äußerungen nicht etwa auf rationalen Überlegungen beruhen, gerät die Mehrheit zusehends ins Wanken.

Bei der schließlich erfolgten Einstellungsänderung handelt es sich um eine *public compliance*. Der Einfluss der Minderheit, des Architekten und seiner immer zahlreicher werdender Unterstützer, hat die Positionen der anderen wirklich inhaltlich verändert.

Das ganze Szenario von „Die 12 Geschworenen“ kann somit als eine prototypische Illustration der von Moscovici et al. entwickelten Theorie zum Einfluss von Minderheiten auf Mehrheiten angesehen werden.

Diskussion

Wie sollte man es als Minderheit strategisch angehen, wenn man eine Mehrheit überzeugen will?
Wie wäre im vorliegenden Fall die Diskussionen wohl verlaufen, wenn der Architekten gleich zu Beginn der Beratungen einen Unterstützer gehabt hätte?
Nennen Sie Beispiele aus der Politik oder anderen Bereichen, wo eine Minderheit eine Mehrheit nach einer gewissen Zeit überzeugt hat?

Thema Szene 10: Abstimmungsregeln

Erläuterung der Szene

In einer weiteren offenen Abstimmung ändern die Geschworenen #2 und #6 ihre Position zu „nicht schuldig“.

Plötzlich beginnt es stark zu regnen und die Dämmerung setzt ein. Das führt auch zu einer emotionalen Abkühlung im Raum und die Geschworenen beginnen einen Small Talk. Um aus der Situation herauszukommen, schlägt #10 mit der Unterstützung von #7 vor, dem Richter die Uneinigkeit der Geschworenen mitzuteilen. Doch die Gruppe lehnt diesen Vorschlag ab.

Sozialpsychologische Erklärung

Sind sich die Gruppen in einer zur *Entscheidung* anstehenden Frage nicht einig, stellt sich die Frage, wie eine Entscheidung herbeizuführen ist. Üblich ist hier – möglicherweise nach dem Scheitern von verhandlungsorientierten Konsensbemühungen – die Anwendung demokratischer Wahlverfahren, deren Kern Abstimmungsregeln sind. Bei den Geschworenen handelt es sich um ein sog. eingesetztes Gremium (Laux, Gillenkirch & Shenk-Mathes, 2012). Der Gruppe wurde durch eine übergeordnete Instanz, in diesem Fall dem Richter, die Entscheidungskompetenz eingeräumt, das Urteil zu fällen.

Der Entscheidungsprozess in einer Gruppe besteht aus zwei Phasen: einer Phase des Informationsaustausches, in der jedes Mitglied eine individuelle Präferenzordnung in Bezug auf die strittigen Alternativen bildet, gefolgt von der Phase der Entscheidungsfindung, in der Abstimmungsregeln angewendet werden (Laux, Gillenkirch & Shenk-Mathes, 2012). Die endgültige Auswahl einer Alternative erfolgt in Form einer Abstimmung, die formell oder informell stattfinden kann. Bei formellen Abstimmung wird die Entscheidung durch Anwenden einer Abstimmungsregel gefällt, die Abstimmung kann offen (per Akklamation) oder geheim erfolgen. Bei informeller Abstimmung wird die Abstimmungsregel nicht explizit vorgegeben und nicht offiziell angewendet. Wenn sich beispielsweise in einer Diskussion eine Mehrheitsmeinung herausbildet und die Minderheit signalisiert, diese zu akzeptieren, kann durch ein implizites Übereinkommen das Abstimmungsergebnis ohne formalen Akt festgestellt werden, solange die Verfahrensordnung des Gremiums nichts anderes vorschreibt.

Es gibt verschiedene häufig angewendete Abstimmungsregeln: die Regel des paarweisen Vergleichs (Mehrheitsregel), die Single-Vote-Regel, die Borda-Regel, die Hare-Regel und die Einstimmigkeitsregel (Laux, Gillenkirch & Shenk-Mathes, 2012).

- Regel des paarweisen Vergleichs
  Hier werden aus der Menge der Alternativen zunächst zwei ausgewählt und über sie abgestimmt. Jedes Mitglied der Gruppe hat eine Stimme. Die Alternative mit den wenigsten Stimmen scheidet aus. Die andere Alternative wird einer weiteren Lösung gegenübergestellt und abgestimmt. Dieses Verfahren wiederholt sich so oft, bis über alle Alternativen abgestimmt wurde. Eine Lösung, die im paarweisen Vergleich mit jeder anderen immer die Mehrheit bekommt, wird Condorcet-Alternative[19] genannt.
- Single-Vote-Regel
  Bei der Single-Vote-Regel gibt es nur einen Wahlgang. Alle vorgelegten Alternativen stehen zur Auswahl. Jedes Mitglied gibt eine Stimme ab und die Alternative mit den meisten Stimmen wird gewählt. Dabei werden also nur die Erstpräferenzen der Teilnehmer berücksichtigt. Die Single-Vote-Regel stellt nicht sicher, dass die gewählte Alternative eine breite Unterstützung hat. Sie findet beispielsweise ihre Anwendung bei den Wahlen zum deutschen Bundestag (Erststimme). In den Wahlkreisen ist der Bewerber gewählt, der die einfache Mehrheit der Erststimmen auf sich vereinigt.
- Borda-Regel
  Bei der Borda-Regel[20] legt jedes Mitglied eine Präferenzordnung der Alternativen fest. Die Alternative auf dem ersten Platz bekommt so viele Stimmen, wie Alternativen zur Verfü-

---

[19] Die Namensgebung erfolgte nach dem Marquis de Condorcet, einem französischen Philosophen und Mathematiker.

[20] Benannt nach dem französischen Mathematiker Jean-Charles de Borda.

gung stehen, die auf dem zweiten Platz eine Stimme weniger usw. Die Alternative auf dem letzten Platz bekommt eine Stimme. Gewählt ist die Alternative, die die höchste Gesamtstimmenzahl erhalten hat. Auf diese Weise wird beispielsweise der Sieger beim Eurovision Song Contest ermittelt.

– Hare-Regel (auch Single-Transferable-Regel)
  Nach der Hare-Regel[21] gibt jedes Mitglied zunächst eine Stimme ab und votiert damit für eine Alternative. Erreicht dabei eine Lösung die absolute Mehrheit der Stimmen, ist sie gewählt. Im anderen Fall wird die Lösung mit den wenigsten Stimmen vom weiteren Verfahren ausgeschlossen. Dieses Verfahren wird nun so lange wiederholt, bis eine Alternative die absolute Mehrheit erhält. Das ist spätestens dann der Fall, wenn nur noch zwei Alternativen zur Auswahl stehen. Die Hare-Regel wird beispielsweise bei der Vergabe von Fußball-Weltmeisterschaften angewandt.

– Einstimmigkeitsregel
  Die Einstimmigkeitsregel ist die simpelste Abstimmungsregel. Nach der Einstimmigkeitsregel hat jedes Mitglied eine Stimme. Gewählt ist der Vorschlag, der alle Stimmen auf sich vereinigen kann. Dieses Ergebnis setzt voraus, dass alle Mitglieder nach Abschluss des Informationsaustauschs die gleiche Präferenzordnung haben.

Die Einstimmigkeitsregel gilt üblicherweise bei Entscheidungen von großer Bedeutung, die als folgenschwer für die Allgemeinheit bezeichnet werden können und einen eher einmaligen Charakter haben.

In solchen Prozessen müsste der Informationsbeschaffungs- und der Informationsverarbeitungsprozess (die Beratungen) so lange fortgesetzt werden, bis alle Mitglieder die gleiche Lösung für die beste halten – ein unbestritten sehr aufwendiges Verfahren.

Einstimmigkeitsregeln haben aber auch Vorteile: Sie können zu einem guten Ergebnis führen, wenn die Minderheit mit abweichender Meinung prosozial motiviert ist, die Entscheidung nicht einfach blockiert, sondern mit der Mehrheit konstruktiv zusammenarbeitet (Ten Velden et. al, 2007). Personen mit prosozialer Motivation

---

[21] Benannt nach dem englischen Juristen und Politologen Thomas Hare.

nehmen die Standpunkte anderer ein, um sie besser zu verstehen, orientieren sich an den Interessen anderer, sind fair und suchen den gemeinsamen Erfolg in der Gruppe. Wird eine Gruppe, die nach der Einstimmigkeitsregel entscheiden soll, mit einer abweichenden Meinung konfrontiert, kann das zu besseren und effektiveren Entscheidungen führen (Nemeth, 1986).

Die Entscheidung für eine Abstimmungsregel übt somit einen großen Einfluss auf das Ergebnis aus. Die Abstimmungsregel stellt an sich schon eine gewisse Vorentscheidung in eine bestimmte Richtung dar.

Diskussion

Wann sollte man auf Abstimmungen verzichten und lieber versuchen, im Gespräch einen Konsens zu erreichen?
Schätzen Sie die Richtigkeit der Einstimmigkeitsregel bei Geschworenenberatungen ein. Welche Alternativen wären denkbar?
Wie kann man durch die Wahl der Abstimmungsregel eine Entscheidung beeinflussen?

Thema Szene 11: Stress

Erläuterung der Szene

In dieser Szene geht es um das Alibi des Angeklagten, der vorgibt, in der Nacht des Mordes im Kino gewesen zu sein, ohne sich aber an den Namen des Kinos, des Filmes oder der Schauspieler erinnern zu können. Um das Phänomen zu analysieren, fragt der Geschworene #8 sein Gegenüber #4, ob er sich in einer ähnlichen Situation an solche Details erinnern könne, besonders in einer emotional sehr geladenen Situation. Aufgrund des insistierenden Nachfragens, kann der Geschworene #4 sich nicht genau an den Titel und an die Schauspieler eines Films erinnern, den er sich drei Tage zuvor angesehen hatte, ohne unter emotionalem Druck gestanden zu haben. In dieser Situation muss sich #4 sogar den Schweiß von der Stirn wischen, obwohl er angab, nie zu schwitzen.

Sozialpsychologische Erklärung

Stress wird als Muster von Reaktionen auf Ereignisse beschrieben, die das Gleichgewicht des Organismus stören und die er nicht oder fast nicht bewältigen kann. Ein Stressor ist ein internes oder externes Ereignis, das Stress erzeugt. Im vorliegenden Fall geht es offensichtlich um akuten Stress, einen vorübergehenden Erregungszustand, der typische Anfangs- und Endmuster aufweist. Auslöser ist hier die intensive Befragungssituation, in der sich der sonst eher kontrollierte Geschworene #4 in die Enge getrieben fühlt und eine entsprechende Reaktion zeigt.

Neben dem akuten Stress gibt es auch chronischen Stress, ein chronischer Erregungszustand, bei dem die Person die Anforderungen als größer wahrnimmt als die Möglichkeit, die sie zur Bewältigung der Anforderungen hat. Sie fühlt sich überfordert.

Stress entsteht durch eine kognitive Bewertung einer Stresssituation. Die Situation wird bewusst oder nicht bewusst als *stressig* wahrgenommen und diese kognitive Bewertung interagiert mit dem Stressor, also dem Auslöser, und den physischen, sozialen und persönlichen Ressourcen. Die Ressourcen bieten die Möglichkeit, mit dem Stress umzugehen. Physische Ressourcen können medizinische Versorgung sein oder Geldmittel, um weniger arbeiten zu müssen und damit dem wahrgenommenen Stress im Beruf zu entgehen. Persönliche Ressourcen bestehen aus Fertigkeiten, z.B. die Beherrschung von Entspannungstechniken oder Copingstilen, und soziale Ressourcen aus unterstützenden Netzwerken oder professioneller Hilfe (Gerrig & Zimbardo, 2008).

Menschen reagieren auf Stress auf verschiedenen Ebenen: der physiologischen, der behavioralen, emotionalen und kognitiven Ebene. Menschen reagieren auch sehr unterschiedlich auf Stress. Physiologische Charakteristiken wie körperliche Gesundheit und konstitutionelle Stabilität, psychische Charakteristiken wie mentale Gesundheit, Temperament, das Gefühl der Selbststeuerung, Selbstwert und kulturelle Charakteristiken wie erwartete Reaktionsweisen haben Einfluss auf das individuelle Stressverhalten.

Alle Stressoren verlangen nach Anpassung bzw. Adaption. Der Körper will das Wohlbefinden wiederherstellen. Das von dem Stressforscher Hans Seyle erstellte allgemeine Adaptionssyndrom umfasst drei Stufen (Gerrig & Zimbardo, 2008): eine Alarmreaktion, eine Widerstandsreaktion und eine Stufe der Erschöpfung. Alarmreaktionen sind Perioden körperlicher Erregung, die den Körper auf die erwartete energetische Reaktion vorbereiten. Dauert der Stressor an, tritt der Körper in das Stadium des Widerstands ein, das ist ein Zustand moderater Erregung. Während dieser Stufe kann der Organismus schwächende Effekte der andauernden Stressoren aushalten und ihnen widerstehen. Gehen die Ressourcen zur Neige, geht der Körper in die Phase der Erschöpfung. Ist man einem Stressor ausgesetzt, ist die Widerstandsfähigkeit des Körpers vermindert, bis die physiologischen Veränderungen wieder für einen Normalzustand sorgen. Bleibt der Stressor dauerhaft bestehen, passt sich der Organismus an. Die charakteristischen Körpersignale sind nun nicht mehr vorhanden. Die Widerstandsfähigkeit gegenüber dem andauernden Stressor steigt, dafür fällt sie für andere Stressoren ab. Betroffene halten die andauernde Stressreaktion aus, werden aber dafür empfindlicher für andere Stressoren – sie sind *mit den Nerven am Ende*. Diese adaptive Widerstandsfähigkeit bringt den Körper trotz andauernder Stresssituationen auf sein normales Funktionsniveau.

Das Verständnis dieser Prozesse reicht natürlich nicht aus, um Stress angemessen zu begegnen. Den Prozess, mit den inneren und äußeren Anforderungen umzugehen, die als Überforderung wahrgenommen werden, nennt man Coping und man spricht deswegen auch von Coping-Strategien, die man lernen und üben kann. Im Rahmen des antizipatorischen Copings unternimmt man Anstrengungen im Vorfeld eines möglicherweise Stress auslösenden Ereignisses. Ziel ist es, das Ungleichgewicht zwischen Anforderungen der Situation und eigenen Ressourcen zu überwinden, zu reduzieren oder zu tolerieren (Gerrig & Zimbardo, 2008). Im Ergebnis soll das Gefühl, von der Situation erdrückt zu werden und es nicht schaffen zu können, nicht auftreten.

Man unterscheidet zwei große Arten von Coping-Strategien: problemorientiertes Coping, bei dem der Stressor verändert wird (z.B. Meiden von bestimmten Situationen, Jobwechsel) und emotionsorientiertes Coping, bei dem man seine Sicht auf den Stressor und sich selbst verändert (z.B. geplante Ablenkung, Entspannungsmethoden). Im Umgang mit Stressoren ist die sog. wahrgenommene Kontrolle besonders wichtig. Damit ist die Überzeugung gemeint, dass man auf den Verlauf oder die Folgen eines Ereignisses Einfluss nehmen kann. Wer das Gefühl der Kontrolle über eine Situation hat, wird weniger schnell diese Situation als Stressor empfinden.

Exkurs 13: Stressimpfungstraining bei Schmerz

In einer Studie mit verletzten Leistungssportlern ist die Wirksamkeit von Stressimpfungstrainings untersucht worden. An dieser Studie nahmen 60 männliche Athleten teil, die sich wegen Sportverletzungen einer Knieoperation unterziehen mussten. Die Hälfte der Athleten wurde einer Behandlungsgruppe zugeteilt, die zu ihrem regulären Rehabilitationsprogramm noch ein Stressimpfungstraining erhielt. Das Training fokussierte auf die Ängste und Schmerzen, welche die Männer während der Rehabilitationsphase erleben würden, und ermutigte sie zur Anwendung kognitiver Restrukturierungstechniken des zuvor beschriebenen Typs. Die anderen 30 Männer machten lediglich den Standardablauf der Rehabilitation durch. Alle 60 Teilnehmer sollten ihr subjektives Erleben von Schmerz einschätzen, bevor die Behandlung begann und nochmals zu Beginn von jeweils zehn physiotherapeutischen Sitzungen. Obwohl sich die Behandlungs- und die Kontrollgruppe vor der Behandlung und in der ersten Testsitzung nicht unterschieden, berichteten während der verbleibenden neun Sitzungen die Männer in der Stressimpfungsgruppe bedeutend weniger Schmerz als die Männer der Kontrollgruppe. (Ross & Berger, 1996)

Diskussion

Inwiefern ist die Situation im Beratungsraum ein dauerhafter Stressor?
Welche Strategien hätte der Geschworene #4 anwenden können, um den Stress zu bewältigen?
Welche Nachteile haben problemorientierte Coping-Strategien?
Wie gehen Sie am besten mit Stress um? Welche allgemeinen Strategien zum Umgang mit Stress schlagen Sie vor?

Thema Szene 12: Gruppenleistung

Erläuterung der Szene

Es geht bei dieser Szene um die Frage, wie das Messer beim Stich ins Herz des Opfers geführt worden ist. Der Geschworene #3 demonstriert an der Person des Architekten einen Stich ins Herz von oben nach unten und ist davon überzeugt, dass es so passiert sein müsste. Aber der Geschworene #4, der in den Slums aufgewachsen ist und dadurch mit Auseinandersetzungen mit Messern mehr vertraut ist, erklärt, dass diese Messer nicht auf diese Art benutzt werden. Der Stich erfolgt nämlich üblicherweise von unten nach oben, weil das aus Sicht des Angreifers schneller zu bewerkstelligen ist, da er das Messer nicht umdrehen muss. Aufgrund der Tatsache, dass der Junge ebenfalls in den Slums aufgewachsen ist, kann davon ausgegangen werden, dass er über die entsprechenden Kenntnisse verfügt und das Messer auch so benutzt hat, wie es der Geschworene #4 schilderte. Es ist demnach unwahrscheinlich, dass die Tat so abgelaufen ist, wie es die Beweisaufnahme scheinbar ergeben hat.

Sozialpsychologische Erklärung

In dieser Szene geht es um die Kompetenz der einzelnen Gruppenmitglieder und deren Auswirkung auf die Effizienz der Gruppe.

Um die Leistung einer Gruppe zu ermitteln, versucht man die sog. potenzielle Gruppenleistung (*potential productivity*) zu erfassen. Das ist die Leistung, die eine Gruppe maximal erbringen kann, wenn sie ihre Ressourcen wie Wissen, Fähigkeiten, Fertigkeiten, Zeit, Geld optimal einsetzt, um die anstehenden Aufgaben zu erfüllen (Wilke & Wit, 2003). Die tatsächliche Gruppenleistung liegt aber in der Regel unter dem Potenzial der Gruppe, weil es Prozessverluste gibt. Das sind Gruppenprozesse, die verhindern, dass eine Gruppe ihre volle Produktivität erreicht. Prozessverluste entstehen, wenn die vorhandenen Ressourcen nicht optimal miteinander kombiniert werden oder Defizite an Motivation vorliegen.

Eine wichtige Untersuchung zu dem Zusammenhang von Gruppenzusammensetzung und Leistungsfähigkeit der Gruppe ist die

Tank Crew Study, die von den israelischen Forschern Ahron Tziner und Dov Eden (1985) in einem realen Setting – also nicht unter Laborbedingungen – durchgeführt wurde. Es ging in dieser Studie um die Frage, inwiefern sich das Leistungs- und Motivationspotenzial einer Gruppe in Abhängigkeit zur Zusammensetzung der Gruppe verhält.

Die Forscher vermuteten zudem, dass die Motivation und die Kompetenzen der einzelnen Gruppenmitglieder einen signifikanten Einfluss auf die Leistungsfähigkeit der Gesamtgruppe haben. Bei dem Experiment mussten 208 Panzerbesatzungen der israelischen Armee eine wirklichkeitsgetreue und anspruchsvolle Aufgabe lösen. Dazu wurden zuerst die Motivation und die Leistungsfähigkeit aller Versuchspersonen erfasst und sie in drei Kategorien eingeteilt (niedrig - mittel - hoch). Unter Nutzung dieser Ergebnisse wurden die aus drei Personen bestehenden Panzermannschaften (Kommandant, Fahrer, Schütze) zusammengestellt. So ergaben sich 64 verschiedene Mannschaftskombinationen. Es gab Besatzungen, die über sehr kompetente, aber wenig motivierte Fahrer und Schützen verfügten, oder aber die Motivation eines Besatzungsmitglieds war sehr hoch, doch seine Kompetenz gering.

Die Untersuchung ergab, dass alleine die Leistungsfähigkeit und die Kompetenz jedes einzelnen Besatzungsmitglieds einen entscheidenden Einfluss auf die Leistungsfähigkeit der Gruppe hatten, nicht aber die Motivation. Es konnte gezeigt werden, dass die Gruppen, die sich aus drei schwachen Mitgliedern zusammensetzten, schwache Leistungen zeigten. Demgegenüber waren gemischte Gruppen nur geringfügig besser. Eine wirklich signifikante Verbesserung der Leistungen konnte nur von Panzerbesatzungen erreicht werden, die aus drei hoch leistungsfähigen Mitgliedern bestanden.

Eine Schlussfolgerung ist, dass Gruppen und Teams im Idealfall aus hoch leistungsfähigen Mitgliedern bestehen sollten. Die so erreichte hohe Leistungsfähigkeit der Gruppe lässt sich dadurch erklären, dass die einzelnen Teammitglieder bei hohem Kenntnisstand wissen, was sie zu tun haben, ihre Aufgaben besser und selbstständiger durchführen können, und der Teamleiter sich nicht so sehr mit Aufgaben des Gruppenmanagements beschäftigen muss. Nach dem Motto, dass man gute Leute einstellen und sie ihre Arbeit machen lassen sollte.

Das Problem ist aber, dass ein/e Teamleiter/in in einem Unternehmen nur sehr selten ausschließlich aus einem Reservoir von hoch leistungsfähigen Mitarbeitern/innen schöpfen kann, sondern die Fähigkeiten und Kenntnisse der Teammitglieder sind meistens normalverteilt: Einige Mitarbeiter sind sehr leistungsfähig, effizient und selbstständig, die Mehrheit erbringt durchschnittliche Leistungen und ein weiterer kleiner Teil ist unterdurchschnittlich leistungsfähig.

Abbildung 8: Normalverteilung der Leistungsfähigkeit

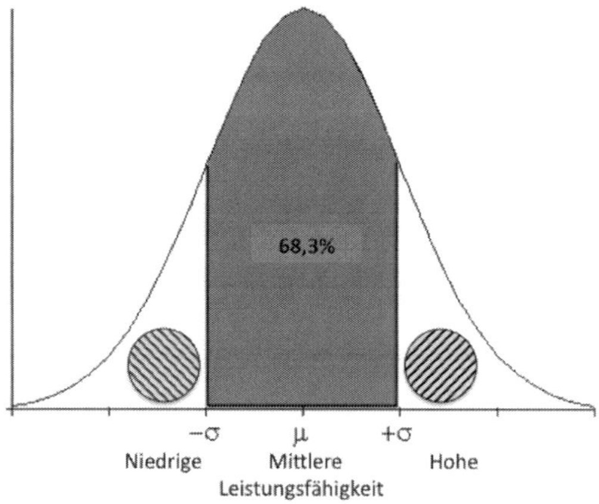

Wir gehen davon aus, dass man nicht der Versuchung unterliegen sollte, durch geeignete Personalentwicklungsmaßnahmen die einzelnen niedrigen und mittleren Leistungsträger in die nächste Kategorie zu befördern. Nach dem Pareto-Prinzip wäre es ganz einfach zu arbeits- und zeitintensiv z.B. Mitglieder aus der unteren Kategorie in die mittlere Kategorie zu befördern. Dies macht nur in Einzelfällen Sinn, wenn der Manager über sehr viel Zeit verfügt und alle anderen Problemfelder gelöst sind.

U.E. besteht die Aufgabe von Management in der Förderung der Gesamtpopulation, indem der Mittelwert der Leistungsfähigkeit sukzessive steigt, d.h. nach rechts wandert. So bleiben zwar die einzelnen Personen relativ in den gleichen Kategorien, aber absolut steigert sich die Leistungsfähigkeit aller Mitarbeiter und Mitarbeiterinnen.

Um eine hohe Motivation in einer Gruppe aufrechtzuerhalten, damit alle ihr Bestes geben und die Gruppe erfolgreich ist, sollte jedes Mitglied zu seinen Fähigkeiten und Interessen passende Aufgaben bekommen (Wilke & Wit, 2003). Im Ergebnis werden Mitarbeiter dadurch unterschiedlich behandelt, bekommen einen anderen Status oder werden anders angesprochen.

Das kann wiederum zu Prozessverlusten führen. Prozesse der Statusorganisationen können zudem sich selbst erfüllende Prophezeiungen hervorbringen, so dass Menschen genau das Leistungsniveau zeigen, das ihrem formalen Status entspricht, obwohl ihre Fähigkeiten eigentlich größer oder kleiner sind.

Diskussion

Wie sollten Gruppen optimal zusammengesetzt sein?
Wie agiert man am besten, wenn große Unterschiede in Fähigkeiten und Kompetenzen unter den Mitarbeitern bestehen?
Welche unterschiedlichen Führungstechniken sollten für hoch - mittel - niedrig leistungsfähige Gruppenmitglieder angewandt werden?

Thema Szene 13: Vorurteile

Erläuterung der Szene

In einem Beitrag voll von rassistischen Äußerungen wettert der Geschworene #10 gegen die Bewohner der Slums und es fallen Äußerungen wie „Das sind alles Nichtsnutze“, „Sie wissen, wie diese Leute lügen“, „Sie sind so von Natur aus so“.

Doch am Ende dieser Szene steht der Geschworene #10 ganz alleine da, weil sich die anderen Geschworenen von ihm abgewendet haben. #4 fordert ihn sogar auf, sich nun zu setzen und endgültig den Mund zu halten.

Sozialpsychologische Erklärung

Ein Vorurteil ist eine gelernte Einstellung gegenüber einem Objekt oder einer Person. Ein Vorurteil besteht aus negativen Gefühlen (Abneigung oder Furcht) und negativen Überzeugungen, die die Einstellung rechtfertigen sowie einer entsprechenden Verhaltensabsicht (Gerrig & Zimbardo, 2008). Vorurteilsbasierte Einstellungen sind wie verzerrende Filter, die determinieren, wie die Zielgruppe des Vorurteils wahrgenommen wird.

Forschungsergebnisse haben gezeigt, dass man Menschen leicht dazu bringen kann, negative Einstellungen gegenüber Personen zu entwickeln, die nicht der eigenen sozialen Gruppe angehören (Gerrig & Zimbardo, 2008). Menschen sortieren andere Menschen immer gedanklich in Gruppen – das ist das Phänomen der sozialen Kategorisierung. Die einfachste Unterscheidung ist die in In-Gruppen – Gruppen, mit deren Mitgliedern man sich identifiziert – und Out-Gruppen – bestehend aus Mitgliedern, mit denen man sich nicht identifiziert. Es kommt zu einer sog. In-Gruppen-Verzerrung, bei der die eigene Gruppe als besser bewertet wird als die andere. Menschen, die aus der Sicht des Betrachters in die Out-Gruppe sortiert werden, sind eine potentielle Zielscheibe für Anfeindungen. Der Grad der Voreingenommenheit von Menschen lässt sich mittlerweile messen. Menschen mit einem hohen Wert auf der Skala universelle Orientierung sind freier von Vorurteilen als Menschen mit einem niedrigen Wert.

Exkurs 14: Farbexperiment zur sozialen Kategorisierung

In einer Reihe von Experimenten wurden die Teilnehmer per Zufall in zwei Gruppen aufgeteilt: eine blaue Gruppe und eine grüne Gruppe. Entsprechend der Gruppenzugehörigkeit der Teilnehmer erhielten sie entweder blaue oder grüne Kugelschreiber und sollten auf blaues oder grünes Papier schreiben. Der Versuchsleiter sprach die Teilnehmer mit ihrer Gruppenfarbe an. Obwohl diese Farbkategorien für sich genommen keine psychologische Bedeutung für jeden Einzelnen hatten und die Zuordnung zu den Gruppen vollständig zufällig erfolgte, bewerteten die Teilnehmer die eigene Gruppe positiver als die andere. Zudem trat diese In-Gruppen-Verzerrung, die ausschließlich auf der Farbidentifikation beruhte, sogar auf, bevor die Gruppenmitglieder mit der gemeinsamen Bearbeitung einer Experimentalaufgabe begannen (Rabbie, 1981, zitiert nach Gerrig & Zimbardo, 2008, S. 654).

Aus Vorurteilen kann Rassismus werden, was einer Diskriminierung von Menschen auf Grund ihrer Herkunft oder der Zugehörigkeit zu einer ethnischen Gruppe entspricht.

Der Umgang mit Menschen mit starken Vorurteilen ist nicht ganz einfach. Nähe zu den Objekten der Vorurteile, beispielsweise Fremden, kann zur Verringerung von Vorurteilen führen.

Diskussion

Nennen und diskutieren Sie Beispiele von Situationen, in denen Vorurteile von Vorteil, bzw. von Nachteil sind.
Wo treten Vorurteile in Unternehmen auf?
Was ist zu tun, um Vorurteile in der Gesellschaft im Allgemeinen und in Unternehmen im Besonderen abzubauen?

Thema Szene 14: Soziale Wahrnehmung

Erläuterung der Szene

Hier werden der Augenzeugenbericht der alten Frau und das Sehvermögen der Anwohnerin von Gegenüber diskutiert. #4 erläutert ausführlich seine Position und beruft sich dabei auf die für ihn überzeugende Zeugenaussage der alten Frau.

#9 beobachtet, wie sich der Geschworene #4 die von seiner Brille stammenden Abdrücke auf seiner Nase reibt und erinnert sich dabei, dass die 45-jährige Zeugin auch solche Abdrücke an ihrer Nase hatte. Die Geschworenen kommen zu dem Schluss, dass die Zeugin bei der Gerichtsverhandlung aus optischen Gründen die Brille nicht trug, weil sie jünger wirken wollte. Da üblicherweise niemand seine Brille trägt, wenn er dabei ist einzuschlafen, schlussfolgert #4, dass es somit praktisch unmöglich ist, dass sie den Mord wirklich gesehen hat. Der Geschworene #8 schließt daraus, dass die Frau möglicherweise nur dachte, den Angeklagten bei der Tötung seines Vaters gesehen zu haben.

Somit ist die Möglichkeit eines bewusst oder unbewusst begangenen Irrtums der Frau wahrscheinlich geworden.

Sozialpsychologische Erklärung

Im alltäglichen Leben ist es oft erforderlich, sich möglichst schnell einen Eindruck von einer Person oder einer Situation zu bilden. Da die physiologische Wahrnehmung von Farben, Tönen oder Gerüchen alleine nicht ausreicht, um eine wahrgenommene Situation zu interpretieren und zu verstehen, braucht es noch eine soziale Wahrnehmung. Sie besteht aus der Aufnahme von Informationen, der Interpretation und der Sinngebung dieser Informationen, die in einen Bezug zu dem persönlichen Erfahrungshorizont, zu den eigenen Werten und Einstellungen gesetzt werden.

Die soziale Wahrnehmung gibt der physiologischen Wahrnehmung erst eine Sinnhaftigkeit, sie ermöglicht es uns, unsere Umwelt einzuschätzen, zu interpretieren, zu verstehen und entsprechend zu handeln. Das Problem ist, dass unsere Interpretationsmechanismen fehleranfällig sind (Wahrnehmungsfehler).

Zu der Wahrnehmung und Interpretation gehört aber auch eine Ursachenzuschreibung. Diese Ursachensuche brauchen wir, damit wir aus den Geschehnissen lernen und uns auf zukünftige ähnliche Ereignisse besser vorbereiten können. Diesen Prozess der Ursachenzuschreibung nennt man Attribution.

Nach dem Begründer der Attributionstheorie, Fritz Heider (Werth & Meyer, 2008, S. 135), verhält sich der Mensch wie ein naiver Wissenschaftler, der den Versuch unternimmt, das Verhalten seiner Mitmenschen zu verstehen, indem er Informationen zusammenfügt, um daraus sinnvolle Schlüsse für das Verstehen und das Handeln zu ziehen.

Es gibt zwei Formen von Ursachenzuschreibungen: Entweder man erklärt sein eigenes Verhalten oder das Verhalten anderer Personen durch internale Faktoren – auf die Person bezogene Faktoren – oder durch externale Faktoren – auf die Umstände bezogene Faktoren.

Im Falle einer missglückten Prüfung wäre eine internale Zuschreibung beispielsweise die Überlegung, man habe nicht genug gelernt. Eine externale Erklärung wäre, dass der Prüfer einen nicht ausstehen konnte.

Die „wahren" Gründe für Geschehnisse bleiben oft verborgen, so dass eine Person gezwungen ist, sich eine Erklärung einfach so zusammenzureimen – was zu fehlerhafter Ursachenzuschreibung führen kann (Informationsverarbeitungsfehler).

Sinn und Zweck der sozialen Wahrnehmung und der darauffolgenden Interpretation und Attribution ist es, Entscheidungsprozesse durch die Anwendung vereinfachter Denkschemata oder einfacher Faustregeln (Heuristiken) zu beschleunigen. Diese Faustregeln sind insofern von großem Nutzen, da sie es dem Menschen erlauben, unter effizienter Nutzung seiner kognitiven Ressourcen durchs Leben zu gehen, d.h. nicht jedes Mal in einer neuen Situation das angemessene Verhalten neu zu erfinden. Dies würde sehr viel Aufwand und Zeit erfordern und wir würden dadurch handlungsunfähig. Allerdings ist diese positive Eigenschaft des Denkens und Handelns auch mit Gefahren verbunden, nämlich dass systematisch falsche, unzureichende oder unpassende Entscheidungen (*biasses*) getroffen werden.

Um die Schwierigkeiten und Verzerrungen von Wahrnehmungs- und Informationsverarbeitungsprozessen beim Menschen zu untersuchen, hat Solomon Asch bereits 1946 eine Untersuchung zum sogenannten Halo-Effekt vorgenommen (Asch, 1946). In dieser Untersuchung wurden vier Gruppen von Probanden Listen mit Eigenschaftswörtern vorgelegt, die die Persönlichkeit einer Person beschreiben sollten. Anschließend sollte die jeweilige Gruppe die Person anhand der vorgelegten Charakteristiken beurteilen. Es wurden vier verschiedene Listen vorgelegt, die sich entweder in einem zentralen Merkmal, *herzlich-kühl,* oder in einem peripheren Merkmal, *höflich-ungehobelt,* unterschieden:

- Liste Gruppe A.1: Intelligent – fähig – fleißig – herzlich – entschlossen – praktisch – vorsichtig
- Liste Gruppe B.1: Intelligent – fähig – fleißig – kühl – entschlossen – praktisch – vorsichtig
- Liste Gruppe A.2: Intelligent – befähigt – fleißig – höflich – entschlossen – praktisch – vorsichtig
- Liste Gruppe B.2: Intelligent – fähig – fleißig – ungehobelt – entschlossen – praktisch – vorsichtig

Bezüglich der zentralen Merkmale ergab sich, dass trotz der Übereinstimmung von 6 von 7 Merkmalen die Person der Liste A.1 viel positiver eingeschätzt wurde als die Person der Liste B.1. Asch folgerte daraus, dass ein Merkmal alle anderen überstrahlt (Halo- oder Heiligenschein-Effekt). Würde die Herausbildung des Eindrucks bezüglich einer Person dagegen in einer additiven Form erfolgen, so hätte die geringfügige Veränderung eines Merkmals in der Personenbeschreibung keinen signifikanten Einfluss auf den Gesamteindruck haben dürfen – das Gegenteil war aber der Fall. Die Nicht-Additivität des Eindrucks wurde darüber hinaus durch den Vergleich mit den peripheren Merkmalen bestätigt: Der Unterschied der Persönlichkeitsbeschreibung, hervorgerufen durch die Vertauschung des peripheren und des zentralen Merkmals, war deutlicher als erwartet.

Diese Untersuchung wurde später durch Kelley (1950) repliziert. Dazu legte Kelley seinen Studenten die Listen von Asch als Beschreibung eines angekündigten Gastdozenten vor, der auch später vor den Studierenden dozierte und die den Dozenten anhand von Skalen einschätzen sollten. Die Resultate dieser Untersuchung konnten die Ergebnisse von Asch bestätigen.

Exkurs 15: Psychologische Fehler an der Börse

Unzulänglichkeit des *homo oeconomicus*

Um das Phänomen der sozialen Wahrnehmung und den damit verbundenen Fehlerquellen etwas genauer zu untersuchen, möchten wir uns in einem kleinen Exkurs auf das Gebiet der Börsenpsychologie (*behavioural finance*) begeben (Ant, 2005).

Die Börsenpsychologie versucht den Unzulänglichkeiten der klassischen rationalistischen Ökonomie auf die Spur zu kommen, die der Ansicht ist, dass der Marktteilnehmer, „*homo oeconomicus*“ genannt, völlig rational handelt, indem er ausschließlich bestrebt ist, sein Nutzen zu maximieren (*Rationalitätsaxiom)*, bei Entscheidungen über alle notwendigen Informationen verfügt (*Informationsaxiom)* und sich durch eine vollständige und schnelle Anpassungsfähigkeit an sich verändernde Situationen kennzeichnet (*Reaktionsaxiom*). Für viele bleibt daher die Theorie effizienter Märkte die vermeintlich beste Abbildung der Börsenrealität (Fama, 1970). Durch die Vielzahl der Marktteilnehmer und die schnelle Verfügbarkeit von Informationen herrscht ein Markt, der sich durch vollkommene Konkurrenz charakterisiert.

Bei genauerer Betrachtung der Börsenereignisse muss man die Gültigkeit dieser Thesen in Frage stellen. Fundamentalanalyse, Chartanalyse, Gauss'sche Verteilungen oder fraktale Modelle (Mandelbrot & Hudson, 2005) reichen nicht mehr aus, um die Wirklichkeit zu erklären. Aus diesem Grunde ist es unabdingbar, andere, psychologische Faktoren, wie Begierde, Nervenkitzel, Anerkennung, sozialer Status, und auch Wahrnehmungs- und Interpretationsmechanismen zur Erklärung von Phänomenen an der Börse und den Finanzmärkten heranzuziehen. Denn, wie können extreme Kursabweichungen erklärt werden, wenn alle ökonomischen Indikatoren dagegen sprechen? Man denke nur an den durch eine massive Tulpenzwiebelspekulation in Holland ausgelösten Crash aus den Jahren 1633-1637, die Börsencrashs von 1929 und 1987 oder die Dotcom-Krise im März 2000, die Finanz- oder Subprime-Krise ab 2007, sowie die Staatsschuldenkrise im Euroraum 2010-2012.

Die Globalisierung der Börsenmärkte, die einhergeht mit einer extremen Komplexitätssteigerung und Abstrahierung der Marktmechanismen, hat trotz – oder gerade wegen – hochgradiger Informations- und Kommunikationstechnologien dazu geführt, dass der Faktor Mensch weiterhin mit seinem individuellen Verhalten eine nicht minder bedeutsame Rolle im Börsengeschehen spielt. Aber gerade weil der Mensch aktiv auf dem Börsenparkett agiert und er trotz allem nicht Entscheidungen trifft wie ein Computer, muss diesem Faktor in allen seinen psychologischen Dimensionen bei der Analyse von Börsenphänomenen Rechnung getragen werden. Börsen funktionieren nicht nur nach logisch-mathematischen Regeln, sondern werden auch durch Faktoren wie Geltungsbedürfnis, Stress, Frust, Vertrauen, Emotionen oder systematische Denkfehler beeinflusst.

Aus diesem Grunde kann das Börsengeschehen nicht ausschließlich auf rein rationale Aspekte reduziert, sondern es muss auch aufgrund von Verhaltensaspekten und den daraus resultierenden Anomalien seitens der Börsenakteure erklärt werden. Bei diesen Verhaltensanomalien handelt es sich vornehmlich um Irrtümer bezüglich der Wahrnehmung und Verarbeitung von Informationen, hervorgerufen durch systematische Fehler, Fehlurteile und Faustregeln (Heuristiken), die anhand eines rationalistischen Ansatzes nicht mehr erklärbar sind.

Börsenpsychologie

Die Börsenpsychologie oder *Behavioural Finance* (Shefrin, 2002) hat sich daher zum Ziel gesetzt, die Vorgänge auf den Finanzmärkten unter besonderer Berücksichtigung der damit verbundenen menschlichen Verhaltensweisen zu untersuchen. Die Ausgangshypothese lautet, dass der Mensch aufgrund seiner physiologischen, kognitiven und emotionalen Beschaffenheit überhaupt nicht in der Lage ist, das von den rationalistischen Ökonomen verlangte Verhalten zu zeigen. Im Gegenteil, in ihrem Paradigma des informationsverarbeitenden Menschen geht der Ansatz des *Behavioural Finance* von einem notwendigen Aufkommen von Irrtümern und Fehlverhalten hinsichtlich der

Wahrnehmungs-, Informationsverarbeitungs- und Entscheidungsprozesse aus, der u.a. dadurch hervorgerufen wird, dass die Teilnehmer an der Börse und an den Finanzmärkten im Allgemeinen sich auf die bereits erwähnten Faustregeln oder Heuristiken verlassen.

Dieses nicht-rationale Verhalten erklärt sich ganz einfach dadurch, dass das Verhalten des Menschen durch verschiedene psychologische Merkmale bedingt wird, wie Werte, Einstellungen, Attributionen, Emotionen, Motivationen, Denkschemata, Gedächtnisleistungen etc.

Verhaltensanomalien an der Börse

Wahrnehmungsanomalien

Zu den Wahrnehmungsanomalien, die häufig bei Börsenteilnehmern zu beobachten sind, gehören Fehlverhalten, wie die selektive Wahrnehmung, die den Börsenakteur dazu verleitet, nur die Informationen wahrzunehmen, die besonders gut zu seinen Einstellungen und zu seiner Sicht auf die Situation passen. Nicht kongruente Informationen werden bewusst oder nicht bewusst ignoriert.

Die Verfügbarkeitsheuristik besagt, dass den Informationen, die leicht und schnell verfügbar sind, die einem also schnell einfallen, eine überproportionale Bedeutung zuerkannt wird. Dabei sind solche Faktoren wie Aktualität, Auffälligkeit oder Anschaulichkeit von Informationen von Bedeutung, auch wenn es nicht immer sinnvoll ist, sofort auf auffällige Nachrichten, die sich von ihrer Umwelt abheben (Kontrasteffekt) zu reagieren.

Börsenteilnehmer nehmen aber nicht nur mit Vorliebe herausragende Informationen wahr, sondern sie unterliegen auch dem ersten Eindruck (*primacy effect*) sowie der Art und Weise der Informationspräsentation (Reihenfolge, Darstellung, Aufmachung) (Gigerenzer, 2013).

In dieser Beziehung kann der Hype erklärt werden, der durch die massive Werbekampagne rund um den Börsengang der Deutschen Telekom 1996 ausgelöst wurde. Dadurch, dass der Schauspieler, der die Hauptrolle in den zahllosen Werbespots spielte, extrem oft in den Medien zu sehen war, und er über einen hohen Grad an Ausgangssympathie verfügte, wirkte er umso vertrauter, vertrauenswürdiger und sympathischer, desto mehr er zu sehen war (*mere-exposure-effect*). Dies führte zu einer positiveren Einstellung gegenüber der Telekom-Aktie, da die wiederholte Darbietung des Ausgangsreizes, seine Vertrautheit und Sympathie sowie die Begrenzung der kognitiven Wahrnehmungs- und Verarbeitungskapazitäten der Zuschauer zu einer durchlässigeren Wahrnehmung dieses Reizes geführt hat. Auch spielte in diesem Beispiel der Herdeneffekt eine große Rolle, da ja schließlich „alle Menschen in Deutschland" diese Aktie kauften. Das menschliche Bestreben nach Harmonie und die Angst vor der Ausgrenzung durch das Anderssein haben dann manchen Börsenteilnehmer zu einem hyperkonformen Gruppenverhalten verleitet, da es manchmal besser zu sein scheint, der Herde hinterherzulaufen, als gegen den Strom zu schwimmen.

Solange der Markt in die richtige Richtung tendiert, stellt dieses Verhalten kein Problem dar. Nur wenn der Meinungsführer oder die Gruppe sich irren, zeigt es sich, dass das reine Mitlaufen keine gute Idee war. Aus diesem Grunde wäre es nützlicher, genauer hinzusehen und sich nicht sofort von den erstbesten Informationen leiten zu lassen.

Informationsverarbeitungsanomalien
Informationsverarbeitungsanomalien entsprechen Heuristiken oder Faustregeln, deren Sinn und Zweck darin besteht, die Komplexität, die die Börsenteilnehmer umgibt, zu reduzieren. Durch dieses Prinzip werden komplexe Informationen vereinfacht, wie z.B. Preise, indem sie abgerundet und dadurch einprägsamer werden.

Eine andere Form der Komplexitätsreduzierung ist das *mental accounting*, indem komplexe Informationen in eine persönliche, geistige Ordnung gebracht und in Verbindung zu einem Bezugspunkt gesetzt werden. Diese Orientierung an einem Richtwert (*anchoring*) stellt insgesamt eine typische Verhaltensweise dar, wobei aber diesem Ankerwert zu oft eine zu große und unbegründete Bedeutung zuerkannt wird.

Gleichermaßen tendieren Börsenteilnehmer dazu, sowohl Wahrscheinlichkeiten als auch empirische und kausale Zusammenhänge zu überschätzen (Repräsentativitätsheuristiken), weil einzelne Ereignisse als besonders zutreffend wahrgenommen werden, wenn sie ohne Schwierigkeiten in ein vorgefertigtes Denkschema passen.

Attributionsverzerrungen
Ähnliche Fehlerquellen liegen in der Tendenz zu Attributionsverzerrungen (fehlerhafte Erklärungsmechanismen). So besteht beispielsweise der fundamentale Attributionsfehler darin, ein bestimmtes Verhalten einer Person zu sehr oder ausschließlich durch deren Persönlichkeit zu erklären und die äußeren Umstände zu wenig zu berücksichtigen. So wird die Erfolglosigkeit eines Börsenmaklers (seitens seines Chefs) überhäufig durch seine fehlende Kompetenz erklärt und nicht genügend durch die widrigen Marktumstände. Andererseits wird der gleiche Börsenmakler seine Erfolge auf seine Kompetenz und seinen Einsatz zurückführen, wogegen er eher dazu tendieren wird, seine Misserfolge den Umständen zuzuschreiben (*self-serving-bias*).

Ein anderes Problem an der Börse stellt die Sich-selbst-erfüllende-Prophezeiung (*self-fulfilling prophecy*) dar. Wenn Börsenteilnehmer irgendwann davon ausgehen, dass ein Wert in eine gewisse Richtung tendiert, dann werden sie ihr Börsenverhalten dahingehend ändern und beibehalten, so dass als Effekt entstehen kann, dass sich der Wert auch wirklich in die erwartete Richtung bewegt. Diese Richtungsänderung ist dann aber nicht auf eine allgemeine Tendenz der Börse zurückzuführen, sondern auf die Tatsache, dass sich die Börsenteilnehmer auf diesen Effekt eingestellt haben und er somit eingetreten ist.

Zusätzlich führt die Sich-selbst-erfüllende-Prophezeiung zu einem Erkennen von Zusammenhängen, wo keine sind – ein Phänomen, das als illusorische Korrelation bezeichnet wird. So kommt es an der Börse häufiger vor, dass zwei herausragende Begebenheiten als zusammenhängend gesehen werden, obwohl sie nur rein zufällig gemeinsam oder gleichzeitig auftreten. Obwohl es dann besser wäre, nach weiteren, anderslautenden, widersprechenden Informationen zu suchen, tendieren die Börsenteilnehmer (und andere Menschen in ähnlichen Situationen) dazu, nach Informationen zu suchen, die ihren Annahmen entsprechen, bzw. die sie bestätigen (*confirmation bias*).

Entscheidungsanomalien

Bezüglich der Entscheidungsanomalien ist zu erwähnen, dass auch Börsenteilnehmer – wie alle Menschen – danach streben, das Geschehen auf dem Börsenparkett im Griff zu haben. Aus diesem Grunde versuchen sie verschiedene Strategien einzusetzen, die ihnen dieses Gefühl der Kontrolle vermitteln sollen, wie z.B. die Beeinflussung anderer oder des Marktgeschehens, wie es Nick Leeson (1999) von der Barings Bank vergeblich versucht hat, oder die Formulierung von Prognosen, oder aber das nachträgliche oder schönfärbende Erklären von Ereignissen, wobei viele Börsenteilnehmer es zu wahren Meistern des *Sich-in-die-Tasche-Lügens* gebracht haben.

Das Gefühl der Kontrolle erweist sich oft als Illusion. Anfängliche Erfolge rufen diesen trügerischen emotionalen Zustand hervor und führen zu einer gewissen Sorglosigkeit oder zu einer Haltung, die mit dem Ausspruch „Das habe ich alles schon lange kommen sehen!" besiegelt wird (*hindsight bias*).

Der Verlust der Kontrolle kann auf mehrere Faktoren zurückgeführt werden, wie Motivationsverlust, aufkommende Inkompetenz, Realitätsverlust, Stress und Burnout. Ausschlaggebend für den Börsenteilnehmer ist die Bewertung des Kontrolldefizits: Die Bereitschaft, ein Risiko einzugehen ist umso größer, je mehr der Börsenteilnehmer glaubt, über Kontrollmechanismen zu verfügen. Falls dies nicht der Fall ist, reduziert er sein Risiko (Risikoaversion), unabhängig davon, ob der Markt dieses Risiko beinhaltet oder nicht.

Verhaltensmuster an der Börse

Neben den Verhaltensanomalien sind bei den Börsenteilnehmern weitere typische Verhaltensmuster zu beobachten, die das auf den ersten Blick unerklärliche Phänomen der Börse erklären sollen. So tendieren viele Akteure dazu, ihre Anlagestrategien an der Börse (Einstiegs- und Ausstiegskurs) anhand von Referenzpunkten zu definieren, so dass Ergebnisse als relativer Gewinn empfunden werden, wenn sie oberhalb des Referenzpunktes liegen und umgekehrt.

Ein zu langes Festhalten an einem Referenzpunkte kann aber zu fehlerhaften Einschätzungen des Marktes führen. Bezüglich der Einschätzung eines Gewinnes oder Verlustes haben die beiden Pioniere des *Behavioural Finance*, Amos Tversky und David Kahnemann (Kahnemann & Tversky, 2000;

Kahnemann, 2012)[22], in ihrer Prospect-Theorie (Kahnemann & Tversky, 1979) erläutert, dass die Bewertung von Börsenentscheidungen von eben diesem Referenzpunkt abhängt und Verluste (konvexe Kurve) stärker bewertet werden (*loss aversion*) als Gewinne (konkave Kurve), obgleich die empfundene Verlust-Gewinn-Sensitivität umso stärker abnimmt, je größer die Entfernung zum Referenzpunkt wird. Dies bedeutet, dass Verluste eine viel stärkere negative Auswirkung auf Börsenteilnehmer haben als Gewinne in gleicher Höhe zu positiven Auswirkungen führen können. Es besteht somit eine Nicht-Linearität zwischen dem Erwirtschaften eines Gewinnes, bzw. dem Erleiden eines Verlustes und den daraus resultierenden Empfindungen, die in verschiedenen experimentellen Situationen nachgewiesen werden konnten. Börsenteilnehmer wählen nämlich, wenn sie über zwei Gewinnalternativen verfügen, bevorzugt die sichere Variante. Bei zwei Verlustalternativen hingegen entscheiden sie sich vornehmlich für die riskantere Alternative (*reflection effect*).

In ähnlicher Form weist der Dispositionseffekt auf eine asymmetrische Beziehung zwischen Gewinn bzw. Verlust und Referenzpunkt hin. Die Risikoscheu ist im Gewinnbereich viel stärker ausgeprägt als im Verlustbereich, was dazu führt, dass Anleger dazu tendieren, bei Gewinnen zu früh zu verkaufen und bei Verlusten zu lange zu warten. Der *Sunk-Cost-Effekt* bestätigt dies: Treten Verluste ein, wird oft unverhältnismäßig lange an einer einmal gefassten Entscheidung festgehalten, auch wenn klar ist, dass die gewählte Strategie nicht aufgehen kann. Das wiederholte Festhalten an Entscheidungen dient der persönlichen Rechtfertigung – ein verlustreicher Verkauf würde ja bedeuten, dass der Anleger vor sich selbst zugeben müsste, sich geirrt zu haben.

Rationalität oder Irrsinn der Börse?

Ist die Börse nun rational oder irrsinnig? Unseres Erachtens kann diese Frage weder eindeutig mit ja noch mit nein beantwortet werden. Das Börsenverhalten scheint sich auf einem Kontinuum *Rationalität – Nicht-Rationalität – Irrationalität* zu bewegen.

1) Es kann durchaus vorkommen, dass Börsenteilnehmer rational und effizient handeln, nur kommt es weniger häufig vor als es die entsprechenden Theorien voraussagen.
2) Wenn Börsenteilnehmer sich nicht rational verhalten, bedeutet dies nicht automatisch, dass sie deswegen gleich irrationale oder pathologische Verhaltensweisen manifestieren, auch wenn in manchen Situationen ein völlig unvorhersehbares oder unangepasstes Verhalten auftreten kann.
3) In den meisten Fällen handeln Börsenteilnehmer weder rational noch ir-

[22] David Kahneman ist der erste Wirtschaftspsychologe, dem 2002 der Nobelpreis für Wirtschaftswissenschaften zuerkannt wurde.

rational, sondern einfach nur *nicht-rational*, d.h. ihr Verhalten ist geleitet durch Gefühle, Stimmungen, Meinungen, Einschätzungen, Erfahrungen etc., in Verbindung mit den entsprechenden Fehlentscheidungen. Entsprechend dem Yerkes-Dodson-Gesetz (1908) bewegt sich auch das Börsenverhalten unter normalen Umständen zwischen den Extremen Rationalität und Irrationalität hin und her, ohne in einem der beiden Bereich zu verharren.

Um sein Verhalten – nicht nur an der Börse – zu optimieren, ist es daher sinnvoll, die entsprechenden Phänomene zu kennen, zu verstehen und sie in geeigneten Situationen auch problemlöseorientiert anzuwenden, bzw. sie durch entsprechende Trainings- und Coaching-Maßnahmen einzuüben.

Bezug zu „Die 12 Geschworenen"

Unter dem Gesichtspunkt der Wahrnehmungs- und Informationsverarbeitungsanomalien unterliegt z.B. der Geschworene #3 wahrscheinlich mehreren Irrtümern. Er erlebte eine Enttäuschung mit seinem Sohn, woraufhin er diese negativen Erfahrung auf den Angeklagten projiziert – ohne dessen Umstände zu berücksichtigen. Der Geschworene #3 ist von seinem Sohn im Streit geschlagen worden. Er beurteilt ihn nur aufgrund dieser einen Tatsache und missachtet sowohl die Umstände, die seinen Sohn eventuell zu dieser Tat veranlasst haben als auch andere Faktoren dessen Persönlichkeit. Dieses singuläre Ereignis „überstrahlt" demnach alle anderen internalen oder externalen Faktoren, so dass #3 aufgrund der geringen und wenig differenzierten Anzahl an Informationen zu einem Fehlurteil kommen muss.

Die Urteilsverzerrung des Überstrahlens (Halo-Effekt) ist als Tendenz zu verstehen, ein bestimmtes positives oder negatives Persönlichkeitsmerkmal auf die ganze Persönlichkeit zu übertagen. So wird die Analyse der schwierigen Kindheit und Jugend des Angeklagten dazu benutzt, ihm den „negativen Heiligenschein" eines Kriminellen überzustülpen.

Auch unterliegen die Geschworenen #3 und #10 dem fundamentalen Attributionsfehler. Beide begründen das Verhalten des Angeklagten mit seinen angeblich schlechten Charaktereigenschaften. Sie führen sein Verhalten auf internale Ursachen zurück, berücksichtigen jedoch in unzureichender Weise die externalen Faktoren, wie die Rahmenbedingungen der vermeintlichen Tat. Die Tatsache, dass der Angeklagte sein Leben lang von seinem Vater gedemütigt und geschlagen wurde und er vielleicht aus diesem Grund handelte, interessiert die beiden Geschworenen nicht. Sie sehen die alleinige Schuld bei dem Angeklagten, weil er ein Bewohner des Slums, bzw. ein „Halbstarker“ ist.

Diese Einschätzung entspricht dem Negativitäts-Bias und beruht auf einer überaus hohen und ungerechtfertigten Gewichtung von negativen, aber als vertrauenswürdiger eingeschätzten Persönlichkeitseigenschaften oder Informationen.

Diskussion

Wie kann man sich vor Urteilsverzerrungen sowie Wahrnehmungs- und Informationsverarbeitungsfehlern schützen?
Welche Formen kritischer Selbstkontrolle kann man anwenden, um zu vermeiden, dass persönliche Entscheidungen durch Verzerrungen zu Fehlern werden?
Wann sollte man bei Misserfolgen zu externen Ursachenzuschreibungen greifen, wann zu internen?
Was für Ursachenzuschreibungen (Attributionen) gibt es bei den 12 Geschworenen?

Thema Szene 15: Autoritäres Verhalten

Erläuterung der Szene

Der Geschworene #3 wiederholt seine Argumente sehr oft und lautstark. Er schreit, er droht, er ist sehr aufgeregt, er redet sich um Kopf und Kragen – es ist quasi ein Kampf für ihn, seine Position zu verteidigen. Daher haben auch zu Anfang einige andere Geschworenen Angst sich zu äußern, weil sie sich vor der Reaktion von #3 fürchten. Der Geschworene #3, der seinen Vater noch siezen musste, legt ein gewisses autoritäres Verhalten an den Tag. Die anderen Geschworenen wenden sich immer mehr von ihm ab, so dass er selbst erkennen muss, dass sein Verhalten nicht angemessen ist.

Letztendlich bricht der Geschworene #3 zusammen, sein persönlicher Schmerz überwiegt und er muss in einer emotional sehr stark ausgeprägten Szene anerkennen, dass seine Position die falsche ist. Seine autoritäre Welt existiert nicht mehr.

Sozialpsychologische Erklärung

Aufbauend auf dem Gedankengut Wilhelm Reichs und Erich Fromms wurde das Forschungsparadigma zur autoritären Persönlichkeit in den vierziger Jahren des vorangehenden Jahrhunderts durch die Arbeiten von Theodor W. Adorno, Else Frenkel-Brunswik, Daniel J. Levinson und R. Nevitt Sanford an der Berkeley Universität eingeleitet und unter dem Titel *The Authoritarian Personality* publiziert (Adorno et al., 1950). Es ging den Autoren in einer psychoanalytischen Perspektive in Verbindung mit der Anwendung soziologischer Forschungsmethoden um die Untersuchung von psychologischen Vorurteilen, insbesondere dem Antisemitismus, dem Ethnozentrismus und dem im 20. Jahrhundert aufgekommenen Faschismus.

Die Zielsetzung der entsprechenden Studien bestand darin, eine entsprechende „antisemitische, ethnozentrische oder faschistische" Persönlichkeitsstruktur zu identifizieren. Zu diesem Zweck wurde eine Reihe von Fragebögen ausgearbeitet, wobei insbesondere die *California-F-Skala* darauf abzielte, die impliziten antidemokratischen Tendenzen und das Faschismuspotential einer Person anhand von verschiedenen Skalen zu eruieren.

Diese Untersuchungen zeigten, dass sich eine autoritäre Persönlichkeit durch eine positive Einschätzung von faschistischen Ideologien kennzeichnet, die einhergeht mit einer rational nicht begründbaren und vorurteilsgeladenen Betrachtung der bestehenden sozialen und politischen Verhältnisse. Es wird aus einer Perspektive des Antisemitismus und Ethnozentrismus eine Position der Feindseligkeit gegenüber Minderheiten eingenommen, denen die Rolle eines Sündenbocks zugeteilt wird. Eine solche Persönlichkeit ist vordergründig angepasst und steht Situationen oder Personen, die nicht dem eigenen Rahmen oder Denkschemata entsprechen, zumindest skeptisch, wenn nicht gar offen feindselig gegenüber.

Die Autoren sehen die Ursachen für eine solche Persönlichkeit in dem autoritären Erziehungsstil der Eltern. Die Kinder haben nur das simplistische Schema eines „schwarz-weiß-Denkens“ als Handlungsmuster gelernt. Die Autoren vermuten, dass es kaum möglich ist, eine einmal entwickelte autoritäre Persönlichkeit zu verändern und alternative Handlungsmuster zu entwickeln. Allerdings betonen die Forscher auch, dass es weder die autoritäre Persönlichkeitsdispositionen noch die Situation alleingenommen sind, die ein solches Verhaltensmuster erklären, sondern deren dynamische Interaktion.

In dieser Hinsicht sind das Auftreten und die Modalitäten eines autoritären Verhaltens nicht unbedingt vorhersehbar, weder aufgrund der alleinigen Kenntnis der Person, noch aufgrund der Situation. Beide bedingen sich gegenseitig und können sowohl zu einem unerwartet positivem als auch zu einem unerwartet negativen Verhalten führen.

Aus dieser psychoanalytischen Sicht, die der Studie zugrunde liegt, entwickelt sich die autoritäre Persönlichkeit aus einer Unterdrückung einer Reihe kindlicher Bedürfnisse. Diese unerfüllten Bedürfnisse werden auf andere soziale, minoritäre Gruppen projiziert, von denen gleichfalls ein hohes Maß an Gehorsam, mit den damit verbundenen Strafen, gefordert wird.

Wenn man aber dieses Phänomen von einem rein soziologischen Standpunkt her betrachtet, so wird das autoritäre Verhalten durch die entsprechenden sozialen Verhältnisse einer autoritären und repressiven Gesellschaftsform und den dazu gehörenden hierarchischen Strukturen erklart.

Eine sozialpsychologische Sichtweise erklärt dieses Verhalten bzw. die daraus resultierenden Einstellungen anhand von sozialen Lernprozessen. Ein solches Verhalten wird demnach von Bezugspersonen oder -gruppen mangels Alternativen unreflektiert übernommen.

Demzufolge sind es nicht alleine die in der Kindheit erworbenen autoritären Persönlichkeitszüge einer Person, die ein autoritäres Verhalten induzieren, sondern eher das soziale Umfeld, in der eine Person aufwächst, und die damit verbundenen Wertorientierungen. Beide Faktoren, Persönlichkeit und Situation, spielen jeweils in ihrer Interaktion und Dynamik die entscheidende Rolle.

Bezug zu „Die 12 Geschworenen“

Ein Beispiel für dieses Phänomen stellt der Geschworene #3 dar. Obwohl er zu Anfang ganz locker von sich behauptet, dass er persönlich völlig desinteressiert an dem Fall ist, so erweist es sich sehr schnell, dass seine Beweggründe für das Votum „schuldig“ viel tiefer liegen als er den anderen Geschworenen glaubhaft machen möchte.

Zuerst ist festzustellen, dass er einer eher autoritären Erziehungsmethode zugewandt ist. Er wollte aus seinem Sohn einen „Mann“ machen und er hat seinen eigenen Vater noch gesiezt (engl Version: *I called my father Sir!*). Als sein Sohn aber seinen Erwartungen nicht entspricht, kommt er damit nicht zurecht. Er will hart durchgreifen und bestrafen, aber nicht unbedingt den Angeklagten, sondern stellvertretend seinen eigenen Sohn. Erst gegen Ende des Films sieht er den Scherbenhaufen, vor dem er steht und für den er selbst verantwortlich ist. Er sieht, dass sein autoritäres Gehabe, seine Vorurteile, seine Stellvertreterkriege und seine Suche nach einem Sündenbock fast das Leben eines Unschuldigen gekostet hätte. Seine ganze schöne Welt fällt am Ende zusammen, wobei der Architekt noch versucht, ihn ohne Häme oder Mitleid zu trösten.

Diskussion

Wie viel Anteil hat die Erziehung an einem Erwachsenen, der voll mit Vorurteilen und Feindseligkeiten herumläuft, wie der Geschworene #3?
Wie sind vor dem Hintergrund der Forschungsergebnisse die aktuellen Aufklärungsprogramme gegen Rassismus zu beurteilen?
Wie kann man sich von seinen Vorurteilen befreien und anfangen ein gutes Leben zu führen?

Lehreinheit 5: Praktische Kommunikationsübungen

Übung Szene 2: Small Talk

Um zum Meister des Small Talks zu avancieren, bedarf es einer Vorbereitung in mehreren Stufen (Lermer, 2011). Dazu sollen die Teilnehmerinnen und Teilnehmer folgende Punkte einüben.

1. Kommunikationssituationen beschreiben, die besonders gut geeignet sind für Small Talk, also Situationen, in denen Menschen mehr oder weniger spontan aufeinandertreffen und ein Gespräch erwartet wird,
2. die Chancen und Risiken des jeweiligen Small Talks bewerten,
3. für jede ausgewählte Situation typische Beispiele für Formulierungen herausarbeiten, wobei berücksichtigt werden sollte, dass das Gespräch als Small Talk beginnt und sich im weiteren Verlauf zu einem inhaltlichen Gespräch weiterentwickelt,
4. Rollenspiele durchführen mit dem Ziel, einen gelungenen Gesprächseinstieg zu gestalten und für sich passende Small-Talk-Strategien zu üben, bzw. auch inadäquate Strategien zu besprechen.

Übung Szene 2: Gruppendynamik

Um eine zu Beginn träge Gruppendynamik zu stimulieren, stehen eine ganze Reihe von Kennenlernen- oder Vorstellungsspiele (Gudjons, 2003) zur Verfügung.

- Aufzählung der Idole aus den verschiedenen Lebensphasen (Darstellung der eigenen Werte und Orientierungen),
- Namen lernen, indem ein/e Teilnehmer/in der Mitte einer Person im Kreis einen Ball zuwirft, die dann den Namen eines/r Nachbarn/in nennt, kennt er/sie den Namen (noch) nicht, muss er/sie in die Mitte und den Platz des dort stehenden Teilnehmers einnehmen,
- freies Paarinterview und Vorstellen des Partners,
- Vorstellen der eigenen Person: gestern - heute - morgen,
- Vorstellen der eigenen Präferenzen, Wünsche, Träume etc.

Übung Szene 3: Konformität

Das Ziel der Übung unter der Bezeichnung „Was mag das sein?“ ist das Erfahren und anschließende Analysieren von Entscheidungsprozessen. Es geht um Durchsetzung, Nachgeben, Positionierung und Priorisierung der eigenen Wünsche.

Die Übung besteht darin, dass Kleingruppen zu vier Teilnehmern Tintenkleckse deuten und beschriften sollen. In Gruppen, die starke Vorbehalte gegen diese Form der visuellen Darstellung haben, können auch Fraktale verwendet werden. Allerdings sind die Deutungsmöglichkeiten bei Klecksbildern in der Regel interessanter zur Auswertung des Gruppenprozesses.

Jede Gruppe erhält zehn Klecksbilder, am besten im DIN A4-Format. Jede Gruppe hat die Aufgabe, sich innerhalb von 20 Minuten über eine Bezeichnung oder eine aussagekräftige Überschrift für jedes Bild zu einigen. Jede/r Teilnehmer/in wird aufgefordert, eine Interpretation zu äußern und zu versuchen, sich durchzusetzen und sich nur überzeugen zu lassen, wenn die Ansichten der anderen ihn/sie wirklich überzeugen. Nach der Arbeitsphase werden Bilder übrig bleiben, bei denen keine Einigung möglich war. Ziel ist es, möglichst wenige Streitfälle zu haben. Die Leistungen der Gruppen werden über die Anzahl der übriggebliebenen Bilder verglichen.

Variante: Besonders hilfreich für die Auswertung ist es, jeder Gruppe Beobachter zur Seite zu stellen, die die einzelnen Gruppenmitglieder und ihre Interaktionen im Auswertungsgespräch beschreiben können.

Die Auswertung erfolgt indem im Auswertungsgespräch herausgearbeitet wird, wer die Initiative ergriff, wer sich wie intensiv mit den Motiven beschäftigte, wer seine Deutungen gegenüber den anderen erfolgreich verteidigt hat und wer sich schneller oder schwerer überzeugen ließ als andere. Auch ist von Interesse, ob sich die Teilnehmer/innen zurückgezogen haben und ob es Koalitionen oder Führungspersonen in der Kleingruppe gab. Außerdem werden die für die Bilder gefundenen Bezeichnungen untersucht, ob es sich um besonders originelle Ergebnisse handelt oder eher am Konsens orientierte.

Übung Szene 3: Gruppendenken – Group Think

Zur praktischen Auseinandersetzung mit den Themen Konformität und Gruppendenken schlagen wir vor, eine Situation auszuwählen und mehrere Handlungsalternativen durchzuspielen.

Beispiel: Eine Gruppe soll eine politische Krisensituation durchspielen und eine Lösung finden.

Jede Variante wird von einer Untergruppe beobachtet, die die Effizienz der Gruppendiskussion nach vorher festgelegten Kriterien untersucht und auswertet.

Variante A: Die Gruppe diskutiert das Thema ohne vorher vorgegebene Ordnung und Diskussionsleiter.

Variante B: Die Gruppe diskutiert das Thema anhand einer vorher vorgegebenen Ordnung und eines Diskussionsleiters.

Variante C: Mehrere Untergruppen diskutieren separat das Thema anhand einer vorher vorgegebenen Ordnung und eines Diskussionsleiters.

Variante D: Die Gruppe diskutiert das Thema anhand einer vorher mündlich eingebrachten Expertenmeinung.

Es soll analysiert werden, welcher Teilnehmer und welche Teilnehmerin sich am meisten oder am wenigsten eingebracht hat, woran das lag, welches die vordergründigen und die hintergründigen Positionen der Personen sind und welche Handlungsalternative am erfolgreichsten sein wird.

Übung Szene 4: Führungsverhalten

Als Übung zur Durchsetzungsfähigkeit sollen sich die Teilnehmerinnen und Teilnehmer Kommunikationssituationen ausdenken, die einen hohen Grad an Durchsetzungskraft erfordern, d.h. bei denen es darum geht, die eigenen Interessen durchzusetzen (z.B. Mitarbeiter/in fordert eine Gehaltserhöhung, Trainer soll einer undisziplinierten Sportmannschaft ein geordnetes Spiel beibringen, Tochter will Erlaubnis vom Vater, um mit ihrem Freund in Urlaub fahren zu können etc.).

Für jede dieser Situationen sollen dann Szenarien erstellt werden, d.h. jeder soll den erwarteten Dialog formulieren, indem sowohl die

Darstellung des Interessensvertreters als auch die ablehnende Haltung des Gegenübers dargestellt werden.

Nach der Erstellung der Dialoge werden die Formulierungen erprobt. Bei der Variante A kennen beide Kontrahenten das Szenario und bei der Variante B kennt der Vertreter der ablehnenden Haltung das Szenario nicht und so muss der Interessenverteidiger herausfinden, inwiefern seine Gesprächsstrategie erfolgreich sein kann oder nicht.

Am Ende soll die Gruppe entscheiden, wie weit es dem Interessenverteidiger gelungen ist, seine Ziele zu erreichen und was dazu geführt hat, dass er erfolgreich war oder nicht.

Übung Szene 5: Risikoschub – Risky Shift

Eine sehr berühmte Übung zur Untersuchung der Unterschiede bezüglich der Leistungsfähigkeit von Gruppen und Individuum stellt die sog. NASA-Übung dar. Sie ermöglicht es, das unterschiedliche Rollen- und Entscheidungsverhalten in gruppendynamischen Prozessen zu beobachten und zu reflektieren (Pfeiffer & Jones, 1970).

Ausgangspunkt ist die Situation, dass ein Weltraumschiff auf dem Mond eine Bruchlandung macht und die Gestrandeten nur eine Chance zum Überleben haben, wenn sie schnellstmöglich ihr Mutterschiff, das mehrere hundert Kilometer weit entfernt ist, erreichen. Das Problem ist, dass das Weltraumschiff völlig zerstört ist. Den Gestrandeten bleiben nur 15 Gegenstände, mit denen sie ihr Ziel erreichen können (30 m^2 Fallschirmseide; Erste-Hilfe-Koffer; 20 Liter Wasser; 20 m Nylonseil; Tragbares Heizgerät; Lebensmittelkonzentrat; Magnetkompass; Solar-UKW-Sender; Lebensrettungsfloß; 5 Signalleuchten; Stellar-Atlas; Streichhölzer; Trockenmilch; 2 Pistolen Kal. 45; 2 Sauerstofftanks à 50kg).

Die Aufgabe dieses Spiels besteht nun darin, die vorgegebenen 15 Gegenstände in eine Rangfolge zu bringen und sowohl in Form einer Gruppendiskussion (Variante A) als auch in Form einer individuellen Arbeit (Variante B) zu entscheiden, welche Gegenstände wichtig sind zum Erreichen des Mutterschiffs und welche weniger.

Im Anschluss werden sowohl die kollektiven als auch die individuellen Entscheidungen mit dem Standard verglichen, der von Experten der NASA tatsächlich aufgestellt wurde.

Tabelle 4: Schlüssel zur NASA-Übung

1	Sauerstofftanks	Überlebensnotwendig
2	20 l Wasser	Ergänzt Wasserverlust infolge Schwitzens usw.
3	Sternkarte	Eines der wichtigsten Mittel zur Richtungsfindung
4	Lebensmittelkonzentrat	Notwendige Tagesration
5	FM Empfänger - Sender	Notrufsender, möglicherweise Verbindung mit Mutterschiff
6	Nylonseil	Nützlich beim Zusammenbinden von Verletzten und beim Klettern
7	Erste-Hilfe-Koffer	Orale Pillen und Injektionsmedizin sind wertvoll
8	Fallschirmseide	Schutz gegen Sonnenstrahlen
9	Schlauchboot	CO_2 - Flaschen zum Selbstantrieb über Klüfte usw.
10	Signalpatronen	Notruf, wenn in Sichtweite
11	Pistolen	Könnten zur Herstellung von Selbstantriebsaggregaten dienen
12	Trockenmilch	Nahrung, bei Mischung mit Wasser trinkbar
13	Kocher	Nützlich nur bei Landung auf dunkler Seite des Mondes
14	Magnetkompass	Wahrscheinlich keine Magnetpole, deshalb unbrauchbar
15	Streichholzschachtel	Auf dem Mond wenig oder nicht zu gebrauchen

Es gilt dann zu untersuchen, inwiefern sich die beiden Varianten A und B unterscheiden und worauf diese Unterscheide zurückzuführen sind.

Übung Szene 6: Prosoziales Verhalten

Ein wichtiger Bestandteil prosozialen Verhaltens ist das Einfühlen in die Bedürfnisse anderer. Oft werden diese Bedürfnisse nicht offen ausgesprochen, sondern nur gezeigt, z.B. durch die Körpersprache.

Bei dieser Übung durchquert jeweils ein Teilnehmer den Seminarraum, ohne zu sprechen. Er wird dabei von den anderen Teilnehmern beobachtet. Bei dem Gang durch den Raum hat der Teilnehmer die Aufgabe nur mit Hilfe des Körpers Folgendes zu zeigen: Angst, Freude, Selbstbewusstsein, Unsicherheit, Aggressivität, Stolz, Wut, Trauer, Verzweiflung. Die anderen Teilnehmer müssen herausfinden, was gezeigt werden soll. Sie dürfen auch raten und diskutieren. Während in einer ersten Phase nur der Körper als Ausdrucksmittel benutzt werden darf, wird in einer zweiten Phase nur die Mimik verwendet.

Die Teilnehmer sollen erleben, wie Körper- und Mimiksignale entstehen und aufgenommen werden. Die Rückmeldungen der anderen geben Aufschluss über die Signale.

Übung Szene 7: Soziales Faulenzen – Social Loafing

Bei dieser Übung geht es darum, in Kleingruppen zu vier Personen eine Aufgabe zu lösen. Die Gruppen sind bewusst zu groß für die Aufgabe gewählt, um den Effekt des *Social Loafings* entstehen zu lassen. Von den vier Teilnehmern in der Gruppe ist einer ein „Roboter“, der von den anderen gesteuert werden soll. Dafür wurden vorher Anfangspunkt und Ziel des Roboters festgelegt, z.B. von dem Sitzplatz des Teilnehmers zu einem bestimmten Platz im Flur. Die Roboter bewegen sich immer langsam geradeaus – es sei denn, sie werden gesteuert: Bei Druck auf die linke Schulter dreht sich der Roboter nach links, bis der Druck nicht mehr besteht, also die Hand weggenommen wird. Bei Druck auf die rechte Seite dreht sich der Roboter nach rechts. Wenn Roboter Gegenstände oder andere Personen berühren, schalten sie sich aus und bleiben stehen. Sie müssen dann durch den Seminarleiter aktiviert werden.

Auswertung: Hier werden die Prozesse in der Kleingruppe in Bezug auf das Phänomen des sozialen Faulenzens besprochen: Wer war aktiv? Wer nicht? Warum nicht?

Übung Szene 8: Regulation von Emotionen

Im Rahmen der praktischen Auseinandersetzung mit dem Thema sollte man sich den emotionalen oder rationalen Gehalt einer Kommunikation genau ansehen. Dazu sollen die Teilnehmerinnen und Teilnehmer emotional geladene Situationen aus ihrem Erfahrungshorizont auflisten und untersuchen, ob das dargebotene kommunikative Verhalten eher eine emotionale Selbstoffenbarung oder eher eine rationale Argumentation darstellt. Auch sollen die Teilnehmerinnen und Teilnehmer Alternativen zu emotionsgeladenen Formulierungen ausarbeiten und als Rollenspiel einüben (Crisand & Crisand, 1997, S. 83-88).

Darüber hinaus geht es in dieser Einheit darum, seine eigene Emotionalität so zu regulieren, dass man nicht ständig emotionalem Stress ausgesetzt ist (das betrifft nur die Personen, die diesen Druck auch spüren oder eine entsprechende Rückmeldung von anderen bekommen). Dazu gehört die Fähigkeit, sich in solchen Situationen gedanklich abzulenken, indem man die negativen Gedanken durch positive Gedanken ersetzt. Dabei ist auch die Muskelentspannung nach Jacobsen (2011) von Bedeutung und soll in der Gruppe eingeübt werden (siehe *Szene 11*).

Zusätzlich ist es wichtig, sich in emotional geladenen Situationen der Unterstützung von anderen Personen zu versichern (*social support*). Alleine schon darüber zu sprechen hilft, da einem die Ideen klarer und strukturierter vorkommen. Wir schlagen als Rangfolge der Gesprächspartner vor: Lebensabschnittspartner, Familie, Freunde, Therapeut, Fremder an der Bar, Hund.

Eine weitere Übung besteht darin, emotional geladene Situationen zu rationalisieren, indem man beispielsweise ein befürchtetes Gespräch mit dem Chef auf argumentativer Ebene schriftlich für sich vorbereitet und gedanklich einübt. Dabei geht es darum, sich bei der Bearbeitung der schwierigen Situation positive Gefühle oder angenehme Lebenssituationen in Erinnerung zu rufen und sich gedanklich vorzustellen. Eine solche Vorgehensweise kann eingeübt werden.

Ein wichtiger Aspekt im Umgang mit schwierigen Situationen sind Lächeln und Humor.

Ein weiterer hilfreicher Ansatz ist die Vorgehensweise des *Flow* von Mihaly Csikszentmihalyi (2010). *Flow* erlaubt es einer Person, die Dinge etwas leichter zu nehmen, indem man sich in seinem Handeln auf seine persönlichen Ziele konzentriert, nach einer unmittelbaren Rückmeldung Ausschau hält, den eigenen Tätigkeiten einen eigenen Sinn zuschreibt, sich auf sein Tun konzentriert, dafür sorgt, dass die Anforderungen, denen man sich aussetzt, den verfügbaren Kompetenzen entsprechen (zur Vermeidung von Langeweile oder Überforderung) und versucht, die Kontrolle über die eigenen Aktivitäten zu übernehmen. Es ist die Tür zum Glück oder zum guten Leben (Skidelsky & Skidelsky, 2013).

Übung Szene 9: Einfluss von Minderheiten

In Gruppen zu 7 Teilnehmern sollen 20 Minuten lang verschiedene Themen diskutiert werden mit dem Ziel, durch den Austausch von Argumenten eine Entscheidung für ein politisches Gremium vorzubereiten. In jeder Gruppe sind 4 Teilnehmer, denen eine Position (pro oder contra) vorgegeben ist und drei Teilnehmer, die in ihrer Haltung frei sind. Nach Bekanntgabe der Themen bekommt jeder Teilnehmer der Kleingruppe eine Karte: Bei 2 Teilnehmern steht drauf: „Bitte nehmen Sie eine Pro-Position ein und vertreten Sie sie." Bei 2 weiteren Teilnehmern steht drauf: „Bitte nehmen Sie eine Contra-Position ein und vertreten Sie sie." Bei den restlichen 3 Teilnehmern steht drauf: „Bitte äußern Sie Ihre ehrliche Meinung zum Thema." Die Teilnehmer dürfen sich die Karten nicht gegenseitig zeigen.

Vorschläge für Themen:

- Mehr Windkraftanlagen in Deutschland
- Bau neuer Atomkraftwerke in Deutschland
- Einführung einer PKW-Maut auf Autobahnen
- Abschaffung des Gymnasiums zugunsten einer Schulform für alle Schüler

- Direktwahl des Bundespräsidenten
- Abschaffung der Buchpreisbindung

Auswertung: Im Auswertungsgespräch werden die Minderheiten- und Mehrheitenpositionen vorgestellt und aufgeklärt, wer seine eigene Meinung vertreten durfte und wem eine Haltung vorgeschrieben war. Die Teilnehmer können nun Rückmeldung dazu geben, ob sie die unehrlichen Ansichten bemerkt haben. Die Inhaber der Minderheitenposition sollen sagen, wie sie sich in der Rolle gefühlt haben und können Rückmeldungen bekommen, wie sie von den anderen gesehen wurden.

Übung Szene 10: Abstimmungsregeln

Die Teilnehmer/innen (evtl. aufgeteilt auf Kleingruppen) sollen zu folgendem Szenario einen Vorschlag unterbreiten: Wie kann man mit einer oder mehreren Abstimmungen zu einer Entscheidung kommen?

In einer großen Stadt soll eine neue Schule gebaut werden. Es gibt fünf mögliche Standorte, weil es fünf Stadtteile gibt, die bisher keine eigene Schule haben. Verschiedene Gremien sind mit der Entscheidung betraut: die Stadtverordnetenversammlung, die Runde der Hauptabteilungsleiterrunde mit dem Bürgermeister, der Stadtelternbeirat, das Jugendparlament. Ziel ist es, allen Gremien das Gefühl zu geben, an der Entscheidung beteiligt zu sein.

Wie könnte der Standort für die neue Schule gefunden werden?

Auswertung: Die gefundenen Lösungen werden vorgestellt und unter Berücksichtigung der Vor- und Nachteile der jeweiligen Verfahren diskutiert.

Übung Szene 11: Stress

Viele Kommunikationssituationen zeichnen sich nicht durch ein entspanntes Miteinander aus, sondern eher durch ein gespanntes Gegeneinander. Solche Situationen bedeuten Stress, sie sind sehr unangenehm. Das Verhalten der Personen, die „Stress machen“, kennzeichnet sich dadurch, dass sie nicht in der Lage oder nicht willens sind, sich mit andersdenkenden Personen friedlich und sachlich auseinanderzusetzen und ihre Emotionen nicht unter Kontrolle haben.

Dabei geht es den attackierenden Personen eher darum, eine Person bloßzustellen und eine Lösung zu verhindern, als eine fachgerechte und personenunabhängige Lösung zu finden.

Um in einer solchen Situation einen kühlen Kopf zu behalten, ist es unabdingbar, seine persönliche Stressresistenz durch entsprechende Übungen zu erhöhen.

Das kann beispielsweise dadurch erreicht werden, dass eine Person neben einer fachlichen insbesondere auch eine mentale Vorbereitung der Kommunikationssituation vornimmt. Dazu soll sich die stressgeplagte Person die aufkommende Situation mehrmals gedanklich vorstellen, das erwartete Verhalten der Stressoren vorausplanen und ihre Reaktion darauf mental festhalten.

Darüber hinaus ist es sinnvoll, im Vorfeld verschiedene Stress-Relaxations-Übungen durchzuführen. So z.B. kann durch die progressive Muskelentspannungstechnik nach Edmund Jacobsen (2011) eine beruhigende Wirkung erreicht werden, und zwar durch eine bewusste An- und Entspannung bestimmter Muskelgruppen anhand von einfachen 20-30 minütigen Übungen, die orts- und zeitunabhängig mehrmals täglich durchgeführt werden können.

Dazu sollen die Teilnehmer und Teilnehmerinnen einzeln oder in Gruppen in einer bequemen Sitzposition und bei geschlossenen Augen (und eventuell durch Unterstützung von Entspannungsmusik) einzelne Muskelgruppen – von den unteren Partien des Körpers zu den oberen – anziehen oder anspannen (mit fester Einatmung durch die Nase), kurz anhalten und dann wieder loslassen (bei fester Ausatmung durch den Mund).

Nach circa 20 Minuten sind die Übungen beendet und die Teilnehmer und Teilnehmerinnen bleiben noch ein wenig sitzen – zuerst mit geschlossenen und dann mit geöffneten Augen.

Übung Szene 12: Gruppenleistung

Eine Übung zur Gruppenleistung ist der Aufbau der Leonardo-Brücke, die der geniale Erfinder, Künstler und Naturwissenschaftler

Leonardo da Vinci um 1480 für das Militär entwickelt hat. Sie besteht aus einer Ansammlung aus schmalen Brettern mit gleicher Länge und Breite besteht und sollte Soldaten das zügige Überqueren von Flüssen ermöglichen, ohne dabei auf andere weitere, zusätzliche Materialien zurückgreifen zu müssen.[23]

Die Aufgabe besteht darin, die Bretter derart geschickt ineinander zu verkeilen, dass eine bogenförmige, selbsttragende Brücke ohne Schrauben oder andere Verbindungselemente durch einfaches Unter- und Übereinanderlegen entsteht.

Um den gruppendynamischen Effekt zu erwirken oder zu steigern, sollen die Teilnehmer und Teilnehmerinnen die Aufgabe z.B. mit oder ohne Vorbereitungsphase und/oder unter einer gewissen Zeitangabe erledigen oder sie sollen eine gewisse Brückenlänge erreichen oder aber bei der Konstruktion auf die verbale Kommunikation verzichten.

In dieser Hinsicht kann aufgezeigt werden, dass sich der individuelle Aufbau der Leonardo-Brücke als viel schwieriger erweist, als bei der Gruppenarbeit, dass die Aufgabe viel Vorstellungsvermögen und Geduld erfordert und dass eine zeitliche Begrenzung mit Vorbereitungszeit zu signifikant weniger Chaos und Versuch-und-Irrtum-Verhalten führt.

Im Anschluss an die Bauphase sollen die Teilnehmer und Teilnehmerinnen ihr Resultat und ihr Vorgehen reflektieren, um z.B. die stattgefundene Kommunikation kritisch zu untersuchen, um das *Leader*- und *Follower*-Verhalten herauszuarbeiten, um die Effizienz der Gruppenleistung zu beleuchten oder aber um alternative Vorgehens- und Verhaltensweisen zu eruieren.

Übung Szene 13: Vorurteile

Die Übung mit dem Namen „Kindsmörderin" wurde von Gordon Allport (1979) entwickelt und zielt darauf ab, eigene Vorurteile zu diagnostizieren. Nach Antons (2011) handelt es sich um eine Gruppenübung, in der individuelle Reaktionen, anfängliche Widerstände

[23] Entsprechende Bausätze könne über den Fachhandel bezogen werden.

und ein mögliches Gefühl des Blamiertseins besprochen und ausgetauscht werden sollen.

Zu diesem Zweck werden vor den Teilnehmern und den Teilnehmerinnen zehn nummerierte Bilder von optisch unterschiedlichen Frauen auf einem Tisch ausgebreitet. Die Teilnehmer erhalten einen Fragebogen und sollen aufgrund der Bilder entscheiden, welche der zehn Frauen für eine potenzielle Kindesmörderin oder Diebin gehalten wird.

Die Ergebnisse der Auswahl werden nun in der Gruppe diskutiert, wobei das Augenmerk insbesondere auf die Verbindung zwischen diskriminierenden äußerlichen Faktoren (dick, unsympathisch, dümmliches Gesicht, dunkle Brille, scheue Haltung, ärmlicher Hintergrund) und der Bezichtigung einer Straftat gelegt werden sollte.

Übung Szene 14: Soziale Wahrnehmung

Zur einführenden Darstellung der beschränkten physiologischen und psychologischen Wahrnehmungsfähigkeit des Menschen werden den Teilnehmerinnen und Teilnehmern optische Täuschungen dargeboten (Längentäuschung von Müller-Lyer, Parallelogramm von Sander, Kreistäuschung von Ebbinghaus, Würfel von Necker, Pokalbild von Rubin, Gitter von Hermann, Dreieck von Kanizsa oder Tisch-Illusion von Shepard etc. etc.).

Hierbei soll gezeigt werden, dass sich diese Wahrnehmungseinschränkungen nicht auf physiologische Aspekte beschränken, sondern dass die individuelle Wahrnehmung auch in ihrem sozialen Umfeld eingeschränkt oder verzerrt ist.

Um das zu verdeutlichen, werden den Teilnehmerinnen und Teilnehmern Fotos von nicht eindeutigen Situationen gezeigt, bei denen Menschen interagieren.

Die Teilnehmerinnen und Teilnehmer sollen sich diese Fotos anschauen und erörtern, was sie jeweils auf diesen Fotos sehen, um dann der Frage nachzugehen, warum unterschiedliche Situationen gesehen werden und wovon diese Unterschiedlichkeit abhängt.

An dieser Stelle ist es interessant zu diskutieren, inwiefern die Interpretation der dargestellten Situation auf die aktuelle Stimmungslage oder auf Aspekte der individuellen Persönlichkeitsstruktur zurückzuführen ist.

Abschließend soll die Gruppe Wege und Möglichkeiten erarbeiten, um die eigenen Wahrnehmungsverzerrungen zu identifizieren und darauf beruhende Fehlentscheidungen zu vermeiden (z.B. indem jeder Teilnehmer und jede Teilnehmerin eine alternative Sichtweise entwickelt und begründet).

Übung Szene 15: Autoritäres Verhalten

Um mit der Problematik des autoritären Verhaltens umgehen zu lernen, ist es sinnvoll, kurze Rollenspiele mit Szenenvorgaben durchzuführen.

Dabei sollen eher zurückhaltende Teilnehmer lernen, Strategien zu entwickeln und einzuüben, die ihnen helfen können, mit autoritären Persönlichkeiten umzugehen.

Andererseits können sich autoritär verhaltende Personen lernen, über ihr eigenes Handeln zu reflektieren und sich über die Auswirkungen ihres Verhaltens auf andere Personen bewusst zu werden.

Dazu werden den Teilnehmern und Teilnehmerinnen mehrere Szenen und Rollen vorgegeben, in denen eine Person jeweils eine autoritäre Rolle und eine andere jeweils eine zurückhaltende Rolle übernimmt (z.B. Polizist/in kontrolliert eine/n Verkehrsteilnehmer/in wegen überhöhter Geschwindigkeit, Chef/in rastet vor seinem/r Mitarbeiter/in aus etc.).

Solche Übungen sollen dazu führen, dass sich die Teilnehmerinnen und Teilnehmer im Umgang mit autoritären Persönlichkeiten sicherer und selbstbewusster fühlen.

Dabei ist es nicht nur sinnvoll, die Szene nach den vorgegebenen Rollen nachzuspielen, sondern beide Teilnehmer sollten im Anschluss daran auch über alternative Verhaltensweisen nachdenken und sie in einer zweiten Szene einüben. Auch ist es wichtig, die Rollen zu tauschen.

Im Anschluss an die Übungen sollen die Teilnehmerinnen und Teilnehmer ihre Erfahrungen, Selbst- und Fremdeinschätzungen, Eindrücke und Gefühle besprechen.

Als Abschluss notieren die Teilnehmer und Teilnehmerinnen die neuen Verhaltensweisen und wenden sie systematisch in entsprechenden Situationen an.

Literaturangaben

Adorno, T.W.; Frenkel-Brunswik, E.; Levinson, D.J. & Sanford, R.N. (1950). *The Authoritarian Personality*. New York: Harper.

Allport, G.W. (1979). *The nature of prejudice*. Boston: Beacon Press.

Ameln, F. v. (2004). *Konstruktivismus*. Tübingen: Francke.

Ant, M. (2005). Börsenpsychologie / Behavioural Finance: Von der Rationalität zum Irrsinn? *d'Letzebuerger Land*, No. 27 du 8 Juillet 2005, 12-14.

Ant, M. (2008). Der Sozialkonstruktivismus als epistemologische Grundposition in der angewandten Management- und Organisationsforschung. In C. Zacharias; K. ter Horst; K.U. Witt; V. Sommer; M. Ant; U. Essmann & L. Mühlheim (Hrsg.). *Forschungsspitzen und Spitzenforschung*. Berlin, Heidelberg: Physika. S. 263-272.

Antons, K. (2011). *Praxis der Gruppendynamik. Übungen und Techniken*. 9., aktual. Aufl. Göttingen: Hogrefe.

Aronson, E.; Wilson, T.D. & Akert, R.M. (2008). *Sozialpsychologie*. 6. aktual. Aufl. München: Pearson.

Asch, S.E. (1946). Forming impressions of personality. *The Journal of Abnormal and Social Psychology*, 41 (3), 258-290.

Asch, S.E. (1951). Effects of group pressure upon the modification and distortion of judgments. In H. Guetzkow (Ed.). *Groups, Leadership and Men*. Pittsburgh: Carnegie. S. 177-190.

Asch, S.E. (1952). *Social psychology*. New York: Prentice Hall.

Asch, S. E. (1956). Studies of independence and conformity: A minority of one against a unanimous majority. *Psychological Monographs*, 70 (9), 1-70.

Augustinus, A. (2000). *Was ist Zeit?* (Confessiones XI). Hamburg: Meiner.

Auhagen, A.E. (2002). Psycho-soziale Faktoren von Innovation. *Gruppendynamik und Organisationsberatung*, 33 (3), 311-337.

Austin, J.L. (2002). *Zur Theorie der Sprechakte*. 2. Aufl. Stuttgart: Reclam.

Baacke, D. (1980). *Kommunikation und Kompetenz. Grundlegung einer Didaktik der Kommunikation und ihrer Medien*. München: Juventa.

Balgo, R. (1998). *Bewegung und Wahrnehmung als System*. 2. Aufl. Heidelberg: Auer.

Bass, B.M. (2008). *The Bass Handbook of Leadership: Theory, Research, and Managerial Applications*. New York: Free Press.

Bichsel, P. & Roehl A.v. (1995). *Ein Tisch ist ein Tisch. Eine Geschichte*. Frankfurt/M.: Suhrkamp.

Bierhoff, H.-W. (2000). *Sozialpsychologie*. Stuttgart: Kohlhammer.

Blake, R.R. & Mouton, J.S. (1982). Theory and Research for Developing a Science of Leadership. *Journal of Applied Behavioral Science*, 18 (3), 275-291.

Blumer, H. (1969). *Symbolic Interactionism: Perspective and Method.* Berkeley: University of California Press.

Bourdieu, P. (1994). *Zur Soziologie der symbolischen Formen*. 5. Aufl. Frankfurt/M.: Suhrkamp.

Bradbury, J.W. & Vehrencamp, S.L. (2011). *Principles of Animal Communication*. 2nd ed. Sunderland, Mass.: Sinauer.

Bühler, Karl. (1934/1999). *Sprachtheorie*. Stuttgart: Lucius & Lucius.

Burleson, B. R. (1989). The Constructivist Approach to person-centered communication: Analysis of a research exemplar. In B. Dervin; L. Grossberg; B. J. O'Keefe & E. Wartella (Eds.). *Rethinking communication: Paradigm exemplars*. Newbury Park, CA: Sage. S. 33-72.

Burns, J.M. (1978). *Leadership*. New York: Harper & Row.

Busse, D. (2009). *Semantik*. Stuttgart: UTB.

Chen, V. (2004). The possibility of critical dialogue in the theory of coordinated meaning. *Human Systems*, 15 (3), 179-192.

Chomsky, N. (1992). *Aspekte der Syntaxtheorie*. Frankfurt/M.: Suhrkamp.

Clark, H. H. & Brennan, S. E. (1991). Grounding in Communication. In L.B. Resnick; J.M. Levine & S.D. Teasley (Eds.). *Perspectives on Socially Shared Cognition*, Washington: American Psychological Association. S. 127-149.

Clark, H.H. & Schaefer, E.F. (1989). Contributing to Discourse. *Cognitive Science*, 13 (2), 259-294.

Colby, A.; Ehrlich, T.; Sullivan, W.M. & Dolle, J.R. (2011). *Rethinking Undergraduate Business Education: Liberal Learning for the Profession*. San Francisco: Jossey-Bass.

Comer, D.R. & Holbrook, R.L. (2012). Getting Behind the Scenes of Fleetwood Mac's Rumours: Using a Documentary on the Making of a Music Album to Learn About Task Groups. *Journal of Management Education*, 36 (4), 544–567.

Crisand, E. & Crisand, M. (1997). *Psychologie der Gesprächsführung*. 6., überarb. Aufl. Heidelberg: Sauer.

Cronen, V. (1994). Coordinated Management of Meaning: Practical Theory for the Complexities and Contradictions of Everyday Life. In J. Siegfried (Ed.). *The Status of common sense in psychology*. Norwood, NJ: Ablex Press. S. 183–207.

Cronen, V. & Pearce, W.B. (1982). The Coordinated Management of Meaning: A theory of communication. In F. E. X. Dance (Ed.). *Human communication theory*,. New York: Harper & Row. S. 61-89.

Crystel, D. (2010). *Cambridge Encyclopedia of Language*. 3rd ed. Cambridge: Cambridge University Press.

Csikszentmihalyi, M. (2010). *Flow: Das Geheimnis des Glücks*. 15. Aufl. Stuttgart: Klett-Cotta.

Darley, J. & Latané, B. (1968). Bystander Interventions in Emergencies: Diffusion of Responsibility. *Journal of Personality and Social Psychology*, 8 (4.1), 377-383.

Delia, J.G.; O'Keefe, B.J. & O'Keefe, D.J. (1982). The constructivist approach to communication. In F.E.X. Dance (Ed.). *Human communication theory*. New York: Harper & Row. S. 147-191.

Devilder, A. (2001). Skizzen einer sozial-konstruktivistischen Psychologie. Bochumer Berichte. Herausgegeben von der Bochumer Arbeitsgruppe für Sozialen Konstruktivismus und Wirklichkeitsprüfung. Heft Nr. 5. März 2001.

http://www.boag-online.de/pdf/boagbb05.pdf. Abruf vom 27.04.2013.

Eco, U. (2002). *Einführung in die Semiotik*. 9., unver. Aufl. Stuttgart: UTB.

Fama, E.F. (1970). Efficient Capital Markets, A Review of Theory and Empirical Work. *Journal of Finance*, 25 (2), 383-417.

Fiedler, F.E. (1967). *A theory of leaderhsip effectiveness*. New York: Academic Press.

Fischer, L. & Wiswede, G. (2002). *Grundlagen der Sozialpsychologie*. 2. Auflage. München: Oldenbourg.

Foerster H.v.; Glaserfeld, E.v. & Watzlawick, P. (2005). *Einführung in den Konstruktivismus*. München: Piper.

Frindte, W. (2001). *Einführung in die Kommunikationspsychologie*. Weinheim: Beltz.

Galliker, M. & Weimer, D. (2006). *Psychologie der Verständigung: Eine Einführung in die kommunikative Praxis*. Stuttgart: Kohlhammer.

George, J.M. (1992). Extrinsic and intrinsic origins of perceived social loafing in organizations. *Academy of Management Journal*, 35 (1), 191–202.

Gergen, Kenneth J. (1994). *Realities and relationships: soundings in social construction*. Cambridge: Cambridge University Press.

Gergen, K.J. & Gergen, M.M. (1986). *Social Psychology*. 2nd ed. New York: Springer.

Gergen, K. & Gergen, M. (2009). *Einführung in den sozialen Konstruktionismus*. Heidelberg: Auer.

Gerrig, R.J. & Zimbardo , P.G. (2008). *Psychologie*. 18., aktual. Aufl. München: Pearson.

Gigerenzer, G. (2013). *Risiko: wie man die richtigen Entscheidungen trifft*. München: Bertelsmann.

Gollwitzer, M. & Schmitt, M. (2009). *Sozialpsychologie kompakt*. Weinheim: Beltz.

Görgen, F. (2005). *Kommunikationspsychologie in der Wirtschaftspraxis*. München: Oldenbourg.

Gouran, D.S. & Hirokawa, R.Y. (1983). The Role of Communication in Decision-Making Groups: A Functional Perspective. In M. Mander (Ed.). *Communications in Transition*. New York: Praeger. S. 168-185.

Gouran, D.S.; Hirokawa, R.Y.; Julian, K.M. & Leatham, G.B. (1993). The Evolution & Current Status of the Functional Perspective on Communication in Decision-Making & Problem Solving Groups. In S. Deetz (Ed.). *Communication Yearbook, 16*. Newbury Park, CA: Sage. S. 573-600.

Graumann, C. F. (Hrsg.). (1984). *Karl Bühlers Axiomatik*. Frankfurt/M.: Klostermann.

Griffin, E. (2011). A *First Look at Communication theory*. 8th ed. New York: McGraw Hill.

Gudjons, H. (2003). *Spielbuch Interaktionserziehung*. 7. Aufl. Bad Heilbrunn: Klinkhardt.

Günther, U. & Sperber, W. (1993). *Handbuch für Kommunikations- und Verhaltenstrainer. Psychologische und organisatorische Durchführung von Trainingsseminaren*. München: Reinhardt.

Habermas, J. (1981). *Theorie des kommunikativen Handelns.* Bd.1: Handlungsrationalität und gesellschaftliche Rationalisierung, Bd. 2: Zur Kritik der funktionalistischen Vernunft. Frankfurt/M.: Suhrkamp.

Habermas, J. (1990): Vorbereitende Bemerkungen zu einer Theorie der kommunikativen Kompetenz. In J. Habermas & N. Luhmann (Hrsg.). *Theorie der Gesellschaft oder Sozialtechnologie. Was leistet die Systemforschung?* 5. Aufl. Frankfurt/M.: Suhrkamp.

Harris, A. (2003). Teacher leadership as distributed leadership: heresy, fantasy or possibility? *School Leadership and Management*, 23 (3), 313-324.

Hattie, J. (2012). *Visible Learning for Teachers: Maximizing Impact on Learning*. London: Routledge.

Heider, F. (1977). *Psychologie der interpersonellen Beziehungen.* Stuttgart: Klett.

Hersey, P. & Blanchard, K.H. (1988). *Management of Organizational Behaviour*. 5th ed. Engelwood Cliffs, NJ: Prentice Hall.

Hickman, L.A. (Hrsg. (2004). *John Dewey: zwischen Pragmatismus und Konstruktivismus*. Münster: Waxmann.

Honebein, P.C.; Duffy, T.M. & Fishman, B.J. (1991). Constructivism and the Design of Learning Environments: Context and Authentic Activities for Learning. In T.M. Duffy; J. Lowyk & D.H. Jonassen (Eds.). *Designing Environments for Constructive Learning*. NATO ASI Series, Series F: Computer and System Sciences, vol. 105. Berlin: Springer. S. 87-108.

Jacobsen, E. (2011). *Entspannung als Therapie: Progressive Relaxation in Theorie und Praxis* 7., erw. Aufl. Stuttgart: Klett-Cotta.

Jakobson, R. (1971). Linguistik und Poetik. In J. Ihwe (Hrsg.). *Literaturwissenschaft und Linguistik. Ergebnisse und Perspektiven.* Frankfurt/M.: Athenäum. S. 142-178.

Janis, I.L. (1972). *Victims of Groupthink: A Psychological Study of Foreign-Policy Decisions and Fiascoes*. Boston: Houghton Mifflin.

Janis, I.L. (1982). *Groupthink: Psychological studies of policy decisions and fiascoes*. Boston, MA: Houghton Mifflin.

Janis, I.L & Mann, L. (1977). *Decision Making*. New York: Free Press.

Janoff-Bulman, R.; Timko, C. & Carli, L.L. (1985). Cognitive biases in blaming the victim. *Journal of Experimental Social Psychology*, 21 (2), 161-177.

Kahnemann, D. (2012). *Schnelles Denken, langsames Denken*. München: Siedler.

Kahnemann, D. & Tversky, A. (1979). Prospect Theory: An Analysis of Decision under Risk. *Econometrica*, 47 (2), 263–291.

Kahnemann, D. & Tversky, A. (Eds.). (2000). *Choices, Values and Frames*. Cambridge: Cambridge University Press.

Kaiser, A. & Kaiser, R. (1999). *Metakognition – Denken und Problemlösen optimieren*. Neuwied: Luchterhand.

Karau, S. J. & Williams, K. D. (1993). Social loafing: A meta-analytic review and theoretical integration. *Journal of Personality and Social Psychology*, 65 (4), 681–706.

Kelley, H.H. (1950). The warm-cold variable in first impressions of persons. *Journal of Personality*, 18 (4), 431-439.

Kleve, H. (2003). Postmodernes Wissen für die Soziale Arbeit. Soziale Arbeit im Lichte der Postmoderne Jean-François Lyotards. In Ders. *Sozialwissenschaft, Systemtheorie und Postmoderne Grundlegungen und Anwendungen eines Theorie- und Methodenprogramms*. Freiburg: Lambertus. S. 63-87.

Kneer, G. & Nassehi, A. (2000). *Niklas Luhmanns Theorie sozialer Systeme: Eine Einführung*. 4. Aufl. München Fink.

Kravitz, D.A. & Martin, B. (1986). Ringelmann rediscovered: The original article. *Journal of Personality and Social Psychology*, 50 (5), 936–941.

Lambert, L. (1998). *Building leadership capacity in schools*. Virginia: Association for Supervision and Curriculum Development.

Lambert, L. et al. (1995). *The constructivist leader*. New York: Teachers College Press.

Laswell, H. D. (1948). *Power and Personality*. New York: Norton.

Latané, B. (1981). The Psychology of Social Impact. *American Psychologist*, 36 (4), 343-356.

Latané, B. & Wolf, S. (1981). The social impact of majorities and minorities. *Psychological Review*, 88 (5), 438-453.

Latané, B.; Williams, K. D. & Harkins, S. (1979). Many hands make light the work: The causes and consequences of social loafing. *Journal of Personality and Social Psychology*, 37 (6), 822–832.

Laux, H.; Gillenkirch, R.M. & Schenk-Mathes, H.Y. (2012). *Entscheidungstheorie*. Berlin: Gabler.

Leeson: N. (1999). *High speed money: das Milliarden-Spiel. Wie ich die Barings-Bank ruinierte*. München: Goldmann.

Lermer, S. (2011). *Smalltalk – Nie wieder sprachlos.* 2. aktual. Aufl. Freiburg: Haufe.

Lewin, K. (1935). *A dynamic theory of personality.* New York: McGraw-Hill.

Littlejohn, S. W. (1992). *Theories of human communication.* 4th ed. Belmont, CA: Wadsworth.

Loriot (2011). *Das Frühstücksei.* Zürich: Diogenes.

Luhmann, N. (1975). Konfliktpotentiale in sozialen Systemen. In Landeszentrale für politische Bildung des Landes NRW (Hrsg). *Der Mensch in den Konfliktfeldern der Gegenwart.* Köln: Wissenschaft und Politik.

Luhmann, N. (1981). Die Unwahrscheinlichkeit der Kommunikation. In Ders. *Soziologische Aufklärung 3. Soziales System, Gesellschaft, Organisation.* Opladen: Westdeutscher Verlag. S. 25-34.

Luhmann, N. (1984). *Soziale Systeme.* Frankfurt/M.: Suhrkamp.

Luhmann, N. (1995). Was ist Kommunikation? In Ders. *Soziologische Aufklärung 6. Die Soziologie und der Mensch.* Opladen: Westdeutscher Verlag. S. 113-124.

Mager, R.F. (1977). *Définir les objectifs pédagogiques.* Paris: Bordas.

Malherbe, M. (2010). *Les langages de l'humanité. Une encyclopédie des 3000 langues parlées dans le monde.* Paris: Laffont.

Mandelbrot, B. & Hudson R.L. (2005). *Fraktale und Finanzen. Märkte zwischen Risiko, Rendite und Ruin.* München: Piper.

Manz, C.C. & Sims, H.P. (1989). *The New Super Leadership: Leading Others to Lead Themselves.* Englewood Cliffs: Prentice-Hall.

Maupassant, G. d. (2001). *Oeuvres poétiques complètes: Des vers et autres poèmes.* Rouen: Presses Univesitaires Rouen.

Mead, G.H. (1934). *Mind, Self and Society. From the Standpoint of a Social Behaviorist.* Ed. by C.W. Morris. Chicago: Chicago University Press.

Mehl, M.R.; Vazire, S.; Shannon E.; Holleran, S.E. & Clark, C.S. (2010). Talking Your Way to Happiness: Well-being is Related to Having Less Small Talk and More Substantive Conversations. *Psychological Science*, 21 (4), 539-541.

Mengel, T. (2008) Behavioural theories of ledership. In A. Marturano & J. Gosling (Eds.). *Leadership: the key concepts.* Abingdon: Routledge. S. 11-15

Moles, A. (19863). *Communications et langages.* Paris: Gauthier-Villars.

Moscovici, S. (2011). *Psychologie sociale.* Paris: Presses Universitaires de France.

Moscovici, S. & Faucheux, C. (1972). Social Influence, Conformity Bias, and the Study of Active Minorities. In L. Berkowitz (Ed.). *Advances in Experimental Social Psychology*, 6. New York: Academic Press. S. 149-202.

Moscovici, S. & Lage, E. (1976). Studies in Social Influence: III. Majority versus Minority Influence in a Group. *European Journal of Social Psychology*, 6 (2), 149-174.

Moscovici, S. & Personnaz, B. (1980). Studies in Social Influence. V. Minority Influence and Conversion Behavior in a Perceptual Task. *Journal of Experimental Social Psychology*, 16 (3), 270-282.

Moscovici, S.; Lage, E. & Naffrechoux, M. (1969). Influence of a Consistent Minority on the Responses of a Majority in a Color Perception Task. *Sociometry*, 32 (4), 365-380.

Mugny, G. (1982). *The Power of Minorities.* London: Academic Press.

Nemeth, C.J. (1986). Differential contributions of majority and minority influene. *Psychological Review*, 93 (1), 23-32.

Nemeth, C.; Swedlund, M. & Kanki, B. (1974). Patterning of the Minority's Responses and their Influence on the Majority. *European Journal of Social Psychology*, 4 (1), 53-64.

Nerdinger, F.W.; Blickle, G. & Schaper, N. (2011). *Arbeits- und Organisationspsychologie.* Heidelberg: Springer.

Nicotera, A.M. (1995). The constructivist therories of Dehlia, Clark, and associates. In D. Cushman & B. Kovacic (Eds.). *Watershed research traditions in human communication theory.* Albany, NY: State University of New York. S. 45-66.

Ohlert, J. (2009). *Teamleistung. Social Loafing in der Vorbereitung auf eine Gruppenaufgabe.* Hamburg: Kovac.

Pearce, W. B. & Cronen, V. (1980). *Communication, action, and meaning: The creation of social realities.* New York: Praeger.

Pelz, H. (1996). *Linguistik: Eine Einführung.* Hamburg: Hoffmann & Campe.

Pfeiffer, J.W. & Jones, J.E. (1970). *A handbook of structured experiences for human relations training.* Vol. I & II. Iowa City: University Associates Press.

Popper, K.R. (1980). *Die offene Gesellschaft und ihre Feinde. Band 2: Falsche Propheten: Hegel, Marx und die Folgen.* 6. Aufl. Tübingen: UTB/Francke.

Rabbie, J.M. (1981). The effects of intergroup competition and cooperation on intra- and intergroup relationships. In J. Grzelak & V. Derlega (Eds.). *Living with other people: Theory and research on cooperation and helping*. New York: Academic Press.

Reddin, W.J. (1981). *Das Drei-D-Programm zur Leistungssteigerung des Managements*. Landsberg/Lech: Moderne Industrie.

Reich, K. (2012). *Konstruktivistische Didaktik: Das Lehr- und Studienbuch mit Online-Methodenpool*. 5., erw. Aufl. Weinheim: Beltz.

Ringelmann, M. (1913). Recherches sur les moteurs animés. Travail de l'homme. *Annales de l'Institut National Agronomique*, 2e série, tome XII, S. 1-40.

Röschmann, D. & Weber, H. (1996). *Arbeitskatalog der Übungen und Spiele. Ein Verzeichnis von mehr als 800 Gruppenübungen und Rollenspielen*. 5., überarbeitete und erweiterte Neuauflage. Hamburg: Windmühle.

Rosenstiel, L. v. (2007). *Grundlagen der Organisationspsychologie*. 6. Aufl. Stuttgart: Schäffer-Poeschel.

Rosenstiel, L. v.; Molt, W. & Rüttinger, B. (2005). *Organisationspsychologie*. 9. Aufl. Stuttgart: Kohlhammer.

Ross, M.J. & Berger, R.S. (1996). Effects of stress inoculation training on athletes' postsurgical pain and rehabilitation after orthopedic injury. *Journal of Consulting and Clinical Psychology*, 64 (2), 406-410.

Sader, M. (2008). *Psychologie der Gruppe*. 9. Aufl. Weinheim: Juventa.

Saussure, F. de (1916/1995). *Cours de linguistique générale*. Paris: Payot.

Schachter, S.; Ellertson, M.; McBride, D. & Gregory, D. (1951). An experimental study of cohesiveness and productivity. *Human Relations*, 4 (3), 229-238.

Schäfer, K.H. (2005). *Kommunikation und Interaktion: Grundbegriffe einer Pädagogik des Pragmatismus*. Wiesbaden: Verlag für Sozialwissenschaften.

Scherer. K. (2003). Emotion. In W. Stroebe, K. Jonas & M. Hewtone (Eds.). *Sozialpsychologie*. Heidelberg: Springer. S. 165-214.

Schmitz, U. (2004). *Sprache in modernen Medien*. Bern: Schmidt.

Schützeichel, R. (2004). *Soziologische Kommunikationstheorien*. Konstanz: UVK.

Schwartz, S.H. & Howard, J. A. (1981). A normative decision-making model of altruism. In J.P. Rushton & R.M. Sorrentino (Eds.). *Altruism and helping behavior*. Hillsdale, NJ: Erlbaum. S. 89-211.

Searle, J.R. (2003). *Sprechakte: Ein sprachphilosophischer Essay*. Frankfurt/M.: Suhrkamp.

Senge, P. M. (1990). The leader□s new work: Building learning organizations. *Sloan Management Review*, 32 (1), 1-17.

Senge, P. M. (1997). Communities of leaders and learners. *Harvard Business Review*, 75 (5), 30-31.

Sergiovanni, T. J. (1992). Why we should seek substitutes for leadership. *Educational □Leadership*, 49 (5), 41-45.

Shannon, C.E. & Weaver, W. (1949/1998). *The Mathematical Theory of Communication*. Urbana: University of Illinois Press.

Shefrin, H. (2002). *Beyond Greed and Fear: Understanding behavioral finance and the psychology of investing*. Oxford: Oxford Universtity Press.

Shermerhorn, J.R.; Hunt, J.G. & Osborn, R.N. (2002). *Comportement humain et organisation*. 2e éd. Paris: Village mondial.

Short, T.L. (2007). *Peirce's theory of signs*. Cambridge: Cambridge University Press.

Skidelsky, R. & Skidelsky, E. (2013). *Wie viel ist genug? Vom Wachstumswahn zu einer Ökonomie des guten Lebens*. München: Kunstmann.

Stogdill, R.M. (1974). *Handbook of Leadership*. New York: Free Press.

Störig, H.J. (2002). *Abenteuer Sprache: Ein Streifzug durch die Sprachen der Erde*. München: DTV.

Sturm, A.; Opterbeck, I. & Gurt, J. (2011). *Organisationspsychologie*. Wiesbaden: Verlag für Sozialwissenschaften.

Swift, J. (1974). *Gullivers Reisen*. Frankfurt/M.: Insel.

Thiele, A. (2000). *Die Kunst zu überzeugen – Faire und unfaire Dialektik*. 6. Aufl, Berlin: Springer.

Thomas, W.I. & Thomas, D.S. (1928). *The Child in America: Behavior Problems and Programs*. New York: Knopf.

Tomasello, M. (2008). *Origins of human communication*. Cambridge, MA: MIT Press.

Tuckman, B.W. (1965). Developmental Sequence in Small Groups. *Psychological Bulletin*, 63 (6), 384-399.

Tziner, A. & Eden, D. (1985). Effects of Crew Composition and Crew Performance. *Journal of Applied Psychology*, 70 (1), 85-93.

Van Avermaer, E. (2003). Sozialer Einfluss in Kleingruppen. In W. Stroebe; K. Jonas & M. Hewtone (Hrsg.). *Sozialpsychologie*. Heidelberg: Springer. S. 451-496.

Velden, F.S Ten; Beersma, B. & De Dreu, C.K.W. (2007). Majority and Minority Influence in Group Negotiation: The Moderating Effects of Social Motivation and Decision Rules. *Journal of Applied Psychology*, 92 (1), 259-268.

Voncken, (2005). *Handlung und Kompetenz*. Wiesbaden: Verlag für Sozialwissenschaften.

Vopel, K.W. (2006). *Wirksame Workshops. 80 Bausteine für dynamisches Lernen*. 3. Aufl. Salzhausen: Iskopress.

Vopel, K.W. (2010). *Interaktionsspiele*. 6 Bde. 10. Aufl. Salzhausen: Iskopress.

Watzlawick, P.; Beavin, J.H. & Jackson, D.D. (2011). *Menschliche Kommunikation: Formen, Störungen, Paradoxien*. 12., unveränd. Aufl. Bern: Huber.

Werth, L. & Mayer, J. (2008). *Sozialpsychologie*. Heidelberg: Springer.

Whorf, B.L. (1994). *Sprache - Denken - Wirklichkeit : Beiträge zur Metalinguistik und Sprachphilosophie*. Reinbek b.H.: Rowohlt.

Wilke, H. & Wit, A. (2003). Gruppenleistung. In W. Stroebe; K. Jonas & M. Hewtone (Eds.). *Sozialpsychologie*. Heidelberg: Springer. S. 497-536.

Wittgenstein, L. (2011). *Philosophische Untersuchungen*. Berlin: Suhrkamp.

Yerkes, R.M. & Dodson, J.D. (1908). *The relation of strength of stimulus to rapidity of habit-formation*. Journal of Comparative Neurology and Psychology, 18 (5), 459-482.

Yukl, G. (1998). *Leadership in Organizations*. 3rd ed. Upper Saddle River: Prentice Hall.

ÜBER DIE AUTOREN

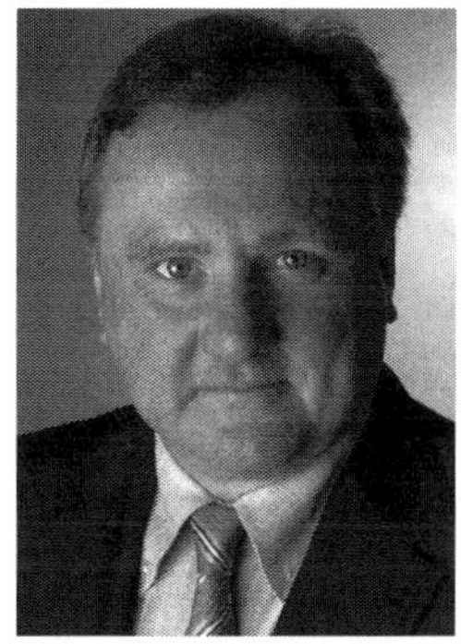

Marc Ant, Jahrgang 1961, Pädagoge und Diplom-Psychologe, Dr. phil., Professor für Kommunikation und Wirtschaftspsychologie; von 2006 bis 2011 Dekan des Fachbereichs Wirtschaft an der Hochschule Bonn-Rhein-Sieg; ehemaliger Gastprofessor an der Universität von Luxemburg und der Kyungpook National University in Daegu, Südkorea; von 1995 bis 1999 Abteilungsleiter im Leonardo da Vinci Programm der europäischen Kommission; psychologischer Berater und Management-Trainer für die Europäische Investitionsbank und andere europäische Institutionen, für das Weiterbildungsinstitut der luxemburgischen Regierung und internationale Unternehmen im Banken-, Versicherungs-, Bau- und Gesundheitssektor; Forschungsinteressen im Bereich Sozialkonstruktivismus im Management; Autor zahlreicher Bücher und Aufsätze.

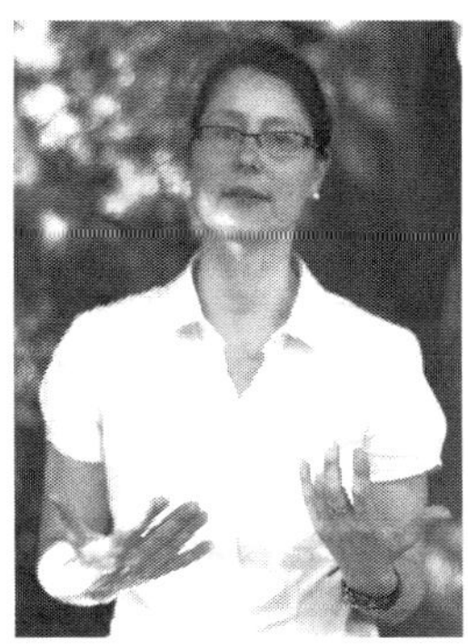

Maria-Christina Nimmerfroh, Jahrgang 1973, Diplom-Psychologin und Journalistin, Hochschuldozentin für Wirtschaftspsychologie, Motivation, Innovationsmanagement und Forschungsmethoden; Lehr- und Forschungstätigkeiten an der Universität Frankfurt im Bereich der Sozialpsychologie über Identifikation mit Organisationen sowie an der Hochschule Bonn-Rhein-Sieg zu den Themen Kommunikation in Dienstleistungsprozessen; Tätigkeiten als Beraterin und Trainerin für Unternehmen und Non-Profit-Organisationen im Bereich Öffentlichkeitsarbeit und Führungskräfte- und Teamentwicklung; Autorin zahlreicher Publikationen im Bereich Kommunikation und PR mit dem Fokus auf Non-Profit-Organisationen.

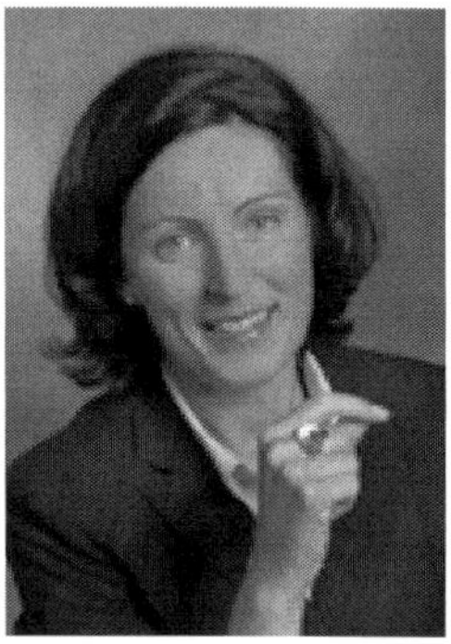

Christina Reinhard, Jahrgang 1967, Berufsausbildung zur Kauffrau, Studium der Pädagogik an der Ruhr-Universität Bochum (Mag.Art.); Organisations- und Personalentwicklerin in der Zurich Gruppe Deutschland bis 2010, verschiedene Weiterbildungen in Training, Moderation, Coaching und systemischer Organisationsentwicklung; seit 2011 selbstständig als Organisationsberaterin, Moderatorin, Trainerin und Coach; Geschäftsführerin des Luxembourg Management Institute (LMI) mit Sitz in Luxemburg; Lehrbeauftragte an der Hochschule Bonn-Rhein-Sieg und an der Deutschen Versicherungsakademie (DVA) in Köln; Arbeitsgebiete: Beratung und Begleitung in Veränderungsprozessen, Change-Workshop-Moderation, Konzeption und Durchführung von Führungsentwicklungsprogrammen, Vertriebsentwicklung, Coaching.

Druck:
Canon Deutschland Business Services GmbH
im Auftrag der KNV-Gruppe
Ferdinand-Jühlke-Str. 7
99095 Erfurt